EVE SQUIRES UND GEMMA FRYER
Schlaft schön!

W0172015

GOLDMANN

Buch

Schlaf ist eines der emotionalsten Themen, vor allem wenn es um Baby- und Kinderschlaf geht. Denn schläft das Baby nicht, schlafen auch die Eltern nicht. Und Schlafmangel kann gefährliche Konsequenzen haben. Eve Squires hat das am eigenen Leib erfahren, als sie mit ihrer 14-monatigen Tochter beinahe einen Autounfall baute – wegen Sekundenschlaf. Sie beschloss, etwas an der Schlafsituation zu ändern, behutsam, liebevoll und ohne Druck oder Entzug von Nähe. Ihre Tochter hat innerhalb von drei Tagen durchgeschlafen. In *Schlaft schön!* gibt sie gemeinsam mit ihrer Schwester Gemma ihr Wissen an übermüdete Eltern weiter und ermutigt sie, starre Annahmen zum Babyschlaf abzulegen und sich von den Erwartungen der anderen zu befreien. Für erholsame Nächte für die ganze Familie.

Autorinnen

Eve Squires ist Gründerin von »Calm and Bright«, Schlafberaterin und Mutter von vier Kindern. Meist wird angenommen, dass sie Familien mit Schlafproblemen helfen kann, weil ihre vier Kinder perfekte Schläfer sind. Aber das Gegenteil ist der Fall, gerade weil sie auch schon an der Schwelle des Wahnsinns durch Schlafentzug stand, weiß sie zwölf Stunden Schlaf (der Kinder!) zu schätzen – und gibt ihr Wissen mit Liebe und Hingabe weiter.

Gemma Fryer ist ausgebildete Kinderkrankenschwester, aber als sie selbst Mutter wurde, half ihr das nicht. Gemeinsam mit ihrer Schwester Eve hat sie »Calm and Bright« gegründet, weil beide daran glauben und beweisen können, dass Eltern schlaflosen Nächten liebevoll begegnen können und damit das Leben der ganzen Familie ein kleines großes bisschen besser machen.

Eve Squires und Gemma Fryer

Schlaft schön!

GUTE NÄCHTE UND BESSERE TAGE
für Eltern und ihre Kinder von 0–6 Jahren

Liebevolle Schlafbegleitung für
entspanntes Durchschlafen und
erholtes Aufwachen

Aus dem Englischen
von Anu Katariina Lindemann

GOLDMANN

Die amerikanische Originalausgabe erschien 2022 unter
dem Titel »Love to Sleep« bei Orion Spring, London.

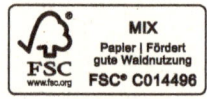

MIX
Papier | Fördert
gute Waldnutzung
FSC® C014496

Penguin Random House Verlagsgruppe FSC® N001967

1. Auflage
Deutsche Erstausgabe September 2023
Copyright © 2022 der Originalausgabe: Calm & Bright Ltd
Copyright © 2023 der deutschsprachigen Ausgabe:
Wilhelm Goldmann Verlag, München, in der
Penguin Random House Verlagsgruppe GmbH,
Neumarkter Str. 28, 81673 München
Umschlag: Uno Werbeagentur, München
Umschlagmotiv: Kind/Eltern: FinePic®, München
Redaktion: Oliver Uschmann
Satz: Satzwerk Huber, Germering
Druck und Bindung: GGP Media GmbH, Pößneck
Printed in Germany
GS · CB
ISBN 978-3-442-17978-7

www.goldman-verlag.de

*Für diejenigen, denen wir das Leben geschenkt und
die es uns durch ihr bloßes Dasein hundertfach wieder
zurückgegeben haben. Für unsere Kinder: Tilly, Finley, Toby,
Sena, Louis, Ted, Kit und Posie. Möget ihr immer
den Mut haben, euch in der Welt so zu zeigen, wie ihr
wirklich seid, ohne euch verstellen zu müssen.*

INHALT

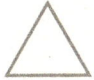

VORWORT

Der Schlaf war schon seit meiner Kindheit meine größte Herausforderung. Und später, als ich selbst Mutter wurde, wurde er zu meiner größten Prüfung.

Als ich noch ein kleines Mädchen war, schlief ich lange Zeit mehr schlecht als recht und war darauf angewiesen, dass meine Eltern ebenfalls zu Hause waren, damit ich überhaupt einschlafen konnte. Ich fürchtete mich, wenn ich ohne sie oder meine Brüder schlafen gehen musste, und wollte nicht, dass meine eigenen Kinder auch so eine Erfahrung machen mussten.

Als ich dann Mutter wurde, wollte ich sichergehen, dass sich meine Kinder nicht genauso fühlen mussten, wie ich mich damals gefühlt hatte: allein und ängstlich in der Nacht, wenn meine Eltern nicht da waren. Sie sollten sich stärker, sicherer und geborgener fühlen, wenn es ums Schlafen ging.

Sie waren zwei und vier Jahre alt, als wir anfingen, *Schlaft schön!* zu nutzen. Meine vierjährige Tochter Lola wachte nachts manchmal auf, weshalb es auch kein Wunder war, dass sie sich tagsüber oft weinerlich und quengelig zeigte. Bevor wir mit dem Schlaftraining begannen, kamen ihre Tränen oft wie aus heiterem Himmel.

Bei Kit war es genau umgekehrt, er war eher aufgedreht als niedergeschlagen. Meistens kämpfte er gegen den Schlaf an: beim Mittagsschlaf, beim Zubettgehen, in der Nacht und beim frühen Aufwachen. Zu Spitzenzeiten wachte er sechs- bis achtmal pro Nacht auf! Was das für Auswirkungen auf ihn hatte, war unübersehbar. Manchmal war er dermaßen müde, dass er nicht mal mehr richtig gehen konnte, ohne über seine eigenen Füße zu stolpern. Es war schlimm, das mitansehen zu müssen. Ich fühlte mich völlig hilflos.

Aber es waren nicht nur Lola und Kit, die unter dem Schlafmangel in unserer Familie zu leiden hatten. Wenn ich müde bin, verhalte ich mich oft völlig unvernünftig. Ich bin dann gereizt, wütend und stehe kurz vor dem Burnout. Mein Körper macht mir klar, dass ich dringend etwas ändern muss, alle Alarmglocken schrillen. Ich bin dann nicht mehr in der Lage, richtig zu funktionieren, und verliere als Mutter, Ehefrau, Tochter oder Freundin oft meine Fähigkeit, mit anderen geduldig und mitfühlend zu sein. Ganz zu schweigen davon, dass ich auch keine Energie mehr besitze, um mich um meine eigenen Bedürfnisse zu kümmern. (Ich habe bis jetzt noch keinen einzigen erschöpften Elternteil kennengelernt, der dazu in der Lage gewesen wäre.)

Bevor ich zum ersten Mal auf *Schlaft schön!* stieß, kämpfte ich mich durch mein Leben, trotz aller Warnsignale. Ich hatte keine Ahnung, was ich tun oder an wen ich mich wenden sollte. Stattdessen machte ich – wie so viele andere auch – einfach weiter wie bisher, in dem Glauben, dass Schlafmangel zum Elternsein eben dazugehört.

Wie falsch ich doch lag!

Das erste Mal, als Eve und ich uns miteinander unterhielten, überkam mich ein beruhigendes Gefühl, dass alles wieder gut

werden würde. Es kam mir so vor, als ob ich die Erlaubnis erhalten hätte, auf mein Bauchgefühl hören zu dürfen. Endlich
wurde ich gehört! Ich fühlte mich stark, als ich merkte, dass ich
tatsächlich die Fähigkeit besitze, die Schlafprobleme bei uns zu
Hause selbst in den Griff zu bekommen. Ich brauchte lediglich
die richtigen Hilfsmittel, und genau die bekam ich, als ich begann, mit Eve und Gem zusammenzuarbeiten.

Innerhalb einer überraschend kurzen Zeit bekamen Lola und
Kit endlich die Ruhe, die sie so dringend brauchten. Von nun
an schliefen sie jede Nacht elf oder zwölf Stunden, wozu sie laut
Eve sowieso in der Lage waren. Dadurch wurden sie friedlicher,
wachten später auf als sonst und waren sichtlich ruhiger. Eine
riesige Veränderung für die ganze Familie!

Wenn ich dir erzähle, dass *Schlaft schön!* mein Leben von
Grund auf verändert hat, dann tue ich das aus tiefstem Herzen.
Bist du ein Elternteil, bei dem es zu Hause Probleme mit dem
Schlafen gibt, oder fürchtest du dich sogar vor dem Moment,
in dem du die Kinder zu Bett bringst, dann ist dieses Buch ge-
nau das richtige für dich!

Elternschaft ist schon schwer genug, auch ohne dass man
jeden Tag völlig erledigt in den Tag startet. Es ist wichtig, dass
Eltern wissen, dass es da draußen Hilfe für sie gibt und noch
eine andere, neue Methode existiert.

Dieses Buch ist wie ein Zauberstab für Eltern auf der ganzen
Welt, die mit ihren Nerven am Ende sind.

Es freut mich sehr, dass Eves und Gems Botschaft endlich
auch diejenigen erreichen wird, die es am dringendsten brauchen. Also nutze die Worte in diesem Buch gut. Deine Zukunft
liegt in deinen Händen – mit der Hilfe dieser beiden Schlafengel!

In Liebe,

Izzy

EINLEITUNG

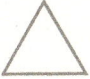

Wenn du diese Worte liest, fallen dir vielleicht beim Lesen vor lauter Müdigkeit die Augen zu. Wenn du diese Worte hörst, sind deine Ohren vielleicht schon seit Langem taub für Schlaf-Versprechen. Oder du bist bereits dermaßen erschöpft, dass dein Rücken schmerzt, dein Geist wie benebelt ist, deine Energie aufgebraucht und deine Hoffnung auf ein ausgeruhtes Leben immer mehr verblasst. Vielleicht ist die Vorstellung davon für dich mittlerweile längst wie ein schlechter Scherz, und es kommt dir eher wie ein billiger Werbespot vor als wie etwas, das tatsächlich in greifbarer Nähe ist.

Oder du hast dich inzwischen schon so sehr an schlechten Schlaf gewöhnt, dass du sogar glaubst, es sei dein Schicksal, dass es anstrengend sein soll und du es selbst in den Griff bekommen musst, indem du dich einfach nur zusammenreißt. Vielleicht hat dir die Erschöpfung ja auch bereits jeglichen Optimismus und jede Hoffnung geraubt, sodass das Gerede über besseren Schlaf für dich nichts weiter ist als absoluter Blödsinn. Dass es, selbst wenn es möglich wäre, bestimmt nicht für dich gilt, weil mit dir oder deinem Baby irgendwas nicht in Ordnung ist.

Wenn du noch nicht zu den erschöpften Eltern gehörst, dann bist du es vielleicht bald und du möchtest unnötigen Schlafentzug vermeiden, indem du von Anfang an die Grundlagen für gesunden Schlaf legst.

Es kann aber auch sein, dass du dieses Buch liest, obwohl du eigentlich Bedenken gegenüber Schlaftraining hegst, weil du schlechte Dinge darüber gehört hast.

Wird bei so etwas nicht das Gehirn des Babys mit Cortisol durchflutet? Ist das nicht total egoistisch? Und vermittelt es deinem Kind nicht die Botschaft, dass es so viel schreien kann, wie es will, du aber trotzdem nicht kommen wirst? Bekommt es dann nicht den Eindruck, dass seine Bedürfnisse keine Rolle spielen? Hat so etwas nicht negative Auswirkungen auf das Gehirn, den Körper und auf spätere Beziehungen bis ins Erwachsenenalter? War es nicht so, dass Babys noch gar nicht die Fähigkeit besitzen, sich selbst zu beruhigen?

Aber ganz egal, wer du bist oder aus welchen Gründen du dieses Buch liest: Es wird dir Freiheit schenken. Auf diesen Seiten findest du einschränkende Überzeugungen und Verhaltensweisen, die unterbrochene Schlafzyklen um Jahre länger aufrechterhalten, als es nötig wäre!

Wir sagen dir, was zu den Dingen gehört, die Eltern zu lange in diesem Zustand der Müdigkeit festhalten. Du wirst lernen, den Lärm auszublenden, auf deine eigene Art zu schlafen und dich frei zu machen, um dein Leben so zu führen, wie du es möchtest. Du wirst so viel Vertrauen in deine eigenen Fähigkeiten bekommen, dass du in der Lage sein wirst, das Schlafverhalten deines Kindes selbst in Ordnung zu bringen, und das in jedem Alter und in jeder Phase seines Lebens. Und du wirst dies mit Leichtigkeit und Neugierde tun anstatt voller Angst und Schrecken.

Stell dir jetzt kurz vor, dass wir dir einen Zettel überreichen, auf dem die genaue Anzahl von Minuten, Stunden, Tagen, Wochen, Monaten und vielleicht sogar Jahren steht, die du bereits durch schlechten Schlaf verloren hast. Und jetzt stell dir vor, wie du dich in dieser Zeit gefühlt hast. Bist du in diesen fürchterlichen Nachtstunden nervös auf und ab gegangen? Hast du im Internet verzweifelt nach Antworten gesucht? Hast du geschrien, bis du gesehen hast, wie die kleinen Lippen zitterten, und danach quälte dich das schlechte Gewissen? Hast du dein Kind mit zusammengebissenen Zähnen ins Auto oder in den Kinderwagen gesetzt, um dadurch ein Nickerchen zu erzwingen? Hast du es, als du es umarmt hast, noch fester an dich gedrückt als sonst, damit es die Tränen in deinen Augen nicht sehen konnte? Fragst du dich manchmal, ob du den Verstand verloren hast? Warum hat es eigentlich immer den Anschein, als ob du viel mehr kämpfen würdest als alle anderen? Warum verdammt noch mal kriegst du nicht endlich mal heraus, wie man das richtig macht?

Und jetzt stell dir vor, dass du deine Zeit und Energie auf etwas anderes konzentrieren kannst – auf Menschen, Orte und Dinge, die dir am wichtigsten sind. Stell dir vor, dass du nicht nur die Zeit zurückbekommst, sondern auch ausgeruht genug sein wirst, um wieder Spaß zu haben und wirklich präsent zu sein.

Trau dich einfach und stell dir dein zukünftiges Ich vor. Vielleicht siehst du eine Frau, die ihr Kind verspielt und mit einem Strahlen im Gesicht auf der Schaukel anschubst anstatt mit zusammengebissenen Zähnen und einem glasigen Blick. Vielleicht fühlt sie sich gut – mit sich selbst und ihrer Mutterrolle. Vielleicht macht ihr auch das Kochen für ihre Familie eher Freude, als dass es ihr Kopfschmerzen bereitet, und sie führt ein Leben in Dankbarkeit und Hoffnung, mit Verspieltheit und Präsenz. Vielleicht kann sie, obwohl das Leben manchmal wirklich beschissen ist, trotzdem jeden Tag – nach einem guten Nachtschlaf – neu beginnen.

Wie fühlt sie sich? Wie sieht sie aus? Was sind ihre Träume? Wozu ist sie in der Lage?

Der Unfall

Alles begann vor zwölf Jahren, als ich mit meinem Baby einen Autounfall hatte.

Mein zehn Monate altes Kind schlief nie länger als zwei Stunden am Stück und wurde immer noch regelmäßig wie ein Neugeborenes gestillt, obwohl es fast schon im Kleinkindalter war. Der wenige bis gar kein Schlaf hatte verheerende Auswirkungen auf meine physische und psychische Gesundheit. Die Erschöpfung hatte Spuren hinterlassen – an Körper und Geist.

Ich war total übermüdet, aber es war noch mehr als das. Aufgrund des Schlafmangels zuckten meine Augenlider ständig, und die blauen Flecken an meinem Körper waren ein Hinweis darauf, dass ich mich regelmäßig irgendwo stieß, weil mein Gehirn nicht schnell genug reagierte, um Entfernungen richtig abzuschätzen. Wenn ich Treppen hochstieg, geriet ich schnell aus der Puste, und meine Arme schmerzten sogar beim Wäschezusammenlegen. Regelmäßig vergaß oder verlor ich irgendwas, wie zum Beispiel meine Schlüssel oder mein Telefon (das ich während des Suchens oft sogar in der Hand hielt). Mehr als einmal verlor ich ein Kind für ein paar Momente aus den Augen.

Zurückblickend lässt sich sagen, dass es wohl nur eine Frage der Zeit war, bis etwas Schlimmes passieren würde.

Der Unfall war letztendlich der Auslöser für die Veränderung, von der mir nicht ganz klar gewesen war, dass ich sie wirklich dringend brauchte. Aber jetzt blieb mir gar nichts anderes übrig, als das Schlafverhalten bei uns zu Hause in Ordnung zu bringen, wenn ich meine Familie vor dem gefährlichen Weg bewahren wollte, den wir bereits eingeschlagen hatten. Tief in meinem Inneren wusste ich, dass es so nicht weitergehen konnte und es höchste Zeit war, dass ich etwas unternahm. Innerhalb von nur drei Tagen, in denen ich meine eigene liebevolle und schnell funktionierende Methode entwickelte (weil ich keine einzige finden konnte, die meiner Meinung nach sanft genug war), schlief mein Baby, das sich sonst immer dagegen sträubte, zwölf Stunden pro Nacht. Und zwar *jede* Nacht!

Ich war überglücklich, aber gleichzeitig auch geschockt, weil ich es nicht glauben konnte, dass zwölf Stunden Schlaf (der Stoff, aus dem die Träume aller müden Mütter sind) die ganze Zeit so nah gewesen waren! Ich konnte es mir nicht verkneifen, darüber nachzudenken, wie anders unsere Erfahrungen im ersten Lebensjahr meiner Tochter wohl gewesen wären, wenn ich damals schon gewusst hätte, dass es auch noch eine andere Methode gibt!

Als die zwölfstündigen Nächte (und zweistündigen Nickerchen) zur Gewohnheit wurden, erhellte das mein Leben ungemein! Erfüllt von einem überwältigenden Gefühl der Sinnhaftigkeit, fühlte ich mich geradezu verpflichtet, auch anderen verzweifelten Eltern zu helfen. Deshalb gab ich dem örtlichen Gesundheitsteam meine Telefonnummer mit der Bitte, sie jedem weiterzureichen, der Hilfe brauchte – also allen überforderten Eltern, die sich abkämpften und nicht wussten, wo sie anfangen sollten.

Innerhalb weniger Monate sprach es sich herum, dass es da so eine Frau gab, die zu den Leuten nach Hause kam und ihren Kindern innerhalb weniger Nächte beibrachte zu schlafen. Und dann begannen die Telefonleitungen heiß zu laufen!

Im Laufe der Zeit gab es immer mehr Familien, die – wenn ich sie wieder verließ – an der Türschwelle standen und mir mit strahlenden Gesichtern hinterherwinkten, aufgrund der wenigen Tage, in denen sie endlich Schlaf gefunden hatten.

Als die Nachfrage nach Schlafhilfe irgendwann meine Möglichkeiten überstieg, rief ich meine Schwester Gem an und fragte sie, ob sie mir »eine Weile« unter die Arme greifen könnte. Gem war damals eine praktizierende Kinderkrankenschwester und hatte nicht vor, jemals etwas anderes zu tun, willigte aber trotzdem ein. Sie versprach, mir zu helfen, bis nicht mehr ganz so viel los wäre. Aber das passierte nie.

Damals ahnte sie nicht, dass ihr Angebot, mich zu unterstützen, sie zu ihrem wahren Lebensweg führen würde, als sie sich mit ihrer großen Schwester auf Schlafmission begab.

Heute

Zwölf Jahre später blicken wir voller Stolz auf unser achtköpfiges Frauenteam, unter denen es drei NHS-Kinderkrankenschwestern, eine leitende klinische Psychologin und eine integrative Therapeutin gibt.

Wir sind vor allem für unsere lebensverändernde Verbesserung des Schlafverhaltens bekannt und unseren behutsamen und schnell funktionierenden Ansatz.

Bei uns geht es darum, dass wir uns von deinem Kind und nicht von der Uhr leiten lassen. Wir sind nicht der Ansicht, dass Schlaf nach einem strengen Plan verlaufen muss, damit er gesund ist. Unserer Meinung nach geht es beim Schlafen einzig und allein darum, dass es überhaupt stattfindet!

Unsere Methode wird oft als der »glückliche Mittelweg« bezeichnet, der frei von einschränkenden Routinen ist. Stattdessen gibt es bei uns Pläne, die erfolgreiche und dauerhafte Resultate erzielen. Unser Lebenswerk besteht nicht darin, Familien vor der Erschöpfung zu retten, sondern ihnen die Hilfsmittel zu geben, damit sie selbst aktiv werden und etwas verändern können. Wir helfen ihnen dabei, Schlaf als etwas Ganzes zu betrachten, indem wir uns die Schlafgeschichte jeder einzelnen Familie anhören sowie alles über den steinigen Weg, der sie letztendlich zu uns geführt hat.

Um ungestörten Schlaf überhaupt erst möglich zu machen, müssen wir zuerst die emotionalen und psychologischen Probleme verstehen, die bei jeder Familie ganz unterschiedlich und individuell sind. Nachdem unsere Kinderkrankenschwestern eine ausführliche Einschätzung abgegeben haben, empfehlen wir den Eltern einen Plan, wenn (und nur wenn!) wir glauben, dass dieser das Potenzial hat, das Schlafverhalten des Kindes vollkommen zu verändern.

Mit der Familie sprechen wir dann darüber, ob sie nur einen Plan oder auch eine Eins-zu-eins-Betreuung brauchen. Wir haben eine klare Parallele gefunden – zwischen der Art und Weise, wie wir die Eltern anleiten, und der Art, wie sie, unserer Meinung nach, ihre Kinder anleiten sollten. Unser Weg ist fürsorglich, intuitiv und funktioniert schnell. Letzten Endes erfordert Schlafunterricht Vertrauen – sowohl von uns als auch von den Eltern. Da wir unser volles Vertrauen in ihre Fähigkeiten setzen, dass sie das Schlaftraining mit ihren Kindern selbstständig durchführen können, bitten wir sie, das Gleiche für ihren Nachwuchs zu tun und ihm ebenfalls ihr Vertrauen zu schenken.

Es war mir eine große Ehre miterleben zu dürfen, dass 5.000 Familien auf der ganzen Welt die heilende Kraft des Schlafs nutzen und das Leben führen, das so etwas mit sich bringt. Und zu sehen, wie Mütter und Väter ihre Kinder mit einer neugefundenen Geduld und mit einem Gefühl der Ruhe, Verbundenheit und Frieden erziehen, ist ohne jeden Zweifel die größte Ehre überhaupt!

Von der Passivität zur Aktivität

Ratschläge zum Thema »Schlaf in den ersten Lebensjahren« sind oft widersprüchlich, verwirrend und lassen viele Eltern in einem trostlosen, öden Niemandsland zurück – einem Ort der Untätigkeit und Stagnation. Wenn wir nicht wissen, wohin wir gehen sollen, treten wir auf der Stelle. Und wer will schon so ein Leben führen?!

Dieses Buch wird dir dabei helfen, aus der Untätigkeit auszubrechen und ohne zu zögern vorwärtszugehen. Du wirst tief unter die Oberfläche des Kinderschlafs tauchen und dabei einen Schatz freilegen: deine eigene Intuition. Diese wird dir dabei helfen herauszufinden, was wirklich hinter dem schlechten Schlaf steckt, mit dem du ständig zu kämpfen hast, sodass du endlich auf deine eigene Art und zu deinen eigenen Bedingungen vorankommen kannst.

Du musst nicht mehr länger kraftlos durch den Nebel eines zerrütteten Lebens stolpern. Du und dein Kind seid es wert, dass ihr jeden Tag die Chance bekommt, euch zu erholen und wieder neue Kräfte zu tanken!

Dieses Buch wird deine Fackel sein, wenn du dich selbst navigierst – weg von den dunklen Tagen der Erschöpfung und hinein ins helle Licht eines erholten Familienlebens.

Wer wir sind

Nun ist vielleicht ein guter Zeitpunkt gekommen, um dir ein bisschen über uns zu erzählen – deine treuen Begleiterinnen auf deiner Suche nach besseren Nächten und glücklicheren Tagen.

Wir wurden als Eve Marie und Gemma Katharine Phillips im Jahr 1981 und 1982 geboren. Wir wuchsen in einer Küstenstadt im Süden von Devon auf – mit unserer Mutter Pauline, unserem Vater David, unserer jüngeren Schwester Beth, unserem Bruder Dom und unserer Ziege Mandy.

Wir hatten eine glückliche Kindheit mit warmen Cornflakes (dank Mandy!) und einer Kaulquappenzucht aus dem Fluss am Ende unseres Gartens. Es gab handgeschriebene Eintrittskarten für Familienvorstellungen vor dem Kaminsims im Wohnzimmer und viele Anschubser bis zum Himmel auf der Baumschaukel, auf der wir mit ausgestreckten Beinen saßen, unsere Gesichter blinzelnd der Sonne zugewandt und unsere Haare wild im Wind wehend. Mit unseren kleinen Füßchen schlüpften wir in Mamas Schuhe mit den hohen Absätzen und klackerten damit über den rissigen Betonweg in unserem Garten, um Hühnereier zu holen. Wir benutzten eine Geheimsprache namens »Haigy Paigy«, und jeden Dienstag gab es Toffee-Äpfel beim viktorianischen Abend in unserem Stadtviertel. Und es gab viele Tanzstunden. Wir verbrachten eine Kindheit voller Liebe.

Erst jetzt als Erwachsene erkennen wir, wie glücklich wir damals waren. Jedes Kind auf dieser Erde hat es verdient, für das, was es ist, bedingungslos geliebt zu werden und mindestens einen Menschen zu haben, dessen Glaube an dieses Kind und an dessen Fähigkeiten grenzenlos ist.

Genau das haben unsere Mutter und unser Vater getan. Wir hatten großes Glück, Eltern zu haben, die so fest an uns und unsere Fähigkeiten glaubten. Sie brachten uns bei, dass nichts unmöglich ist, wenn wir nur dazu bereit sind, uns anzustrengen, um es zu erreichen.

Die Art und Weise, auf welche wir großgezogen wurden, hat nicht nur die Erziehung unserer späteren acht Kinder beeinflusst, sondern war auch der Ursprung von allem, was wir in *Schlaft schön!* tun.

Eves Geschichte

Wie Milliarden anderer Eltern vor mir, ließ mich die Geburt meines ersten Kindes einen gnadenlosen Weg des Schlafmangels entlangstolpern. Gehorsam akzeptierte ich den allgemeinen Glauben, dass die ersten Jahre der Elternschaft hart sein sollten und dass Schlaf zu opfern – bis mindestens zum dritten Lebensjahr – völlig normal war. Ich glaubte (und glaube es immer noch), dass es als Mutter meine Hauptaufgabe ist, mein Kind zu einem emotional sicheren und mitfühlenden Wesen zu erziehen. Soweit ich das beurteilen konnte, war der einzige Weg, das zu tun, jedes Bedürfnis meines Babys zu erfüllen – egal ob bei Tag oder Nacht. Wenn es mich brauchte (oder meine Brüste!), würde ich zu Hilfe eilen. Während es eine Quälerei darstellte, mit

Resten von unruhigem Schlaf irgendwie über die Runden zu kommen, war das dennoch ansprechender, als ein emotional verletztes Kind zu haben, das ich bekäme, wenn ich es wagen würde, Schlaftraining mit ihm zu machen. Zumindest glaubte ich das. Deshalb stillte ich zehn qualvolle Monate lang mein Erstgeborenes alle ein bis zwei Stunden, bei Tag und bei Nacht. Die Kavallerie (meine Brüste) wurde gerufen, wenn meine Tochter traurig, müde oder gelangweilt war, wenn sie Schmerzen hatte, wenn ihr heiß oder kalt war, wenn die Angst sie plagte, sie frustriert war oder ein Nickerchen brauchte. Oh, und natürlich wenn sie Hunger hatte! In den nächsten sechs Jahren hatte ich das große Glück, drei weitere Babys zu bekommen (und noch viel weniger Schlaf). Im Sommer 2015 hatte ich ein Neugeborenes, ein 18 Monate altes Kleinkind, ein vier- und ein sechsjähriges Kind. Es war so brutal, wie es sich anhört. Mit unruhigem Schlaf, der mich schonungslos viele Wochen lang Nacht für Nacht heimsuchte, alle vier Kinder zu Hause wegen der Schulferien. Es fühlte sich an, als befände ich mich in einem wilden und eigenwilligen Meer mit hohen Wellen, die über mich hereinbrachen. Jedes Mal, wenn ich aufstand, wurde ich von einer neuen Welle umgeworfen, bevor ich überhaupt nach Luft schnappen konnte. Ich war am Ertrinken. Eines Tages schickte ich eine verzweifelte Nachricht an meine engsten Freunde, in der stand »BITTE HELFT MIR« und »Mir geht's nicht gut. Ich muss es einfach mal laut sagen. Ich weiß nicht, wie ich das schaffen soll?! Könnte bitte jemand kommen und mir das Baby abnehmen, damit ich wenigstens mal zwei Stunden schlafen kann? Ich mache mir langsam Sorgen um mich selbst.« Und meine Freunde kamen und versammelten sich um mich. Eine brachte mir selbstgekochtes Essen. Eine andere sprach mir gut zu, das Baby zu stillen, und nahm es mit, bis zur nächsten Fütterung. Eine andere fegte den Boden und wusch eine Ladung Wäsche. Eine ging mit den größeren Kindern für ein paar Stunden in den Park. Ich konnte endlich schlafen. Als ich aufwachte, fühlte ich mich besser, klarer und voller Hoffnung. Das Problem war zwar nicht aus der Welt, aber an dem Nachmittag waren meine Freunde definitiv meine Rettung gewesen.

Der kurze Schlaf brachte mich wieder auf die Beine, doch es dauerte nicht allzu lange, bis eine neue Welle der Erschöpfung über mich hereinbrach. Die unruhigen Nächte waren unbarmherzig und unnachgiebig. Sie waren gnadenlos, auch wenn ich es laut sagte, dass ich nicht mehr konnte. Gerade als ich dachte, dass meine Schlafprobleme nicht noch schlimmer werden könnten, kam eine weitere Höllennacht. Manchmal fühlte es sich so an, als ob sich die Kinder zusammen gegen mich verbündet hätten oder das Universum mir feindlich gesinnt sei. Ich fragte mich, was ich getan hatte, um so etwas zu verdienen. In den Nächten, in denen mehr als eines der Kinder wach war, bekam ich weniger als zwei Stunden unruhigen Schlaf, weil ich die ganze Zeit zwischen ihnen hin und her laufen musste. Und selbst wenn sie schliefen, konnte ich es oft trotzdem nicht. Einschlafen war nie das Problem, aber jedes Mal, wenn ich nachts aufwachte, machte mich das dermaßen unruhig, dass ich nur mit Mühe und Not wieder einschlafen konnte, weil mein Kopf vor lauter Anspannung dröhnte.

Zu wenig Schlaf über einen zu langen Zeitraum hinweg hatte mich zu einem Schatten meiner selbst gemacht. Ich bin von Natur aus lebhaft, voller Energie und optimistisch, aber so langsam wurde das Leben förmlich aus mir herausgesaugt. Für jemanden mit ungeschulten Augen sah ich nicht allzu anders aus als sonst (abgesehen von den dunklen Augenringen und meinem gequälten Blick). Ich war gut darin zu sagen, wie »toll« alles war. Unsere Tante Beni, die als Psychotherapeutin arbeitet, macht immer Witze darüber, dass »toll« in Wirklichkeit für Folgendes steht:

abgefuckt
unsicher
neurotisch
emotional

Und das traf dann wohl auch auf mich zu! Meine Augen waren gerötet, flehend und leer. Ich weinte oft. Manchmal ohne ersichtlichen Grund. In dem Jahr fingen auch meine Rückenschmerzen an (von den vielen Stunden, in denen ich mit gebeugtem Rücken vor dem Kinderbettchen stand). Diese Schmerzen quälten mich viele Jahre. Emotional war ich völlig durch den Wind: weinerlich, bissig, launisch und entweder komplett losgelöst oder in meinen Gefühlen gefangen. Manchmal war ich dermaßen wütend, dass ich sogar vor mir selbst Angst bekam. Damals wusste ich nicht, was ich heute weiß: dass postpartale Wut in den ersten Jahren neben – oder unabhängig von – postnatalen Depressionen auftreten kann. Bei Eltern, die unter postpartalen Wutanfällen leiden, kann es dazu kommen, dass sie schreien, fluchen, schlagen, Dinge werfen oder zerbrechen, gewalttätige Triebe oder Gedanken verspüren oder sich von unberechenbaren Emotionen überschwemmt fühlen. Solchen Gefühlsausbrüchen folgen oft eine tief sitzende Scham und

Schuldgefühle. In den ersten Lebensjahren meiner Kinder litt ich unter postpartaler Wut. Ich ertappte mich oft dabei, dass ich schlimme Dinge sagte oder tat, ohne die Selbstbeherrschung aufbringen zu können, mich zusammenzureißen. Ich konnte die schrecklichen Dinge hören, die meinen Mund verließen, fühlte mich aber machtlos, sie aufzuhalten, bis meine Familie hinterher vorsichtig aus den Trümmern auftauchte, die meine Worte hinterlassen hatten, und zögernd die weiße Flagge schwenkte.

Ich schrie häufiger, als ich gern zugeben würde. Einmal machte ich einen Lichtschalter kaputt, weil ich voller Wut einen Korbstuhl gegen die Wand schleuderte. Manchmal ertappte ich mich dabei – wenn ich explodierte, was oft ohne Vorwarnung geschah –, dass ich Ausdrücke benutzte, die mich nur wenige, erholte Monate zuvor noch hätten zusammenzucken lassen. Ich wusste, dass ich mich glücklich schätzen konnte, weil ich vier wunderbare Kinder hatte, aber aufgrund meiner Erschöpfung fühlte sich das oft eher wie ein Fluch an als wie ein Segen. Die Schuldgefühle, die meinen Ärger stets begleiteten, lagen schwer auf meiner Brust. Was wollte ich denn mehr? Warum war ich nicht dankbarer? Warum war ich nicht glücklicher? Warum fiel es den anderen so viel leichter als mir? WAS STIMMTE NICHT MIT MIR?

Aufgrund der durch den Schlafmangel verursachten Hoffnungslosigkeit wünschte ich mir, einen Unfall zu haben und gerade mal so verletzt zu sein, dass ich mich ein oder zwei Tage im Krankenhaus richtig ausschlafen konnte. Ich sehnte mich regelrecht danach, »aus Versehen« die letzten Treppenstufen runterzustolpern. Aber letztendlich konnte ich mich dann doch nicht dazu bringen, so etwas wirklich zu tun. Nicht weil ich Angst vor den Schmerzen gehabt hätte – physischer Schmerz wäre viel »angenehmer« als der quälende Zustand, in dem ich mich befand. Nein, ich konnte es nicht tun, weil das bedeutet hätte, von denjenigen getrennt zu sein, die die Ursache meiner Erschöpfung waren. Diejenigen, die ich am meisten liebte.

Ich erinnere mich, dass ich meiner sechsjährigen Tochter einmal die Haare bürstete, und obwohl ich wusste, dass ich zu grob vorging, war es mir in dem Moment egal. Ein anderes Mal, als mein Sohn eines Nachts zum 67. Mal aus dem Bett aufstand (ja, ich zählte wirklich mit), hielt ich ihn ein bisschen zu fest, als ich ihn wieder zurück ins Bett brachte. Und ich hielt ihn auch etwas zu lange fest. Den Rest der Nacht machte ich mir Vorwürfe. In den frühen Morgenstunden hockte ich auf dem Fußboden neben seinem Bett, als die Vögel draußen bereits zu zwitschern begannen. Meine Tränen tropften auf seine Hand, während er friedlich schlief. Ich fühlte mich wie die schlechteste Mutter der Welt. Und es gab noch andere Male, als die Erschöpfung mich und meine Familie sogar in Gefahr brachte. Ich vergaß, dass das Planschbecken im Garten noch in Betrieb war, als mein Kleinkind draußen spielte. Ich schlief ein, ohne die brennenden Kerzen vorher auszupusten. Ich ließ die Tür des Holzofens offen und ging ins Bett, obwohl ein Kissen ganz in der Nähe lag. Ich vergaß, die Autotür abzuschließen, obwohl meine Handtasche auf dem Beifahrersitz lag. Ich ließ die Haustür sperrangelweit offen (obwohl wir an einer Hauptstraße wohnten). Ich vergaß, die Handbremse anzuziehen. Ich fuhr im Rückwärtsgang in zahlreiche Autos, Pfosten, Tore und Mülleimer. Mein Auto war immer zerkratzt. Das Schlimmste passierte jedoch, als mein zweites Kind gerade zwei Wochen alt war und einmal im Auto auf der Rückbank schlief. Als ich an einer Kita vorbeikam, die mir gut gefiel, entschied ich, spontan anzuhalten und mich dort umzuschauen, um zu sehen, ob sie vielleicht einen Platz für unser 18 Monate altes Kind freihätten. Während mich die Chefin herumführte, fragte sie mich: »Haben Sie nur das eine Kind?« Zu meinem großen Entsetzen erinnerte ich mich in dem Moment daran, dass ich mitten im Februar meinen zwei Wochen alten Säugling in einem unverriegelten Wagen zurückgelassen hatte. Ohne ein Wort zu verlieren, stürmte ich aus dem Gebäude und auf die Straße, wo ich geparkt hatte. Mein Baby schlummerte friedlich, aber der Gedanke daran, was alles hätte passieren können, versetzt mich auch heute noch in Angst und Schrecken. Jedes Mal, wenn etwas passierte, das irgendwie etwas mit Schlaf zu tun hatte, fühlte ich mich wie eine hoffnungslose, wertlose Versagerin. Wie eine wirklich miese Mutter.

Meine Erschöpfung hatte aber nicht nur Auswirkungen auf mich, sie beeinflusste das Wohlergehen meiner ganzen Familie und der mir wichtigen Menschen. Ich vergaß Verabredungen und andere Termine sowie Leute, die mir am Herzen liegen. Ich schickte meinen Sohn in Schuluniform zur Schule – an einem Tag, an dem sie gar keine tragen mussten. Ich vergaß eine Veranstaltung, auf welcher derselbe Sohn eine wichtige Rolle spielte. Er stotterte, und es war eine große Sache für ihn, vor anderen Leuten zu sprechen. Mir entfiel der Termin komplett, aber es gelang mir nie, sein Gesicht zu vergessen, als er mich abends fragte, wo ich gewesen war.

Es waren Momente wie diese, die mich dazu brachten, mich zu fragen, ob ich überhaupt die Verantwortung für meine vier wunderbaren Kinder haben sollte. Ich war überzeugt, dass sie eine bessere Mutter verdient hatten. An den Tagen, an denen ich am erschöpftesten war, glaubte ich, dass es ihnen ohne mich viel besser gehen würde. Mit einer fähigeren Person, die unser Familienschiff steuerte. Ich war mir sicher, dass ich eine Last für alle darstellte. Aber jedes Mal, wenn ich wieder so eine tiefe Scham verspürte, gab es eine Gemeinsamkeit: die Erschöpfung. Sie war in jede Faser und Funktion gedrungen, hatte meine Vernunft und meinen Verstand ausgehöhlt. Ich wusste, dass es der Schlafentzug war, der mein Denken verzerrte und mich daran hinderte, vernünftige Gedanken zu haben. Aber ich konnte einfach keinen Ausweg finden.

Heute, da sich der Nebel gelichtet hat, mache ich mir keine Vorwürfe mehr für die Zeiten, in denen ich mich so verhielt. Ich weiß jetzt, dass alles, was ich damals brauchte, Schlaf war, um die Mutter sein zu können, die unter der ganzen Erschöpfung steckte. Heute bin ich dazu in der Lage, mein altes, erschöpftes Ich in viel Liebe und Mitgefühl zu hüllen. Ich vergebe meinem alten Ich, anstatt es zu verurteilen – für die vielen Fehler, die es gemacht hat. Erschöpfung ist ein schamloser Dieb, der uns alles Gute raubt, wie unsere Hoffnung, Vernunft, Stärke und Entschlossenheit. Und sie hat die Macht, anständigen Müttern vorzugaukeln, sie seien Monster. Doch das ist eine Lüge. Wir sind unendlich fähig und würdig, aber einfach nur zu lange zu müde gewesen.

Erinnerst du dich noch an den Autounfall, von dem ich ganz am Anfang des Buchs erzählt habe? Dieser entscheidende Moment ereignete sich, als ich gerade von einer Babygruppe zurückfuhr, die nur wenige Kilometer von unserem Zuhause entfernt war. Wie immer gab ich mein Bestes, um mich auf die Straße zu konzentrieren, weil ich so etwas Wertvolles an Bord hatte, aber wieder mal lagen nur vier Stunden unruhigen Schlafs hinter mir, und ich war völlig fertig. In einem Kreisverkehr schaute ich nach links und nach rechts, bevor ich losfuhr. Mein müdes Gehirn versicherte mir, dass die Straße leer sei, aber offensichtlich hatte ich doch einen anderen Wagen übersehen, denn ehe ich mich versah, war alles, was ich hören konnte, eine Autoalarmanlage, ein bellender Hund und die Schreie meines Babys. Wir waren beide unverletzt davongekommen, aber ich konnte nicht länger die Erkenntnis abschütteln, dass mein Kind und ich nicht sicher waren. Ich durfte einfach nicht mehr mit so einem lebensbedrohlichen Schlafmangel weitermachen! Bevor ich mich wieder zurück hinters Lenkrad setzte, wusste ich, dass ich gar keine andere Wahl hatte, als unser Schlafproblem in Ordnung zu bringen.

Vor dem Autounfall hatte ich es akzeptiert. War der festen Überzeugung, dass es keine realistische Alternative gab. Die unzähligen Baby-Bücher, Onlineforen, unwillkommenen Meinungen und Schuldgefühle hervorrufenden »Experten« brachten mich dazu, dass ich mich schlecht informiert und überfordert fühlte. Und ich tat nichts. Sätze wie »Sie sind nur einmal klein«, »Sie werden dich nicht ewig brauchen« und »Babys brauchen dich nicht nur tagsüber« brachten mich dazu, vor lauter Schuldgefühlen meine zehn Monate alte Tochter häufiger zu füttern, als ich es kurz nach der Geburt getan hatte, obwohl mir mein Bauchgefühl (und ihre wunderbar pummeligen Beinchen) verrieten, dass sie das eigentlich gar nicht brauchte. Der Schlafmangel fühlte sich so falsch an, doch trotzdem hörte ich nicht auf meine innere Stimme, sondern vertraute stattdessen den nicht enden wollenden äußeren, die mir sagten, dass es richtig war, einfach so weiterzumachen wie bisher. Also tat ich es. Gehorsam und ohne es zu hinterfragen. *Das ist es, was gute Mütter tun*, sagte ich mir. *Biologisch ist es nicht normal für ein Baby, dass es die Nacht durchschläft. Es ist meine Aufgabe, meine Tochter vor Kummer und Problemen zu schützen. Es soll ja auch gar nicht einfach sein.* Also kämpfte ich weiter. Aber der Unfall hatte mir die offensichtliche Wahrheit gezeigt. Es packte mich an den Schultern und schüttelte mich durch, um mir klarzumachen, dass ich endlich etwas tun musste. Ich konnte nicht mehr so weitermachen wie bisher, mit dem Gefühl, nicht richtig zu leben und das einfach zu akzeptieren. Ich wusste, dass mein Baby mehr verdient hatte, und eine kleine Stimme flüsterte mir zu, dass das auch für mich galt. Trotz allem, was man mir weismachen wollte, wusste ich tief in meinem Inneren, dass es nicht so sein sollte. Die Gründe, die mich bislang vom Handeln abgehalten hatten – *dass deine Kinder nur einmal klein sind* –, wurden letztendlich der Auslöser für die Veränderung. Das Gefühl, dass die Jahre schnell vorübergehen, machte mich entschlossen, für sie da sein zu wollen. Ich wollte nicht irgendwann als Mutter von Schulkindern zurückblicken und mir wünschen, ich hätte mit ihnen in ihren ersten Lebensjahren eine stärkere Bindung gehabt. Ich schwor mir, dass ich mich nicht mehr länger durch diese angeblich »goldenen Jahre« schleppen und mich danach sehnen würde, dass diese schonungslosen Tage endlich enden würden, während ich mich vor der kommenden Nacht fürchtete. In den Tagen nach dem Autounfall verabschiedete ich mich von der hilflosen Zuschauerin, zu der ich in meiner eigenen Lebensgeschichte geworden war. Es war Zeit vorzutreten und die Person zu sein, die ich sein musste. Also machte ich mich daran, meinen eigenen Weg zu finden. Damals ahnte ich noch nicht, dass diese Methode, die ich zuerst auf die Rückseite eines zerrissenen Umschlags kritzelte, nicht nur meiner Familie, sondern auch anderen Menschen ihr Leben zurückgeben würde.

Ich musste meine eigene Herangehensweise entwickeln. Mit traditionellen Schlaftrainingsmethoden fühlte ich mich nicht wohl, weil sie mir herzlos, distanziert und sehr auf Erwachsene ausgerichtet zu sein schienen. In meinem Kopf hatte sich die Vorstellung festgesetzt, dass Schlaftraining grausam und schädlich war, deshalb wollte ich meine eigene, liebevolle Methode entwickeln, die das emotionale Wohlergehen meines Babys in den Vordergrund stellte. Ich schwor mir, immer auf Tillys Bedürfnisse einzugehen und ihr durch mein Handeln zu zeigen: »Ich liebe dich und werde immer zu dir zurückkommen, mein Schatz. Aber ich werde nicht mehr das tun, was wir früher gemacht haben, weil es für keinen von uns funktioniert.«

Ich wollte, dass meine kleine Tochter weiß, dass ich an sie glaube sowie an ihre Fähigkeit, den Schlaf zu finden, zu dem sie fähig ist. Ich wusste, dass sie mit ihren zehn Monaten physisch und emotional dazu in der Lage war, pro Nacht zwölf Stunden zu schlafen, und ich war fest entschlossen, sie mit den Hilfsmitteln, die sie dafür brauchte, zu unterstützen. Anstatt mich schlecht zu fühlen, weil sie nachts so an mir hing, änderte ich mein Denken und konzentrierte mich stattdessen auf die Bindung, die ich bereits geschaffen hatte. Ich fokussierte mich auf alles, was ich bisher getan hatte, um sicherzustellen, dass sie im ersten halben Jahr ihres Lebens eine gute Bindung mit mir hatte, was bedeutete, dass die perfekte Grundlage für ein glückliches und sicheres Baby sorgfältig geschaffen worden war. Eins, das so sehr geliebt wurde, dass es jederzeit darauf zugreifen konnte – ob ich nun anwesend war oder nicht. Die Wahrheit ist, dass mein kleines Mädchen schon die ganze Zeit dazu in der Lage war, ich musste nur meinen Glauben an sie mit ihren Fähigkeiten in Einklang bringen.

Eine Woche nach meiner Entscheidung, etwas an der Situation zu ändern, kam meine Mutter für ein paar Nächte zu uns, um mich während des Schlaftrainings zu unterstützen. Ich fürchtete mich etwas, aber mein schnell funktionierender und liebevoller Ansatz erlaubte mir, zwischen den Wünschen und den Bedürfnissen meines Babys problemlos zu unterscheiden. Endlich war ich in der Lage, mit Selbstvertrauen und Klarheit zu handeln, was einen kompletten Wandel mit sich brachte. In der ersten Nacht schlief Tilly zum ersten Mal sechs Stunden durch. Nur drei Nächte später waren es bereits zwölf. Sie war glücklicher, hatte mehr Energie, war interessierter an fester Nahrung und generell zufriedener. In der Wachzeit ließ sich leichter erkennen, was sie wollte. Sie wachte gurrend anstatt weinend auf und schien ruhiger zu sein, weil jetzt ihre wirklichen Bedürfnisse verstanden und erfüllt wurden. Während ich diese Worte schreibe, ist Tilly 13 Jahre alt. Seit jenem Tag hatte sie weniger als zehn unruhige Nächte. Einer der Gründe, warum mir Schlafunterricht damals so furchtbar vorkam, war die Vorstellung, dass mein Kind ohne eine feste Bindung aufwachsen könnte. Dass sie – wie die Anti-kontrolliertes-Weinen-Anhänger warnten – nicht in der Lage sein würde, gesunde Beziehungen oder ein starkes Selbstwertgefühl zu entwickeln. Wenn ich damals doch nur gewusst hätte, wie sehr mein kleines Mädchen aufblühen und wie gut es ihr gehen würde, wenn sie den Schlaf bekam, den sie brauchte, und welch große Rolle das für ihr Selbstvertrauen, für den Aufbau von Freundschaften und ihr Wohlbefinden spielen würde! Das erste Baby, dem das Schlafen nach dieser Methode beigebracht wurde, ist inzwischen zu einer jungen Frau herangewachsen, die der Inbegriff von Freundlichkeit und Empathie ist. Sie hat ein unerschütterliches Selbstwertgefühl und ist sehr zielstrebig, worum sie sogar von einigen Erwachsenen beneidet wird. Eine wunderbare Empathin mit dem frechsten Sinn für Humor. Sie steht an der Spitze einer langen Reihe von *Schlaft-schön!*-Babys, die der lebendige Beweis dafür sind, wie befähigend und lebensspendend Schlafunterricht wirklich ist.

Gems Geschichte

Als ich mit meinem ersten Kind Toby schwanger war, hatte ich die feste Vorstellung, dass sich, wenn ich Mutter werde, nicht viel ändern würde! Ich dachte, dass ich es ganz gelassen nehmen würde, und hatte den naiven Glauben, dass die Nachtschichten und acht Jahre als Kinderkrankenschwester die Mutterschaft zu einem Kinderspiel machen könnten. Toby war von Geburt an ein guter Schläfer, und ich gebe zu, dass ich deswegen ziemlich selbstzufrieden war. Ich dachte, dass ich der Grund dafür wäre, dass er so gut schlief und so zufrieden war! Ich dachte, ich hätte es geschafft und wäre die perfekte Mutter. Ich wunderte mich wirklich, was die ganze Aufregung sollte, wenn sich meine erschöpften Freundinnen beklagten. Und dann bekam ich Louis! Ich kann mich noch lebhaft daran erinnern, wie ich beim Krankenhaus anrief, als Louis vier Wochen alt war, nachdem ich zwei Stunden lang auf und ab gegangen war, während er das ganze Haus zusammenbrüllte. Ich verlangte, mit einem Arzt zu sprechen, und bestand darauf, dass ich als Kinderkrankenschwester schließlich wüsste, wovon ich sprach. Mit meinem Baby stimmte etwas nicht, und sie mussten mir sagen, was es war!

Nach einigen langen Wochen (und nachdem ich Hunderte von Pfund für kraniale Osteopathie und Rescue Remedy ausgegeben hatte) wurde bei Louis stiller Reflux diagnostiziert. Endlich ergab alles einen Sinn! Warum er in den ersten drei Monaten seines Lebens die ganze Zeit geschrien hatte, warum er sich ständig vor meinen Brüsten zurückzog und mir das Gefühl gab, ich wäre eine Versagerin. Warum ihn nichts zufrieden machte. Warum es sich so anfühlte, als ob ich einfach nicht seinen Bedürfnissen gerecht werden konnte. Rückblickend fühlt es sich widersprüchlich an, dass die Zeit, die doch die glücklichste meines Lebens sein sollte, von den dunkelsten Stunden überschattet wurde. Ich kann mich noch daran erinnern, wie ich dachte: »Wie kann es sein, dass ich so müde bin? Ist das normal?« Es war eine Qual. Meine Fähigkeit, richtig zu funktionieren und mit den Leuten, die ich liebte, in Verbindung zu bleiben, war stark beeinträchtigt. Ich hatte das überwältigende Gefühl, nicht die Kapazitäten zu haben, diejenige zu sein, die ich sein wollte – als Mutter, Ehefrau und Krankenschwester. Es gab Zeiten, in denen ich bei einer Nachtschicht dreimal die Medikamentendosis mit einer anderen Schwester überprüfen musste, weil ich wusste, dass mein Gehirn nicht optimal funktionierte. Deshalb war ich auch ständig nervös und wurde ein sehr ängstlicher Mensch. Aber als ich erst mal Louis' Reflux verstanden hatte und wie man ihm am besten damit helfen konnte (worüber ich später noch reden werde), war ich bereit, unser Schlafproblem in Angriff zu nehmen. Gerade noch rechtzeitig, bevor ich – wenn Louis sechs Monate alt war – wieder in meinen Beruf zurückkehren würde. Innerhalb von zwei Wochen, in denen ich mir die *Schlaft-schön!*-Methoden aneignete, schlief Louis wie ein Weltmeister, und ich trat dem »Ausgeruhte-Eltern-Club« bei – die beste Mitgliedschaft, die ich jemals hatte!

Die Entstehung von »Schlaft schön!«

Erinnerst du dich noch daran, dass wir dir erzählt haben, wie Gem eher etwas widerwillig mit an Bord kam? Auch wenn sie immer Respekt vor Eves Arbeit hatte. Seit ihrem Abschluss von der *Florence Nightingale School of Nursing and Midwifery* hatte sie immer viel gelernt, erfüllte sich nun ihren Kindheitstraum und rettete Leben. Nach einiger Überzeugungsarbeit von Eve (was etwas ganz anderes ist als normales Überzeugen) und einigen ernsten Überlegungen von der »Königin des Aufschiebens« stimmte Gem schließlich doch zu, ihrer Schwester zu helfen. Fünf Tage nachdem sie zum ersten Mal Eltern unterstützt hatte, telefonierte Gem mit feuchten Augen mit ihrer Schwester – sie hatte gemerkt, dass sie immer noch Leben rettete, nur auf eine andere Art. Und sie war begeistert!

Von da an wuchs das Team. Heute gelten wir als eine der führenden Stimmen in Großbritannien auf dem Gebiet des pädiatrischen Schlafs. Wir verfügen über die höchste *OCN Childhood Sleep Practitioner*-Qualifikation, welche die umfangreichste Ausbildung auf diesem Sektor im Vereinigten Königreich ist. Sie legt den Fokus auf eine starke Eltern-Kind-

Bindung, was wunderbar zu unserem liebevollen Ethos passt. Zusätzlich zu unseren zwölf Jahren Erfahrung besitzt unser Team zusammengenommen über 40 Jahre Erfahrung in der Kinderkrankenpflege. Das bedeutet nicht nur, dass wir Familien, in denen es Kinder mit besonderen gesundheitlichen Bedürfnissen gibt, unterstützen können, sondern auch, dass wir ziemlich unerschütterlich sind. Es bedarf schon viel, um eine Kinderkrankenschwester aus der Ruhe zu bringen, weil sie für Notfälle bestens ausgebildet ist. Das verschafft ihr eine beneidenswerte Gelassenheit, wenn es einmal brenzlig wird, und verleiht eine große Fähigkeit zur Pflege und Fürsorge.

Unsere Methoden und Philosophien basieren genau darauf – auf gesundem Loslassen, emotionaler Sicherheit und einer gut funktionierenden Eltern-Kind-Bindung. Unser Ansatz erlaubt es den Kleinen, ihre Flügel auszubreiten und zu fliegen, aber immer neben uns und mit uns. Wenn wir das, was wir tun, mit Schwimmunterricht vergleichen, dann würden wir das Baby nicht auf unseren Rücken nehmen und mit ihm schwimmen. Denn das würde bedeuten, ihm das Schwimmen abzunehmen, was es nicht retten würde, wenn es im Wasser in Schwierigkeiten gerät. Stattdessen bringen wir den Kleinen bei, selbst zu schwimmen. Wir geben ihnen die Fähigkeiten, die sie brauchen, um sich sicher zu fühlen. Deinem Kind Schlaf zu schenken, kommt nicht nur ihm zugute, sondern letztendlich auch der ganzen Familie. Eltern sind nicht bloß entspannter, sondern fühlen sich auch gestärkt, denn sie haben selbst für die Veränderungen gesorgt, die sie brauchen, um ein besseres Leben zu führen. Wenn wir uns ausgeruht um unsere Kinder kümmern, sind wir viel eher dazu in der Lage, sowohl ihnen als auch uns selbst etwas Gutes zu tun. Wenn unsere Tassen voll sind, können wir großzügig ausschenken, wenn andere uns brauchen. Und sind wir doch mal ehrlich: als Eltern ist das doch fast immer der Fall!

Einmal stießen wir auf eine wunderschöne Illustration von einem Baum mit einem Vogel darin. Der Text dazu lautete: »Es gibt zwei Dinge, die wir unseren Kindern mitgeben müssen: Wurzeln und Flügel.« Die meisten von uns wollen ihrem Nachwuchs feste, starke Wurzeln geben. Aber genauso wichtig ist es, ihnen die Erlaubnis zu geben, etwas »im Alleingang« zu machen. Eine von Eves liebsten Gute-Nacht-Geschichten ist »Der Maulwurf und der kleine Vogel«. Sie handelt von einem Maulwurf, der einen kleinen Vogel findet, der aus dem Nest gefallen ist. Der Maulwurf behält den Vogel, weil er ihn liebt. Aber der wilde Vogel ist unglücklich und einsam in der dunklen unterirdischen Höhle. Nach einigen Überlegungen entscheidet sich der Maulwurf, den Vogel freizulassen, und als er ihn fliegen sieht, freut er sich. Wir finden es schön, dass der Maulwurf den Vogel bei sich behielt, weil er ihn liebte. Und er ließ ihn los, weil er ihn liebte. Dies ist eine schöne Metapher für die Arbeit, die wir tun. Wir halten unsere Babys fest und lassen sie los – alles aus dem gleichen Grund: Liebe.

Manchmal kann es einem aber so vorkommen, als ob Schlaftraining das Gegenteil von Liebe ist. Äußerungen wie »Wenn du dich nicht um ihre Bedürfnisse kümmerst, werden sie dich irgendwann nicht mehr brauchen« sind verschleierte Drohungen als goldene Ratschläge verpackt. Die wahre Botschaft lautet, dass wenn du deinem Kleinen nachts nicht zur Verfügung stehst, es dich irgendwann nicht mehr wollen oder brauchen wird. Eine Mutter, die nicht gebraucht wird! Was ist das denn für eine Art, einer Mutter Schuldgefühle einzureden, damit sie in einer unerträglichen Situation ausharrt? Der Ursprung solcher Aussagen liegt in einer angeborenen Angst der heutigen

Erziehungskultur, die Kinder in einen Zustand der Aufregung oder des Unbehagens zu versetzen. Die Gesellschaft ist davon abgekommen, mit emotionaler Distanz zu erziehen, stattdessen versucht sie jetzt, die Kleinen um jeden Preis vor unangenehmen und schwierigen Erfahrungen zu schützen. Aber das Pendel ist zu weit ausgeschlagen – seinem Kind nie zu erlauben, schwierige Gefühle zu erleben, gibt ihm unrealistische Erwartungen an das Leben und schwächt seine Fähigkeiten, etwas selbst zu schaffen, sobald es mit Problemen konfrontiert wird. Grenzen, die mit Liebe gesetzt werden, sind entscheidend für das Vertrauen eines Kindes in seine eigenen Fähigkeiten, um Dinge in Ordnung zu bringen, mit denen es konfrontiert wird. Sie werden an die von uns gesetzten Grenzen stoßen und diese austesten, um sich zu vergewissern, dass sie innerhalb dieser sicher sind. Sie werden uns so lange auf die Probe stellen, bis sie sich sicher fühlen. Als ihre Eltern ist es unsere Aufgabe, sie wissen zu lassen, dass diese Grenzen nur zu ihrem Besten und wir als die Erwachsenen diejenigen sind, die die Entscheidungen treffen, um sie zu beschützen. Gerade weil diese Jahre so wertvoll und flüchtig sind und die Kleinen noch so jung, müssen wir für die Kinder, die wir großziehen dürfen, so gelassen und präsent wie möglich sein. Eine gut ausgeruhte Familie zu haben bedeutet, dass wir diese kostbaren Jahre genießen können. Erholt zu sein, vergrößert unsere Fähigkeit, unseren Nachwuchs zu lieben, aufzuziehen und anzuleiten.

Vor zwölf Jahren machte Eve es sich zur Aufgabe, einen liebevollen Weg durch schlaflose Nächte und dunkle Tage zu finden. Um die Person zu werden, die sie brauchte. Zusammen mit Gem, dem medizinischen Wissen der erfahrenen Schlafberaterin Lucy und der umfangreichen Expertise unseres Teams sind wir heute hier, um diese Menschen für dich zu sein. Wir sind hier, um dir alle Hilfsmittel zu geben, die du brauchst, um den Schlaf bei dir zu Hause selbst in Ordnung zu bringen. Du musst dich nicht zwischen einem gut ausgeruhten Kind und einem, das eine gute Beziehung zu dir hat, entscheiden. Du musst dich nicht durch die ersten Lebensjahre deines Kleinen quälen oder dich mit weniger Schlaf zufriedengeben, als deine Familie braucht. Du hast es verdient, das Wissen und die Beweise zu haben, um dir deine eigene Meinung über Schlaf zu bilden, ohne dass du von anderen beurteilt wirst oder dich schämen musst.

Wir sind hier, um dich wissen zu lassen, dass du genau wie wir festen Schlaf möglich machen kannst. Eigentlich kannst du es sogar besser als wir, weil du die engste Verbindung zum weltbesten Experten deines Kindes hast – zu der Person, die von Natur aus weiß, was es will und braucht, und die es sein ganzes Leben lang aufmerksam studiert hat. Ja, genau – ich meine dich! Wir werden dir erzählen, was wir über festen Schlaf wissen, aber wir werden dir nicht vorschreiben, was du wann tun sollst. Das liegt ganz allein bei dir. Wir haben vollstes Vertrauen in dich und glauben, dass du die Entscheidung selbst treffen kannst.

Am Ende dieses Buchs wirst du dich viel fähiger fühlen, um Verwirrungen und Panikmache rund um den Kinderschlaf zu durchschauen. Und du wirst ein gutes Wissen über die wahren Schlafbedürfnisse deines Kindes in jedem Alter und in jeder Phase zwischen seiner Geburt und seinem sechsten Lebensjahr haben. Du wirst dich mit deinem Kleinen, deinem Partner, deinen anderen Kindern und – was am Wichtigsten ist – *mit dir selbst* mehr im Einklang fühlen. Du wirst lernen, wieder deinem Urteilsvermögen zu vertrauen, mit einer neuen Klarheit des Geistes. Du wirst in der Lage sein, deine Zeit und Energie den Dingen und Menschen zu widmen, die du liebst. Fester Schlaf hat es den Eltern, die wir betreut haben, ermöglicht, Marathons zu laufen, in ihren Beruf zurückzukehren, noch ein weiteres Baby zu bekommen, ihr eigenes Geschäft zu gründen oder ein Projekt zu starten, von dem sie schon immer geträumt haben. Schlaf heilt. Man muss ihm nur die Chance dazu geben. Später werden wir noch erfahren, was eine führende Neurowissenschaftlerin, eine Psychologin, eine Ärztin und eine Schulleiterin zum Thema »Schlaf und seine Auswirkungen auf das Familienleben« zu sagen haben. Wir zeigen dir die Beweise, dass Schlaftraining wirklich funktioniert, die Ursprünge der Anti-kontrolliertes-Weinen-Bewegung und wir werden viele Mythen auf einen Schlag vertreiben. Wir werden dir zeigen, wie Schlafunterricht perfekt mit der Erziehung eines emotional intelligenten Kindes vereinbar ist, das eine gute Bindung zu dir hat. Wir werden einige Geschichten von Eltern, denen wir geholfen haben, mit dir teilen, zum Beispiel die von Sarah, Mutter des acht Monate alten William, die uns bei unserem ersten Telefonat erzählte, dass sie mit dem Gedanken gespielt hatte, die Treppe runterzustolpern, weil sie sich so erschöpft fühlte. Und Sally, die leidenschaftlich gegen jede Art von Weinen war, aber den Großteil ihrer Zeit damit verbrachte, genau das zu tun, bevor sie auf unsere Pläne stieß.

Du brauchst nicht unendlich viele Studien über die Wichtigkeit von Schlaf zu lesen, um zu wissen, wie sehr du ihn brauchst. Du kannst es fühlen, genau wie unsere Kinder. Alle Eltern, die sich wünschen, die Grundbedürfnisse ihres Nachwuchses zu erfüllen, können das nicht tun, ohne den Schlaf ganz oben auf die Liste zu setzen. Es wird höchste Zeit, dass dieser als eine fundamentale Säule der Gesundheit betrachtet wird, ohne die wir nicht aufrecht stehen können. Wir müssen

Schlaf auf eine neue Weise betrachten, indem wir uns mit den wahren Bedürfnissen von uns und unseren Kindern befassen und dem Schlaf die Bedeutung beimessen, die er verdient.

Wir werden dir zeigen, welche überraschend wichtige Rolle du dabei spielst, und dass du den Schlüssel für einen ausgeruhten Schlaf in deiner Hand hältst. Um eine schlichte Schlafumgebung zu schaffen, vereinfachen wir die Schritte und werden dir die Hilfsmittel geben, um eine flexible tägliche Routine zu etablieren, die realistisch, anpassungsfähig und befreiend ist. Wie kann eine Routine funktionieren, die darauf besteht, dass ein Nickerchen zu einer ganz bestimmten Uhrzeit stattfinden muss? Was ist mit den anderen Kindern? Dem Schulweg mit dem Auto? Oder dem Lebenscoaching-Kurs, den du unbedingt machen willst? Und wie kann zur gleichen Zeit ein Nickerchen für ein Baby möglich sein, das um sechs oder acht Uhr morgens aufwacht? Es geht doch bestimmt mehr um die Wachzeit, um die Qualität des Schlafs (und vor allem) um das Baby selbst? Was ist denn, wenn es weniger oder mehr Schlaf benötigt als die empfohlene Menge? Was bedeutet das für dich, und woher weißt du, wie du das anpassen kannst? Wir haben unseren Ansatz dafür genutzt, um ein reges Familienleben mit mehreren Kindern verschiedenen Alters und mit unterschiedlichen Bedürfnissen sowie dein Berufsleben unter einen Hut zu bringen. Mit großer Freude haben wir beobachtet, dass es für unzählige Familien funktioniert. Wir werden dir ein unerschütterliches inneres Vertrauen schenken. Wirf das altmodische Schlafregeln-Buch weg und verfolge das, was du von Natur aus bereits weißt. Wir haben einige Audioquellen angegeben, um dich zu unterstützen, damit du deinen Weg nach vorn findest, frei von allem, was dich bislang zurückgehalten hat. Sobald sich erst mal fester Schlaf eingestellt hat, werden wir dich mit den Hilfsmitteln ausstatten, die du benötigst, sodass der Schlaf, den du bereits möglich gemacht hast, auch von Dauer ist. Dieses Buch wird dir dabei helfen, deine Stärken zu finden und die Tage der Hilflosigkeit und Hoffnungslosigkeit hinter dir zu lassen. Es wird dir das wertvollste Gut – die Zeit – wieder zurückgeben.

Wir wagen es zu sagen: Es wird dein Leben von Grund auf verändern. Bist du bereit?

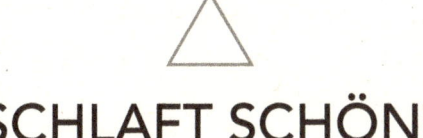

KAPITEL EINS

SCHLAFT SCHÖN!

Liebe

Beginnen wir mit der Liebe. Von Anfang bis Ende unseres Lebens sind wir hier, um Liebe zu geben und zu empfangen. Wir werden dir zeigen, dass du dein Kind durch Liebe zum Schlafen bringen kannst, und zwar ohne Schuld- und Schamgefühle. Für jede Mutter und jeden Vater wird der Weg dorthin anders aussehen. Für einige bedeutet es, ihrem Nachwuchs viel physischen und emotionalen Input zu geben: Eltern spielen eine wichtige Rolle beim Schlaf ihres Kindes. Für andere bedeutet es, ihrem Nachwuchs die Fähigkeiten und das Selbstvertrauen zu schenken, um selbst fest schlafen zu können. Beide Wege sind Ausdruck elterlicher Liebe. Beides ist der richtige Weg, weil *das* richtig ist, was für *dich* funktioniert!

Schuldgefühle

Bevor wir dir dabei helfen, darüber nachzudenken, ob Schlaf bei euch zu Hause ein Problem ist, möchten wir damit beginnen, den Weg für solch wichtige Überlegungen frei zu machen. Wir bitten dich, dir einen Moment Zeit zu nehmen, um jegliche Schuld- oder Schamgefühle zu vertreiben, die du in Bezug auf Schlaf hast. Wir wollen, dass du uns zuhörst, wenn wir dir sagen, dass es in Ordnung ist. Und zwar alles. Deine Ängste, deine unangenehmen Gefühle, deine Hoffnungen und deine schlimmsten Seiten (du weißt schon – diejenigen, für die du dich schämst). Das sind alles wichtige Teile von dir. Ein Samenkorn beginnt in völliger Dunkelheit zu wachsen. Die Sterne sind nur zu sehen, wenn es dunkel ist. Deine schlimmsten Seiten und störendsten Gedanken, deine dunkelsten Träume und größten Ängste über deinen Wert sind hier alle willkommen, weil sie zu dir gehören. Auf diesen Buchseiten geben wir dir Raum.

Elternschaft ist aufgeladen mit Emotionen und heftigen Diskussionen. Und Schlaf steht auf der Liste ganz oben (zusammen mit der komplizierten Debatte um die Brust geben versus Fläschchen). Wir alle wollen es richtig machen, weil wir unsere Kinder lieben, aber auch weil unser Erziehungsstil etwas über uns und unseren Wert aussagt. Konflikte und Verwirrung entstehen, weil es keine eindeutige Antwort darauf gibt, was richtig ist. Das ist hauptsächlich so, weil es nicht nur einen einzigen richtigen Weg gibt, was bedeutet, dass die meisten Eltern nach etwas suchen, das überhaupt nicht existiert! In dem Moment, in dem wir akzeptieren können, dass es nicht nur einen einzigen richtigen Weg gibt, wenn es um Erziehung und Schlaf in den ersten Jahren geht, können wir uns auf das konzentrieren, was sich für uns richtig anfühlt.

Schuld

Eltern geben sich viel zu oft die Schuld für die Schlafprobleme ihrer Kinder. Und das ist auch kein Wunder. Mit jedem Monat, der über das erste halbe Lebensjahr hinausgeht, sind Mütter und Väter immer häufiger Bemerkungen und Fragen ausgesetzt wie: »Ist es ein braves Baby? Schläft es nachts?« Eltern werden auch vor bestimmten Verhaltensweisen gewarnt, durch welche sie sich »nur selbst etwas einbrocken werden« oder ihr Kind zu sehr »verwöhnen«. Diese Warnungen gehen oft mit wenig hilfreichen Prophezeiungen einher, dass es nie allein schlafen wird, es sei denn, du unternimmst etwas. Merkst du, wie wir gerade mit den Augen rollen?! Diese Schuldzuweisungen müssen endlich aufhören! Nichts ist für immer. Dein Wert kann nicht daran gemessen werden, wie gut dein Baby schläft. Schlaf verändert sich ständig und ist vergänglich, was einem Kopfschmerzen bereiten kann, bis man versteht, wie einfach es in Wirklichkeit ist. Hinzu kommt, dass Säuglinge gar nicht verzogen werden können. Wie denn auch? Babys, deren Bedürfnisse in ihren ersten Lebenswochen und -monaten immer sofort gestillt werden, sind diejenigen, die emotional sicher genug sind, um zu lernen, sich selbst zu beruhigen, wenn du dafür bereit bist, das zuzulassen (Anmerkung: Sie sind immer bereit für mehr Schlaf!). Alle Methoden, auf die man sich sonst stets verließ, können sanft wieder rückgängig gemacht werden, wenn sie nicht mehr funktionieren und es sich richtig anfühlt. Aber das muss nicht so sein. Du kannst alles tun, was und solange du willst. Einem Kind kannst du niemals zu viel Liebe, Zuneigung, das Gefühl der Verbundenheit und Empathie geben. Oder einem Erwachsenen. Wir sind alle dafür gemacht, Beziehungen einzugehen.

Wir finden es tragisch, wenn manche Eltern glauben, dass es möglich ist, zu viel auf das Kind einzugehen. Wir werden nie den Tag vergessen, als wir von der Mutter eines drei Wochen alten Säuglings kontaktiert wurden, die uns erzählte, dass ihr Sohn sich nicht hinlegen lassen wollte. Sie war besorgt, dass sie schlechte Angewohnheiten einführen würde, wenn sie sich immer sofort um ihn kümmerte. Das brach uns das Herz! Nachdem wir ihr zugehört und unsere Empathie bekundet hatten, sagten wir der verängstigten und verwirrten Neu-Mama, sie solle ihr Baby nehmen und es so sehr und so lange lieb haben und in den Armen halten, wie sie es beide brauchten. Wir sagten ihr, dass es die alleroberste Pflicht eines Elternteils ist, liebevoll auf sein Kind einzugehen, und dass die ersten Monate nicht der richtige Zeitpunkt für Loslassen und Unabhängigkeit sind. Dass ihre Arme so etwas wie eine Erweiterung ihres Mutterleibs wären und dass es nichts zu befürchten gibt, wenn sie ihn in ihrer Nähe hat.

Zweifel

Flüchtige Kommentare, die bei frisch gebackenen Eltern Zweifel wecken, können sehr verletzend sein und bleiben oft in Erinnerung. Es sind nicht nur Bemerkungen von Familienangehörigen und Freunden, die dazu führen können, dass wir alles infrage stellen. Es könnte auch eine deutlich geäußerte Meinung in einem Online-Chatroom sein. Ein Artikel. Ein Tweet oder ein Post in den sozialen Medien. Ein Liedtext. Eine Bildunterschrift, die jemand teilt, oder ein Slogan auf einem T-Shirt. In der heutigen Gesellschaft hat es der Zweifel nicht schwer, sich seinen Weg durch die Risse unseres Selbstzweifels zu bahnen. Wenn dann auch noch Müdigkeit dazukommt, werden die Risse immer größer, sodass wir anfälliger für Angriffe sind. Heutzutage gibt es viele Informations- und Meinungsquellen, die in Bezug auf ihre Authentizität und ihre Zuverlässigkeit oft äußerst fragwürdig sind. Müde Eltern können nicht dafür verantwortlich gemacht werden, wenn sie kaum erkennen, wie sicher, effektiv und evidenzbasiert die Information ist, die sie gerade verarbeiten. Zweifel wird durch Müdigkeit verstärkt. Ein Geist, der von beidem geplagt wird, gerät ins Stocken. Und so geht es dann immer weiter.

Verletzlichkeit

Aufgrund der plötzlichen und oft brutalen Feuertaufe während der Elternschaft kann sich Verletzlichkeit schnell zum Zweifel dazugesellen. Jede Verletzlichkeit, die wir haben – in Bezug auf die Art, wie wir unser Baby füttern, es schlafen lassen, abstillen oder es ans Töpfchen gewöhnen, kann an die Oberfläche kommen, wenn wir einer anderen Sichtweise begegnen. Entscheiden wir uns einmal für unseren Weg, fühlen wir uns am sichersten, wenn wir ihn beibehalten – mit anderen zusammen, die in die gleiche Richtung gehen. Je mehr wir mit solchen Menschen zu tun haben, desto mehr fühlen wir uns in unseren Meinungen und Entscheidungen bestätigt. Wenn Andersdenkende unseren Weg kreuzen, kann das unser Selbstvertrauen erschüttern und dazu führen, dass wir unsere Entscheidungen und Motivationen hinterfragen. Aber was wäre, wenn es eine Möglichkeit gäbe, um voller Selbstbewusstsein sein eigenes Ding durchzuziehen, während andere Leute das genauso machen? Was wäre, wenn ihre Meinung deine nicht übertönen würde? Was wäre, wenn ihre Sichtweise deine nicht beleidigen oder stören würde (oder dich nicht an deiner zweifeln lassen), weil du zufrieden bist, sodass es dir egal ist? Wir denken, dass es höchste Zeit wird, dass Eltern ihre eigenen Entscheidungen treffen dürfen, aus einem Gefühl der inneren Stärke und Weisheit heraus und so selbstbewusst, dass kein anderer Weg ihrem gefährlich wird. Wir sind hier, um dir dabei zu helfen, genau das zu tun.

Wir wollen, dass du den Mut hast, auf deine eigene Art zu schlafen, frei von Scham- und Schuldgefühlen. Es geht darum, so viel Selbstvertrauen zu haben, dass du es nicht zulässt, dass dir jemand oder irgendetwas das Gefühl gibt, dass du einen schlechten Job machst. Wenn du einmal alle Informationen hast, die du brauchst, um eine fundierte Entscheidung in Bezug auf Schlaf zu treffen, dann hängt es allein von dir ab, den von dir gewählten Weg zu gehen, und zwar erhobenen Hauptes. Wie du schläfst, geht keinen etwas an. Wenn du Kritik oder Zynismus über deine Erziehungsentscheidungen begegnest, dann denk daran, dass es weniger etwas mit dir als mit den eigenen Zweifeln der Kritiker zu tun hat. Denn jemand, der mit seinem Weg glücklich und zufrieden ist, hat gar keine Zeit, um nach links und rechts zu schauen. So jemand ist zu sehr damit beschäftigt, geradeaus zu sehen.

Unsere Mission

Wir haben uns immer von Liebe leiten lassen. Von unseren ersten fünf Jahren, in denen Eve ehrenamtlich müden Müttern und Vätern half, bis hin zu denjenigen, die sich bereits vor der Geburt für den Ernstfall wappnen wollten, bereitet es uns große

Freude, erschöpfte Eltern zu unterstützen und zu fördern. Es ist unser Lebenswerk. Wir tun es, um diejenigen zu sein, die wir damals selbst gebraucht hätten, als wir nicht wussten, an wen wir uns wenden sollten. Die Menschen, die wir selbst nie hatten. Diejenigen, die uns zuhörten, mit den einfühlsamen Stimmen. Diejenigen mit den offenen Armen und die uns Bestätigung und Anerkennung anboten. Das, was alle Eltern verdient haben.

Aber es geht nicht nur darum, andere zu unterstützen. Es geht auch darum, Eltern die Wahrheit zu sagen. Wir können nicht länger zusehen, wie erschöpfte Mütter und Väter mit Unwahrheiten und falschen Behauptungen über Schlaftraining überschüttet werden. Für eine zu lange Zeit bekamen sie Informationen, die Panik verursachten und ihnen Schuldgefühle machten, sodass sie in alten Verhaltensmustern ausharrten. Von allen Seiten waren sie verschleierter Kritik ausgesetzt, was aus ihrem Kind werden würde, falls sie es wagen sollten, sich einmal richtig auszuruhen. Genug ist genug! Eltern haben es verdient zu wissen, was wir schon damals gern gewusst hätten: dass die von Experten geprüften Beweise, eine umfangreiche Forschung und Millionen von Geschichten aus dem wahren Leben zeigen, wie überaus heilend fester Schlaf ist. Er bringt Familien und Beziehungen wieder zusammen und erneuert unsere körperliche und geistige Gesundheit. Ohne festen Schlaf können weder wir noch unsere Kinder aufblühen oder ihr volles Potenzial erreichen. Die Schlafqualität wirkt sich nicht nur auf die physische und mentale Gesundheit aus, sondern ist auch etwas, das wir selbst ändern können. Eine echte, dauerhafte Veränderung kann oft schon innerhalb weniger Tage erfolgen. Schlechter Schlaf ist nur so lange ein Problem, bis du dich dazu entscheidest, etwas daran zu ändern.

Wir ermutigen Eltern, abzuschalten und Kritik auszublenden. Wir helfen Familien, auf ihren Instinkt und ihr Bauchgefühl zu hören (weil es immer weiß, was richtig ist). Für uns sollte Schlaf nicht streng oder einschränkend sein, schließlich führst du ein Haus und keine Kaserne. Ein ausgeruhtes Leben hat nichts damit zu tun, ein Sklave der Uhr zu sein oder Minute für Minute immer alles richtig zu machen. Es geht vielmehr darum, einen Flow-Zustand zu erreichen, der dir ermöglicht, das bestmögliche Leben zu führen. Wir sind hier, um dich an unserer Anleitung, unserem Fachwissen und – hoffentlich – ein paar Lachern, ein paar Tränen und viel Unterstützung und Ermutigung teilhaben zu lassen. Du wirst hier kein Beurteilen, Scham oder Schuldgefühle finden, nur eine geteilte Vision von besseren Nächten und helleren Tagen für dich und deine Familie. Wenn du nach jemandem gesucht hast, der dich unterstützt, dir zuhört oder deine Hand hält, dann brauchst du nicht mehr weiterzusuchen.

Was ist ein Schlafproblem?

Es gibt kein Schlafproblem, solange es keins für dich ist. Nehmen wir zwei Mütter, beide haben ein 18 Monate altes Kleinkind. Mutter Nummer eins (sollen wir sie Emma nennen?) geht es gut damit, ihren Kleinen dreimal in der Nacht zu füttern. Für sie ist das die einzige Zeit, in der sie mit ihm ganz allein sein kann. Für sie ist er nur einmal so klein, und sie liebt es, mit ihm zu kuscheln und seine Küsschen rund um die Uhr zu empfangen. Sie ärgert sich keinen Moment lang über die Zeit, die es braucht, um ihn jeden Abend zum Einschlafen zu bringen, und auch nicht über die Wachphasen, die es ein paar Mal pro Woche gibt. Emma schläft oft, wenn ihr Kleiner auch schläft, und ihr Körper und Geist sind bei guter Gesundheit. Gleiches gilt für ihr Kind. Ihr kleiner Junge ist ausgeruht, und sein Appetit wird durch die nächtlichen Fütterungen nicht beeinträchtigt. Er ist fröhlich, unbekümmert und erreicht Meilensteine. Er ist sicher, aufgeschlossen und entwickelt sich prächtig. Trotz Emmas unterbrochenen Schlafs ist sie zufrieden, fühlt sich entspannt und mit ihren Liebsten verbunden. Ihr Partner unterstützt sie bei ihren Entscheidungen, und es stört ihn auch nicht, das Bett mit ihrem Sohn zu teilen oder mal im Gästezimmer zu schlafen. Sie sind ein tolles Team. Ihre anderen Kinder hängen sehr an ihr und genießen die schönen, gemeinsamen Momente, die sie mit ihrer Mutter verbringen. Für Emma gibt es kein Schlafproblem, und deshalb hat sie auch keinen Grund, irgendetwas zu ändern. Wenn wir könnten, würden wir Emma ein High-Five geben und ihr sagen, dass sie einen großartigen Job macht. Wir würden sie dazu ermutigen, den Nörglern aus dem Weg zu gehen, mal abzuschalten und mit hoch erhobenem Kopf so zu bleiben, wie sie ist. Wir würden ihr sagen, nichts und niemandem zu erlauben, ihr Selbstbewusstsein zu erschüttern – auf dem Weg, den sie für sich und ihre Familie eingeschlagen hat. Wir würden ihr sagen, dass sie die Expertin für ihr Kind ist, und dass jeder, der ihr etwas anderes sagt, einfach den Mund halten soll! Los, Emma!

Und jetzt lernen wir Mutter Nummer zwei kennen. Nennen wir sie Harriet. Seit anderthalb Jahren hat sie nie mehr als vier Stunden am Stück geschlafen, und es wäre keine Übertreibung zu sagen, dass sie an den meisten Tagen das Gefühl hat, als würde sie sterben. In den ersten zehn Monaten ihres Babys kam der Schlaf blockweise und dauerte weniger als ein bis zwei

Stunden. Ihr Säugling wacht dreimal pro Nacht auf, was sich quälend anfühlt, und sie weiß nicht, wie viel länger sie das noch aushalten kann. An den meisten Tagen fühlt sie sich verletzlich und ist gereizt. Sie hat das Gefühl, als ob sie ihre Mutterrolle nicht so gut erfüllt wie andere. Harriet zweifelt an sich selbst, nicht nur an ihrer Rolle als Mutter, sondern auch als Ehefrau und Freundin. Einfache, alltägliche Entscheidungen empfindet sie als erdrückend. Sie hat angefangen, sich um ihre eigene Sicherheit und um die ihres Kleinen Sorgen zu machen, wenn sie Auto fährt, weil andere Fahrzeuge manchmal wie aus dem Nichts aufzutauchen scheinen, obwohl sie immer mit voller Aufmerksamkeit unterwegs ist. Sie gibt es nur ungern zu, aber manchmal verabscheut sie ihren Partner, selbst wenn es nur um Kleinigkeiten wie das Atmen geht. Sie streiten sich, wer am müdesten ist, und haben seit einem Jahr nicht mehr im selben Zimmer geschlafen. Harriet hat das Gefühl, als wäre ihr Partner ganz weit weg und fühlt sich alleingelassen. Des Öfteren ertappt sie sich dabei, wie sie ihre anderen Kinder anschnauzt. Sie ist dann verzweifelt und hat ein schlechtes Gewissen, denn sie liebt sie über alles, hat aber täglich das Gefühl, dass ihr alles zu viel wird. Am liebsten würde sie sich verstecken. Sie hat Fantasien wegzulaufen, auch wenn sie das niemals wirklich tun würde. An den meisten Tagen wünscht sich Harriet, irgendwo anders zu sein, und fühlt sich im nächsten Moment schuldig, weil sie weiß, dass ihre Kinder nur einmal so klein sind. Sie möchte präsent sein und sich mit ihnen verbunden fühlen, aber sie weiß nicht, wie sie das anstellen soll. Während der endlosen Stunden, die sie nachts dafür braucht, um ihren Kleinsten schlafen zu legen, wird sie immer nervöser. Und jedes Mal, wenn sie aufwacht, wird sie wütender und aufgebrachter. Schon beim leisesten Geräusch beginnt ihr Herz wild zu klopfen, und sie beißt die Zähne zusammen. Auf dem unsicheren Boden der Elternschaft scheint sie nie lange genug Fuß fassen zu können, bevor sie wieder ins Stolpern gerät und fällt. Sie kämpft. Und zwar mit allen Kräften. Für Harriet gibt es definitiv ein Schlafproblem. Wenn wir das Glück hätten, Harriet zu begegnen, würden wir sie ganz lange in den Arm nehmen, bis sie als Erste loslässt. Wir würden ihr sagen, dass sich Schlaf sehr schnell verändern kann und dass es Hoffnung gibt. Dass sie sich nicht schuldig fühlen soll, weil der Schlaf bei ihnen zu Hause bis jetzt noch nicht fest gewesen ist und dass sie sich nicht die Schuld für das Schlafverhalten ihres Kindes geben soll. Wir würden ihr sagen, was für einen guten Job sie macht und wie stolz wir auf sie sind. Und dass sie sehr mutig war, weil sie um Hilfe gebeten hat, als es nicht mehr ging. Wir würden ihr applaudieren, dass sie sich dazu entschieden hat, die Veränderung in Angriff zu nehmen, die ihre Familie so dringend brauchte, um aufzublühen, anstatt einfach nur irgendwie zu überleben in diesem einen Leben, das wir haben. Vor Harriet hätten wir genauso viel Respekt wie vor Emma! Los, Harriet!

Es wäre einfach gewesen, Emmas und Harriets Geschichte noch andere Faktoren hinzuzufügen. Wir hätten erzählen können, ob die Babys gestillt oder mit der Flasche gefüttert wurden, ob sie Unverträglichkeiten oder Allergien hatten, ob eine der Mütter berufstätig war oder ob sie Hilfe durch ein Kindermädchen oder eine Putzfrau hatte. Ob zwischendurch die Möglichkeit bestand, sich mal auszuruhen, oder wie viel Unterstützung die beiden Frauen von ihren Partnern bekamen. Aber ganz unabhängig davon hat jede Familie ihre eigenen Werte, Grenzen und Dinge, die für sie nicht verhandelbar sind. Erziehungsentscheidungen wie zum Beispiel, ob Schlaftraining durchgeführt werden soll oder nicht, müssen getroffen werden, indem man auf Informationen zurückgreift, die auf Beweisen basieren und nicht auf Scham- und Schuldgefühlen. Aus unserer Sicht ist es genauso traurig, wenn sich eine Person schuldig fühlt, weil sie kein Schlaftraining macht, wie wenn sie sich schuldig fühlt, weil sie es tut. Keiner – auch wir nicht – hat das Recht, dir vorzuschreiben, welchen Weg du einschlagen sollst. Kein Experte, Familienmitglied, Guru, Freund oder Fremder darf dir sagen, dass es nur einen einzigen richtigen Weg gibt. Jeder ist selbst seines Glückes Schmied. Du musst niemanden danach fragen, wo es langgeht. Schließlich sind andere nicht dort gewesen, wo du hingehst.

Der richtige Weg

Wir haben noch keinen Elternteil kennengelernt, das seine Aufgabe nicht gut machen will. Wir treffen unsere Entscheidungen im Einklang mit dem, was wir für richtig halten. Das klingt ziemlich harmlos, kann sich aber als schwierig erweisen. Die Gefahr, wenn wir unseren Weg als den einzig wahren betrachten, besteht darin, dass wir alle anderen für falsch erklären. Die Psychologie hat einen Namen für diese Art der Rechtfertigung unserer Entscheidungen: die Vermeidung kognitiver Dissonanzen. Eltern, die sich dafür entscheiden, mit ihrem Baby kein Schlaftraining zu machen, müssen möglicherweise alle Vorteile ablehnen, die sie dadurch haben könnten. Vielleicht müssen sie sich einreden, dass Schlaftraining gefährlich ist, auch wenn das eher für ihr eigenes Schlafverhalten gilt. Vielleicht müssen sie einfach glauben, dass die langen Nächte, Tage und Jahre mit unruhigem Schlaf es wert sind. Und vielleicht müssen sie sogar noch einen Schritt weitergehen und sich einreden, dass die quälende, ständige Erschöpfung wichtig ist, um ein sicheres und zufriedenes Kind aufzuziehen. Wie du sehen kannst, geht es um eine ganze Menge, und deshalb ist es für viele auch so wichtig. Um Zweifel und Unsicherheit über die Art, wie sie ihren Nachwuchs erziehen, zu vermeiden (was keiner falsch machen möchte), müssen manche Eltern hartnäckig auf die von ihnen gewählte Sicht der Dinge bestehen.

Es ist eine Falle, in die man ganz leicht tappen kann – eine, der wir selbst unterlagen, als wir noch leidenschaftliche Gegnerinnen des Schlaftrainings waren – äußerst kontraproduktiv! Indem wir behaupten, dass unser Weg der einzig richtige ist, begehen wir den Fehler zu denken, dass jeder Mensch so ist wie wir. Unsere Entscheidungen können für uns selbst vielleicht richtig sein, aber das muss nicht für alle anderen ebenfalls gelten. Wie könnte es auch? Unsere Entscheidungen basieren auf unserer Persönlichkeit, auf unserer Erziehung, unserer Kultur und unseren persönlichen Einschränkungen in Bezug auf Zeit, Geld und Energie. Kein Mensch ist wie der andere, und die Entscheidungen anderer haben nur etwas mit ihnen selbst zu tun und nichts mit dir. Schlaf-Entscheidungen haben einen direkten Einfluss auf die Lebensqualität eines Menschen, und nur eine Person ist qualifiziert, um diese Entscheidungen zu treffen. (Spoiler: Diese Person bist du!)

Der Glaube an sich selbst

Wir hoffen, dass du am Ende des Buchs über die Fakten zum Thema Schlaf vollkommen aufgeklärt sein wirst. Aber hauptsächlich wollen wir, dass du erkennst, dass du selbst die Person bist, die die Macht besitzt, um sich aus den Fängen eines schlaflosen Lebens zu befreien. Wir sind zwar diejenigen, die die Hilfsmittel haben, aber du bist die Person, die sich selbst ihren Weg in die Freiheit bahnen wird. Dein Weg zu besserem Schlaf ist eine Reise der Selbstfindung. Er verlangt von dir, tief in dich zu gehen, deine Bedürfnisse von denen deines Kindes zu trennen und ihm einen Vertrauensvorschuss zu geben. Aber du musst das nicht allein tun. Wir sind hier mit offenen Armen und bereit, deine Hand zu nehmen und dir den Weg zu zeigen.

Eine Psychotherapeutin zum Thema Schlaf
Anna Mathur: Psychotherapeutin, Autorin und Sprecherin

Ich war die Mutter, die nach Anleitung suchte, um ihren drei Kindern beim Schlafen zu helfen, damit sie selbst auch schlafen konnte. Ich war diejenige, deren Kind einfach nicht schlafen konnte, aufgrund von stillem Reflux. Und ich war die Mutter, die selbst wenn sie mal die Chance bekam, trotzdem nicht schlafen konnte, weil mir ständig der Kopf schwirrte. Ich kenne Müdigkeit. Ich weiß, was sie mit meiner Energie macht und mit meinem Geist. Ich weiß, wie die Erschöpfung mir die Ungezwungenheit meines Lachens raubt und mir die Energie aussaugt, die ich jedoch brauche, um ängstliche Gedanken zu rationalisieren, gedankenlose Bemerkungen von Familienmitgliedern zu überstehen oder mich durch einen Schwall von Vergleichen zu kämpfen. Ich weiß, dass mich Müdigkeit eher dazu bringt, automatisch statt bewusst zu reagieren. Wie sie mich daran hindert, so zu handeln und zu erziehen, dass es im Einklang mit meinem Herzen ist.

Ich erinnere mich noch an eine Zeit, als ich besonders wenig Schlaf bekam. Ich stellte meinen Verstand infrage, wenn die Tränen plötzlich ohne Vorwarnung kamen. Meine Welt schien dunkel und schwer, während ich mich durch sie schleppte. Alle 45 Minuten war ich wach und griff zum Schnuller. Ich versuchte verzweifelt, uns beide wieder in einen erholsamen Zustand zu versetzen, den wir so dringend brauchten und nach dem wir uns so sehnten. Ich erinnere mich, dass ich in der Zeit, als wir am Schlaf arbeiteten, eines Morgens nach vier Stunden ununterbrochenem Schlaf aufwachte und mich wie ein neuer Mensch fühlte. Nach nur einer Nacht, in der ich besser geschlafen hatte, flossen die Tränen an jenem Tag nicht mehr ganz so leicht, und mein Lächeln war weniger erzwungen. Ich stellte mich den Meinungen der anderen Leute über Schlaftraining, aber ich wusste mittlerweile, dass diese sanfte Unterstützung für uns der Weg war, der uns das Lachen wieder zurückbringen würde. Und Lachen ist schon immer eine Therapie für mich gewesen. Wir beide brauchten eine sanfte Anleitung, um wieder lachen zu können, und es fühlte sich so an, als ob wir uns damit selbst ein Geschenk machen würden. Bevor du in die Gewohnheit verfällst zu denken, dass Ruhe ein Luxus ist, bedenke dies: Ruhe ist ein grundlegendes menschliches Bedürfnis. Du musst es dir nicht verdienen, es erklären oder dich dafür rechtfertigen, sondern es ist etwas, das du einfach brauchst! Unterschätze nicht die Energie, die man benötigt, um ein Baby großzuziehen oder um mit den Veränderungen im Leben zurechtzukommen, die du in den ersten Jahren der Elternschaft durchmachst. Während es an manchen Tagen so aussehen mag, als hättest du kaum mehr getan als *füttern, wickeln* und *waschen,* erhöhen dein *Geist* und *Körper* gerade in rasantem Tempo ihre Kapazitäten, während du wieder auf die Beine kommst.

Sich die Ruhe zu nehmen, die man braucht, hat etwas mit Selbstrespekt zu tun. Entspannung erlaubt dir und deinem Kind, sich von einem anstrengenden Tag oder Morgen zu erholen. Es ermöglicht dir auch, deine Energiespeicher wieder aufzuladen, damit du mit dem nächsten Rückschlag, der Verweigerung des Mittagsschläfchens oder mit der ungefragten Bemerkung einer es nur gut mit dir meinenden Frau in der Supermarktschlange besser zurechtkommst. Du hast viel mehr verdient, als ein jämmerliches Dasein zu fristen. Ruhe ermöglicht dir, dringend benötigte Energie zu sammeln, um diese ängstlichen Gedanken zu rationalisieren, um zu lachen, Entscheidungen zu treffen und die guten Dinge in deinem Leben zu genießen. Das nächste Mal, wenn du dich schuldig fühlst, fühle die Schuld ganz bewusst und ruhe dich danach trotzdem aus! Du tust das, was du tun musst, und wenn du die Ruhe für das schätzt und ehrst, was sie dir gibt, werden die Schuldgefühle mit der Zeit ganz von allein nachlassen. Das Beste, das Erholung und Schlaf dir geben, ist die Fähigkeit, mehr du selbst zu sein.

KAPITEL ZWEI

ELTERN WERDEN

Geburt

Für einige wenige glückliche frischgebackene Eltern ist die Geburt ein stimmungsaufhellendes und selbstbestätigendes Erlebnis, das einen reibungslosen und angenehmen Übergang in die Elternschaft ermöglicht. Für viele andere (uns eingeschlossen) verläuft es allerdings ganz anders als erhofft. Wenn das auch deinen Erfahrungen entspricht, dann gab es bei dir nach der Geburt vielleicht ein Kaleidoskop der Gedanken und Gefühle, die eher unangenehm und unerwünscht waren. Der Triumph, dein Baby auf die Welt gebracht zu haben, wird oft von einem überwältigenden Gefühl des Schmerzes, des Versagens oder der Ungerechtigkeit überschattet. Manche Frauen haben das Gefühl, dass ihnen das Recht geraubt wurde, *die* Geburt zu haben, die ihnen ihrer Meinung nach zustand.

Die Zeit nach der Geburt kann sich auch in den besten Zeiten isolierend und einsam anfühlen. Viele Frauen, die während der weltweiten Corona-Pandemie entbunden und ihren Mutterschaftsurlaub gehabt haben, erzählen uns, dass sie ein starkes Gefühl der Ungerechtigkeit verspürten, nicht die Art der Unterstützung bekommen zu haben, die sie vor der Pandemie erhalten hätten. All diese Gefühle sind völlig berechtigt und müssen Gehör erhalten. Wir denken, dass es besser ist, Gefühle auszusprechen, als sie für sich zu behalten, deshalb sprich über deine Erfahrungen und Gefühle, wann immer es dir möglich ist, um besser zu verarbeiten, was passiert ist und warum. Es wird dir helfen, über eine gemeinsame Basis und gemeinsame Erfahrungen mit anderen eine Bindung aufzubauen. Ein Teil der Unterstützung, die wir frischgebackenen Eltern in den letzten zehn Jahren mit auf den Weg gegeben haben, beinhaltet, über die Geburt und die damit verbundenen Gefühle zu sprechen. Um den Müttern Raum geben zu können, während sie über ihren Weg zur Geburt und die Mutterschaft reden. Das ermöglicht uns, die Familien, denen wir helfen, auf einer tieferen Ebene zu verstehen und mit ihnen eine Bindung einzugehen. Es ist der perfekte Start für unsere Reise, sie beim Schlafen zu unterstützen.

Wir bezeichnen den Zeitraum des vierten Trimesters oft als eine Art unsichtbare Nabelschnur in Bezug auf die Bindung zwischen Mutter und Kind. Dein Baby ist außerhalb deines Körpers und physisch nicht mehr durch die Nabelschnur mit dir verbunden, aber durch deine Reaktionen nährst du eure Bindung auf andere Weise. Tu während der ersten Wochen nach der Geburt alles, was du kannst, um den Druck von dir und deinem Baby zu nehmen. Stell dir vor, dass du dich auf dem Wasser treiben lässt. Das ist viel weniger anstrengend, als gegen den Strom zu schwimmen! Mach dir keine Gedanken, dass du »schlechte Gewohnheiten« einführen könntest, denn so etwas gibt es nicht. Dich auf die Bedürfnisse deines Kindes einzustellen, gibt dir die Erlaubnis, einfach nur zu sein. Wenn du dich in den ersten Wochen um dein Baby kümmerst, kannst du auch noch später – wann immer du dafür bereit bist – sanft die Weichen für die Eingewöhnung stellen. Dann kannst du immer noch reagieren und dich um dein Kind kümmern, um die unsichtbare Nabelschnur schnell etwas zu erweitern, während der Mutterschaft, in der sich ständig etwas verändert.

Die ersten Wochen

Wir finden es wunderbar, wie geduldig und sanft Mutter Natur uns in das Leben mit einem Neugeborenen einführt, wenn man bedenkt, wie sich der Schlaf entwickelt. In seinen ersten zwei Lebenswochen schläft dein Baby wahrscheinlich die meiste Zeit, während du dich von den emotionalen und körperlichen Wunden der Geburt erholen kannst. Säuglinge sind in diesem Alter immer nur ein paar Stunden am Tag wach (circa 8 von 24), und das ist deine Chance, um alles so langsam wie möglich anzugehen. Hier sind ein paar Ideen, wie du diese Zeit nutzen kannst, um dich von der Geburt zu erholen – sowohl körperlich als auch mental.

△ Lass Fünfe einmal gerade sein

△ Lass den Pyjama an. Das vermittelt anderen und auch dir selbst eine klare Botschaft, dass du noch nicht mit normaler Geschwindigkeit oder Kapazität »funktionierst«

△ Mach jeden Tag eine Sache, die dich tief entspannt (für Gem war das ein Lavendelbad, für Eve tägliche Fußmassagen)

△ Iss und trink – für deinen Körper und deine Seele

△ Sprich so oft wie möglich über deine Erfahrungen

△ Weine – deine Tränen werden reinigend sein

Gib dir die Erlaubnis, dich voll und ganz auf die Bedürfnisse deines Babys zu konzentrieren, ohne zu viel darüber nachzudenken. Ganz am Anfang sind diese Bedürfnisse oft so einfach wie es halten, füttern, wickeln und beruhigen. Mit ungefähr zwei Wochen wird dein Säugling etwas wacher und aufmerksamer sein, wenn er beginnt, seine unglaubliche neue Welt zu entdecken. Aber selbst dann sind seine Bedürfnisse noch ganz einfach und vorhersehbar: Dein Baby muss gefüttert werden, es muss sich physisch und emotional sicher fühlen und schlafen. Während der ersten Wochen ist dieser kleine, neue Mensch dabei, sich in der Welt zurechtzufinden. Versuche alle vorgegebenen Ideen und Anweisungen aus den vielen Quellen in den Hintergrund treten zu lassen, während du dich nur auf zwei Dinge konzentrierst: was du brauchst und was dein Baby braucht. Wenn es in diesen ersten Wochen nicht hingelegt werden will, dann lass es. Wenn es beim Baden weint, dann verschieb das erst mal und versuch es später erneut. Lass dich von seinen Reaktionen leiten.

Das ist nicht die richtige Zeit, um sich darüber Gedanken zu machen, dass du schlechte Angewohnheiten einführen oder dein Baby verwöhnen könntest. Außerdem kann ein Säugling auch gar nicht verwöhnt werden! So etwas gibt es nicht, wenn es dein Ziel ist, ein selbstbewusstes, ruhiges und zufriedenes Kind großzuziehen. Eltern nehmen in den ersten Wochen oft mit uns Kontakt auf und machen sich Gedanken, weil ihr Baby nur schlafen will, wenn es auf seiner Mama oder auf seinem Papa liegt oder wenn es bewegt wird. Das ist vollkommen normal und in den ersten Tagen auch zu erwarten. Das Wichtigste ist in dieser Phase, dass du und dein Baby euch die Zeit nehmt, um euch zu erholen, zu heilen und euch auszuruhen. Es spielt keine Rolle, wie das letztendlich passiert, also sei offen für Nickerchen mit Körperkontakt, im Tragetuch oder im Kinderwagen mit Bewegung oder sicheres Co-Sleeping. Tu einfach das, was für dich im Rahmen der Richtlinien für sicheren Schlaf funktioniert. Über sicheres Co-Sleeping werden wir noch in Kapitel Sechs sprechen. Und vergiss nicht, dass es funktioniert, wenn es für dich funktioniert!

Matreszenz

Wenn ein Baby geboren wird, dann gilt das auch für die Mutter – beide sind auf ihre eigene Weise verletzlich. So wie das bemerkenswerte menschliche Gesicht hat auch die Reise jeder Frau in die Mutterschaft Ähnlichkeiten, aber nie sind zwei Geschichten völlig gleich. Für manche beginnt die Reise schon lange bevor diese zwei blauen Striche auftauchen. Andere werden vielleicht unerwartet schwanger, ohne es geplant zu haben und ohne darauf vorbereitet zu sein! Auf welche Weise eine Frau auch immer zur Mutter wird, so darf man eines nicht vergessen: das ungeheure Ausmaß des Wandels, den sie durchmacht, um ihr Kind zur Welt zu bringen und es aufzuziehen.

Während ich – Gem – das hier niederschreibe, durchlebe ich gerade meine achte Schwangerschaft (ich hatte vier Fehlgeburten und habe dreimal entbunden). Deshalb finde ich es sehr passend, dass ich über den Übergang zur Mutterschaft schreibe, während ich es gerade selbst durchlebe. Die Reise, die Eve und ich unternommen haben, um Mütter zu werden, ist manchmal mühsam und beschwerlich gewesen. Aber wir sind Mütter. Und gute dazu. Wir lernen immer noch, passen uns an, geraten ins Taumeln und machen täglich Fehler. Aber wir haben Anerkennung verdient. *Und zwar immer!*

Die Reise zum Muttersein ist ein großer Umbruch – von allem, was bisher war, um Platz für all das zu schaffen, das noch kommen wird. Das Geschenk deines Körpers, um neues Leben zu schenken. Die häufige unterbewusste Trauer über dein Leben, wie es bisher war, und die neue Identität, die du in der Welt noch annehmen musst, bewirken eine radikale Veränderung von Körper und Geist. Während deiner Pubertät, als sich dein Körper veränderte und deine Hormone überkochten, hattest du wahrscheinlich manchmal das Gefühl, als ob dein Körper nicht dein eigener wäre. Die meisten von uns quälten sich durch diese Jahre als irrationale, emotional unbeständige und wuterfüllte Jugendliche in fremden Körpern. Über das Thema Adoleszenz wurden bereits zahlreiche Abhandlungen, Bücher, Artikel und Studien geschrieben. Comedy-Sketche und Theaterstücke haben es behandelt. Die Adoleszenz wird normalisiert, verstanden und von der Gesellschaft unterstützt. Wir unterrichten unsere Kinder zu Hause und in der Schule darüber, denn etwas zu normalisieren bedeutet, es zu verstehen. Aber noch bis vor kurzem hatten wir kein gängiges Wort, um den Übergang vom Frausein zum Muttersein zu beschreiben. Der Begriff »Matreszenz« ist erst vor Kurzem in unser Bewusstsein gebracht worden von Dr. Alexandra Sacs, einer Psychiaterin, die mit Schwangeren und Frauen nach der Geburt arbeitet. In ihrem *Ted Talk* von 2018 beschrieb sie, wie ihr ein Muster in ihrer zehnjährigen Arbeit mit Frauen auffiel. Frischgebackene Mütter kamen zu ihr und sagten: »Ich bin nicht gut darin. Es macht mir keinen Spaß. Habe ich etwa eine postnatale Depression?« Sie erwarteten, sich als Ganzes fühlen zu müssen, von ihrem Baby komplett erfüllt und glücklich zu sein und immer instinktiv zu wissen, was zu tun ist.

Alexandra hatte so etwas schon von etlichen Frauen gehört, alle waren besorgt, dass mit ihnen etwas nicht stimmte. Zuerst wusste Alexandra nicht, wie sie ihnen helfen sollte, weil ihnen zu sagen, dass sie nicht klinisch depressiv waren, ihnen auch nicht weiterhelfen würde. Alexandra wollte einen Weg finden, um diesen universellen Übergang zu normalisieren und zu benennen, um zu erklären, dass es einen fundamentalen Unterschied macht, ob man eine Krankheit hat oder Unbehagen und Angst darüber verspürt, was mit Körper und Geist während eines so lebensverändernden Übergangs passiert. Matreszenz ist genauso wenig eine Krankheit wie die Adoleszenz, wird aber oft mit dem ernsteren Zustand – der postnatalen Depression (PND) – verwechselt.

Diese widersprüchlichen, alles verzehrenden Emotionen und die Überwältigung, die wir während der frühen Mutterschaft verspüren, sind leichter zu begreifen, wenn wir das »Push and Pull«-Konzept verstehen, über das Sacs und andere Psychologen sowie Wissenschaftler wie Barbara Katz Rothman, Professorin der Soziologie an der City University of New York, sprechen. Die Anziehungskraft ist biologisch, weil der chemische Bindungsstoff Oxytocin uns auf zellulärer Ebene mit unserem Säugling verbindet. Diese Anziehungskraft ist aus gutem Grund so stark: Menschliche Babys sind besonders abhängig im Vergleich zu anderen Arten auf der Erde. Im Gegensatz zu vielen Tieren kann unser Nachwuchs noch nicht laufen oder sich selbst ernähren. Vielleicht hat die Evolution das erkannt, indem sie Mütter mit dem besagten, beeindruckendsten Hormon ausgestattet hat – Oxytocin. Dieses sogenannte Liebes-Hormon nimmt während der Geburt, Stillzeit und während des Aufbaus einer Bindung und des Haut-an-Haut-Kontakts zu. Oxytocin hilft dem Gehirn der Mutter, sich voll und ganz auf das Baby zu konzentrieren.

Aber es gibt auch eine Anziehungskraft in eine andere Richtung. Jede Mutter hat eine Welt außerhalb ihres Kindes. Ihre eigenen Interessen, Überzeugungen, Werte und Dinge, die ihr wichtig sind. Dies ist das emotionale Tauziehen, das wir inzwischen als Matreszenz erkennen. Die natürliche Entwicklung der Matreszenz zu verstehen kann dabei helfen, den wichtigen emotionalen Konflikt, dem eine Mutter entgegentritt, anzuerkennen. Das anzunehmen wird dabei helfen, die Belastung zu erleichtern, es wird das Stigma abschütteln und unzählige Mütter dabei unterstützen, sich weniger allein zu fühlen – auf ihrem Weg vom Frausein zum Muttersein.

Elternschaft kann beschissen sein

Ein wichtiger Teil unserer Mission in den letzten zehn Jahren war es, Frauen zu ermutigen, ihre eigene Stärke zu erkennen, und ihnen die Erlaubnis zu geben, offen und ehrlich über die schwierigen, turbulenten Momente ihres Mutterseins zu sprechen. Es ist zu viel Scham damit verbunden zuzugeben, dass das Elternsein manchmal wirklich verdammt hart ist! Wenn wir etwas an der Art, wie unsere Gesellschaft diesen Übergang zum Muttersein versteht, ändern wollen, dann müssen Frauen (und Männer) miteinander kommunizieren, nicht nur mit uns. Jedes Mal, wenn wir miteinander reden, können wir einander auf einer tieferen Ebene verstehen und uns gegenseitig besser unterstützen. Aber es geht nicht nur darum, die Beziehung mit uns selbst als Mütter und mit anderen Frauen zu pflegen, indem wir mehr miteinander reden. Wenn wir einen separaten Teil unserer Identität – denjenigen, mit dem wir uns am meisten wie wir selbst fühlen – anerkennen, verstehen, bewahren und pflegen, dann geben wir auch unseren Kindern Raum, damit sie sich ebenfalls entfalten können. Indem du deine Tage so gestaltest, um ein authentisches Leben zu führen, das du liebst, kannst du mit gutem Beispiel vorangehen und bist Teil einer lebensverändernden Bewegung, die zukünftige Generationen positiv beeinflussen kann.

Gems Geschichte

Nach der Geburt meines ältesten Kindes wurde ich von etwas erfasst, wovon ich heute weiß, dass es die große Welle der Matreszenz war. Ich erinnere mich daran, dass ich mich so unsicher fühlte wie noch nie zuvor. Die Erschöpfung hatte mich voll im Griff, und die Erkenntnis, dass dies meine neue Normalität war und dass dieses Baby von nun an immer da sein würde, traf mich mit voller Wucht. Der Dauerzustand. Die alles verzehrende Intensität. Die Liebe. Ich erinnere mich noch lebhaft daran, wie ich nach ein paar Wochen in einem heißen Lavendelbad lag und weinte; hin und wieder tauchte ich mein Gesicht unter Wasser, damit es meine Tränen aufnahm. Die Erleichterung, das Überwältigtsein, die Angst, die unerbittliche Erschöpfung. Ich weiß noch, dass ich besorgt war, diese Gefühle würden nie wieder verschwinden. Die grundlegende Frage, die mir immer wieder durch den Kopf ging, lautete: »Warum fühle ich mich nach vier Wochen immer noch so niedergeschlagen?«

Wie unzählige Frauen vor mir fragte ich mich, ob ich vielleicht eine postnatale Depression hatte. In mir gab es einen nicht enden wollenden Dialog, der mir unentwegt sagte: »Du bist nicht dafür gemacht. Du schaffst es nicht! Es sollte sich doch nicht so schwer anfühlen! Niemand sonst kämpft so sehr wie du. Reiß dich endlich mal zusammen.« Die Ansammlung von unruhigem Schlaf, die hormonellen Veränderungen und die vielen widersprüchlichen Gefühle waren einfach zu viel für mich. Ich hatte gedacht, meine Instinkte würden automatisch anspringen, und ich könnte die Schreie meines Babys richtig deuten. Aber das konnte ich nicht. Für mich klang alles nur wie Lärm. Die unrealistischen Erwartungen der Gesellschaft, wie reibungslos der Übergang zur Mutterschaft verlaufen sollte, vermittelten mir das Gefühl, dem Ganzen nicht gewachsen zu sein.

Wenn wir unsere Vorstellungen ändern, wie eine gute Mutter sein sollte, dann befreien wir uns selbst und auch zukünftige Mütter. Wenn wir sie unterstützen und verstehen, dann vermitteln wir ihnen, dass sie es nicht nur verdient haben, sondern dass sie es auch wert sind! Eine gute Mutter ist nicht perfekt. Eine gute Mutter gibt ihr Bestes mit den Mitteln, die ihr zur Verfügung stehen. Eine gute Mutter ist jemand, der sich selbst jeden Tag vergibt und seinen Kindern beibringt, dasselbe zu tun.

Phasen

Zusammen haben wir acht Babys, trotzdem ist es jedes Mal, wenn wir eine neue Phase mit unseren Kleinen erreichen, so, als ob wir alles vergessen hätten! Wenn du die Töpfchentraining-Phase mit deinem vierten Kind erreichst, glaubst du vielleicht, dass es dir hilft, es schon früher mit den drei anderen gemacht zu haben. Aber lass dir eins gesagt sein: das stimmt nicht! Ganz egal, wie oft du es schon gemacht hast, du wirst jedes Mal – bei jedem neuen Baby – zu einer neuen Mutter. Es ist so, als ob dein Gehirn alle Informationen der letzten Phase vergessen muss, damit du Platz für die nächste schaffen kannst. Sei darauf vorbereitet, dass es jedes Mal, wenn du mit einem Kind einer neuen Phase entgegentrittst, anders sein wird. Das zu akzeptieren und dir selbst gegenüber gnädig zu sein, macht es so viel leichter für dich, dir selbst und auch anderen zu vergeben. Es beginnt damit, dass du dich auf deine neue Realität als Mutter einstellst und deine eigenen Erwartungen runterschraubst, wie die Dinge aussehen und sich anfühlen sollten.

Das vierte Trimester

Das vierte Trimester sind die ersten drei Monate im Leben deines Säuglings. Es ist eine Zeit des Übergangs für die Eltern und das Kind, während ihr euch kennenlernt, euch auf eure neue Welt einstellt und eine Bindung aufbaut. Zum Zeitpunkt der Geburt ist ein Baby im dritten Trimester – ungefähr 40 Wochen – sicher in deinem Bauch gewesen und immer nach Bedarf ernährt und in den Schlaf geschaukelt und gewiegt worden. Für uns geht es beim vierten Trimester darum, diese Fürsorge auszuweiten. Die Theorie besagt, dass menschliche Babys geboren werden, bevor sie entwicklungsmäßig dafür bereit sind, aufgrund der Größe des Kopfes. Das Konzept legt nahe, dass sie theoretisch auch noch drei weitere Monate in der Gebärmutter verbringen könnten, mit all der Ruhe, Wärme und Fürsorge, die sie in dem sicheren Mutterleib bekommen. Menschliche Babys sind viel länger von ihren Eltern abhängig als andere Spezies. Wenn sie geboren werden, können sie sich nur auf uns verlassen, um zu überleben. Bedenken wir dieses Konzept der absoluten Abhängigkeit, hilft uns das, diese ersten rund zwölf Wochen anzunehmen und die Vorstellungen loszulassen, wie gewisse Dinge auszusehen haben. Stattdessen sollten wir uns darauf einlassen, wie sie tatsächlich sind. Wenn wir die drei ersten Monate mit dem Versuch verbringen (wobei wir stets scheitern werden), unseren neuen, sich ständig verändernden Menschen in eine Schablone zu pressen, die wir oder die Gesellschaft ihm auferlegen, können wir uns schon mal auf ständige Enttäuschungen und Gefühle des Versagens einstellen. In dem Abschnitt über verschiedene Schlafhindernisse findest du etwas später in diesem Buch ein paar Anleitungen zu hilfreichen Antworten und Herangehensweisen.

Vier-Monats-Schlafregression

Die Vier-Monats-Schlafregression wirft viele Fragen auf. Die bloße Erwähnung kann selbst bei den entspanntesten Eltern Angst auslösen. Es ist zweifellos das Thema, zu dem wir am häufigsten befragt werden. Das ist so, weil es selbst bei den ruhigsten Schläfern chaotisch verlaufen kann. Zudem ist das Thema ziemlich geheimnisumwittert, da immer noch recht unerforscht. Was wir jedoch wissen ist, dass die Vier-Monats-Schlafregression mit einer physiologischen Veränderung zusammentrifft. Nach den ersten drei Monaten beginnt der Schlaf des Babys zu konsolidieren, weil das Schlafhirn des Säuglings zu dem eines Erwachsenen wird. Dieser Prozess der Bildung und Verknüpfung verschiedener Bereiche des Nervensystems geschieht mit der Geschwindigkeit von Knoten und verursacht bei jedem Baby einen unterschiedlich hohen Grad an Beeinträchtigungen.

Aber es ist auch nicht alles schlecht. Dies ist die Phase, in der Mutter Natur einschreitet, um zu helfen, indem sie dein Kind dazu anregt, Melatonin zu produzieren, um den Schlaf zu fördern. Dies ist der Zeitpunkt, wenn kurze Nickerchen deinem Baby nicht mehr reichen und es vielleicht empfindlicher auf Übermüdung reagiert (der Lichtblick sind längere Nickerchen). Spätestens jetzt solltest du seine Schlafbedürfnisse kennen. Vergiss nicht: Jetzt ist es vielleicht schwer, aber es wird nicht immer so sein. Im Alter von sechs Monaten kann man davon ausgehen, dass sich die Schlafsituation beruhigt hat und dass elf- bis zwölfstündige Nächte – mit einer Nachtfütterung, wenn du das möchtest – absolut machbar sind.

Um Hilfe bitten und diese annehmen

Bitte um Hilfe und nimm sie auch an – mach das so oft wie möglich. Betrachte es als Herausforderung. Stell dir vor, dass du jedes Mal, wenn du jemanden um Hilfe bittest oder diese annimmst, einen goldglänzenden Stern bekommst. Versuch so viele von diesen Sternen zu sammeln, wie du kannst. Wir können dir jedenfalls empfehlen, nach der Geburt so lange wie möglich den Pyjama anzulassen – wir strebten immer mindestens zwei Wochen an, auch wenn wir uns gut fühlten. Indem wir das tun, vermitteln wir den Menschen um uns herum eine klare Botschaft (und auch uns selbst), dass wir noch nicht wiederhergestellt sind und dass man mit uns behutsam umgehen muss.

Eves Geschichte

Ich erinnere mich noch daran, wie ich am vierten Tag nach der Geburt meines vierten Kindes durch den Supermarkt lief. Ich fühlte mich unglaublich stolz und stark. »Ich hab's drauf«, sagte ich mir und prahlte vor jedem, der mir zuhörte, dass mein Baby, das gerade im Tragetuch an meiner

Brust hing, erst VIER TAGE ALT war! Ich wollte unbedingt meine Fähigkeiten und meinen Wert in diesem »Wettbewerb« unter Beweis stellen. Aber die einzige Person, mit der ich konkurrierte, war ich selbst. Es war fast so, als ob es eine Medaille geben würde, die ich unbedingt haben wollte, als ob ich am Ende des Einkaufs eine Punktzahl bekommen würde, um abzuschätzen, wie gut ich mich geschlagen hatte. Die Realität sah dann allerdings so aus, dass ich anschließend ins Auto stieg und unkontrolliert weinte. Ich hatte mich geweigert, auf meinen Körper zu hören, und das hatte meine postnatalen Blutungen verschlimmert, um mich zu warnen, dass ich es ruhiger angehen sollte. Es waren nicht nur die körperlichen Folgen des »Durchpowerns«, unter denen ich an jenem Tag zu leiden hatte, es warf mich auch psychisch um ein oder zwei Wochen zurück.

Es gibt keine Medaille für das, was du für eine »Supermum« hältst. Und wenn diese existierte, dann würde Supermum sichergehen, dass sie auch gut auf sich selbst achtgibt, weil sie clever ist. Denke an die Sauerstoffmasken-Analogie im Flugzeug: Wir werden vom Bordpersonal dazu aufgefordert, zuerst unsere eigene Maske aufzusetzen, bevor wir uns um unsere Kinder kümmern, weil wir sonst das Risiko eingehen, nicht mehr genug Luft zu bekommen, um uns auch um andere kümmern zu können. Elternsein verlangt wahnsinnig viel Aufopferung und Einsatz, aber das muss nicht auf Kosten deiner physischen und psychischen Gesundheit gehen. Es ist hilfreich, wenn du dich darauf vorbereiten kannst (wie unnatürlich es sich vielleicht auch anfühlen mag), immer sofort mit einem überzeugenden »Ja, bitte!« zu reagieren, wenn Leute dir ihre Hilfe anbieten. Füge dann noch schnell etwas hinzu wie zum Beispiel: »Es wäre absolut himmlisch, wenn du meinen Großen für ein paar Stunden nehmen könntest/ wenn du etwas kochen/staubsaugen/meine Füße massieren könntest. Das wäre unglaublich!« Die Leute bieten etwas an, weil sie es ernst meinen. Aber wenn du es nicht sofort annimmst, lösen sich die Angebote schon bald in Luft auf. Die ersten Wochen im Leben deines Babys sind die Zeit, in der man so etwas unbedingt annehmen sollte. Auch wenn du einen guten Tag hast (du weißt schon, so einen Tag, an dem du alles richtig toll hinkriegst/solche »Ich-könnte-auch-noch-ein-Baby-haben«-Tage), nimm das Angebot trotzdem an! Morgen kann alles schon ganz anders aussehen. In diesem Sinne sei nicht überrascht, wenn einem Tag, an dem du alles super hingekriegt hast, prompt einer folgt (oder fünf), an dem du dir denkst: »Ich halt's nicht mehr aus!« Ich brauchte vier Kinder und sechs Jahre, um zu erkennen, dass um Hilfe zu bitten nicht nur eine Option, sondern eine Pflicht ist – mir selbst und meinen Kindern gegenüber. Bitte also um Hilfe und nimm sie auch an!

Kümmere dich um dich selbst und bemuttere dich

In den ersten Wochen und Monaten der Mutterschaft ist es wichtig, sich selbst Raum zu geben und sich gut um sich selbst zu kümmern. Dies ist eine Zeit, in der wir vor lauter Erschöpfung in die Knie gehen, und manchmal kann es extrem anstrengend sein, einfach nur irgendwie durch den Tag zu kommen. In Zeiten wie diesen gerät alles, was wir für uns selbst tun sollten, in den Hintergrund, oder nicht? Es ist fast schon etwas nervig, ständig so etwas zu hören, weil es sich so anfühlt, als hätte man nicht mal Zeit zu pupsen, geschweige denn, ein heißes Bad zu nehmen. Aber genau jetzt brauchst du so etwas am meisten. Genau jetzt ist dein Bedürfnis nach Selbstfürsorge am größten. Nur um eins mal klarzustellen: Hier geht es nicht um luxuriöse Spas oder eine Auszeit von deinem Baby. Auch wenn das durchaus mal so sein kann. Manchmal sollte man lieber einen Tag nach dem anderen nehmen und sich schonen. Es geht darum, einfache Fähigkeiten wie Achtsamkeit zu nutzen, um sich zu erlauben, Frieden zu finden, indem du dich mit deinen Emotionen auseinandersetzt, ihnen Raum und Bestätigung gibst. Es geht darum, zu reflektieren und einen Schritt zurück zu machen. Um präsenter zu sein. Versuche nicht, zu viel zu erreichen, und begehe nicht den Fehler, das Erreichte umzudeuten. Es geht weniger darum, *was* geschafft wurde, sondern dass überhaupt *etwas* geschafft wurde. Würdige dich selbst und jeden kleinen Erfolg, selbst wenn es nur darum geht, irgendwo aufzutauchen.

Hier sind ein paar einfache Wege, um dich selbst zu würdigen:

△ Beginne oder beende jeden Tag mit fünf bewussten Atemzügen

△ Erlaube dir, ein heißes Getränk zu trinken

△ Achte darauf, wie du dich fühlst, ob du dich gut oder schlecht fühlst

△ Plane Zeit ein für die unschönen, unerwarteten Dinge

△ Heul dich mal so richtig aus

△ Ruf eine enge Freundin oder ein Familienmitglied an und erzähle ihr oder ihm, wie es dir wirklich geht

△ Erkenne deine kleinen Erfolge an

△ Erinnere dich daran, was du heute alles richtig gemacht hast

Wie du siehst, bedeutet Selbstachtung nicht, dass man viel Aufhebens darum macht. Wenn du dir für dich selbst jeden Tag ein paar Minuten Zeit nehmen kannst, dann wird es dir bewusster sein, wenn es dir mal nicht so gut geht. Und wenn du dir dessen bewusst bist, kannst du auch etwas daran ändern. Wird es überwältigend schwer, dann versuche es erst mal auszuhalten und dir ins Gedächtnis zu rufen, dass der morgige Tag kommen wird und dir eine neue Chance bietet, um von vorn zu beginnen. Wie ein frisches, neues, sauberes Blatt.

Dein innerer Kritiker schreit eher, als dass er flüstert. Bist du erst vor Kurzem ein Elternteil geworden, ist es wichtig, dem Kritiker mit sicherem und beständigem Selbstlob entgegenzutreten. Wenn es dir schwerfällt, dich selbst zu loben, dann such dir jemanden, dem du vertraust und der dir ein gutes Selbstwertgefühl gibt. Lass ihn dich daran erinnern, wie wunderbar du es hinkriegst. Versuch dich nicht unter Druck zu setzen, ein Elternteil zu werden, der du nicht bist. Vielleicht bereitest du nicht einen Monat im Voraus Bio-Püree vor, und dein Küchenboden sieht eher so aus, als wäre man im Schweinestall, aber vielleicht hast du für dein Baby die schönste Stimme, die es gibt. Oder du kriegst nichts Besseres hin als ein Speck-und-Ei-Sandwich. Aber das ist vollkommen egal. Es geht darum, deine Stärken zu nutzen und das zu tun, was sich gut und richtig für dich anfühlt, und alles in deinem eigenen Tempo zu machen. Langsam und stetig gewinnt das Rennen.

Sprich mit deinem Partner, wenn du einen hast. Manchmal sind sie die Einzigen, die wissen, wie du dich fühlst und worauf du hinauswillst. Auch wenn er vielleicht die letzte Person ist, der du dich anvertrauen möchtest, versuch ihn oder sie trotzdem an dich ranzulassen. Lass deinen Partner dir helfen und dich halten – auch wenn er es nicht ganz richtig macht (wahrscheinlich tut er das nicht, aber er wird bestimmt überhaupt nichts machen, wenn du ihm nicht sagst, was du brauchst und wie du es brauchst). Rede. Denk daran, dass es für ihn auch eine große Veränderung ist. Hilf ihm, dir zu helfen.

Gems Geschichte

Bei meinem ersten Kind bekam ich es kaum mit, dass auch James Schwierigkeiten hatte, sich mit der neuen Situation zu arrangieren. Es ist normal, unsere Fähigkeit zu verlieren, auch die Perspektive unseres Partners zu berücksichtigen, wenn es bereits all unsere Energie kostet, irgendwie den Tag zu überstehen. Aber wir haben gelernt, dass miteinander zu reden und uns gegenseitig Raum zu geben, uns dabei half, uns mehr wie ein Team zu fühlen. Wenn du es besser weißt, mach es besser (mein Lieblingszitat von Maya Angelou). Lehnt euch aneinander, wenn ihr könnt. Es wird euch helfen, aufrechter zu stehen.

Schlaf ist kein Test

Wir wollen diese Gelegenheit nutzen, um einmal die Dinge über »gute« und »schlechte« Schläfer richtigzustellen, weil es so etwas nicht gibt. Schlaf ist kein Test, den man bestehen muss. Es ist auch nichts, wobei man durchfallen kann. Dein Wert als Mutter oder Vater kann und darf nicht daran gemessen werden, wie gut dein Baby schläft. Manchmal richtet es die Natur so ein, dass eins deiner Kinder nicht so leicht schlafen kann wie dein anderes (sehr ärgerlich), aber so etwas ist nicht nur in Ordnung, sondern auch völlig normal. Schlaf verläuft nur selten ohne Probleme. Schließlich ziehen wir wertvolle Kinder auf und keine Roboter oder Soldaten, die gehorsam in Reih und Glied stehen oder in Schablonen passen.

Es ist absolut in Ordnung, wenn es mal Herausforderungen und Rückschläge gibt, und das ist auch nicht deine Schuld oder die deines Kindes. Um den bestmöglichen Schlaf wertzuschätzen und anzustreben, musst du akzeptieren, dass dieser nicht immer linear verläuft. Schlaf vollzieht sich nur selten ohne Rückschläge, nicht mal bei uns professionellen Schlaf-Expertinnen! Elternschaft kann sich manchmal wie ein Schritt nach vorn und zwei zurück anfühlen, und Schlaf ist dabei keine Ausnahme. Die gute Nachricht ist, dass es immer etwas gibt, das man tun kann, um den Schlaf zu verbessern. Es gibt immer Licht am Ende des Tunnels und Hoffnung – selbst in den schlimmsten Situationen. Um Hilfe zu bekommen, musst du darum bitten, und das kannst nur du allein!

Auf den Wellen reiten

Das Leben mit einem Baby muss nicht perfekt sein. Genau wie es bejahend, liebevoll, glückselig und bereichernd ist, ist es gleichzeitig auch chaotisch, unberechenbar, hässlich, prüfend, anstrengend, verrückt machend, langweilig und macht manchmal einsam. Etwas, das uns wirklich geholfen hat, ist, Mutterschaft als eine Art Flut zu betrachten, mit oft widersprüchlichen Strömungen. Eine reißende Flut, wenn du so willst. Wenn wir im Meer überfordert sind, wird uns geraten nachzugeben, uns zurückzulegen und uns in Sicherheit treiben zu lassen. Denn wenn wir versuchen, gegen den Strom zu schwimmen, sind wir schnell erschöpft (und könnten ertrinken). Heben wir aber unseren Kopf gen Himmel und unsere Gliedmaße an die Wasseroberfläche, nehmen uns den Druck und atmen einfach nur, dann erlauben wir uns, uns treiben zu lassen, wohin die Flut uns trägt. Das hilft uns, an Kraft zu gewinnen, um auf festen Boden und an ein sicheres Ufer zu schwimmen, wenn die Zeit gekommen ist.

Gleiches gilt für die ersten Monate der Mutterschaft. Es muss kein Kampf sein, dein Baby dazu zu bringen, einer Routine zu folgen oder nachts durchzuschlafen. Eltern, die selbstbewusst akzeptieren können, dass Elternschaft kein Wettstreit ist, erlangen absolute Freiheit, um das Leben ihres Kindes in ihrem eigenen Tempo zu gestalten. Vielleicht wirst du in so einen Wettstreit mithineingezogen, wenn Eltern ihre Kleinen miteinander vergleichen – dank der Geschichten von Karens Wunderbaby, das seine ersten Schritte schon mit sechs Monaten machte, oder Alice' Sohn, der bereits bei seiner Geburt Othellos Monolog rückwärts rezitierte. Wenn so etwas passiert, versuch dich selbst dadurch zu amüsieren, dass du dir unsere Babys als Erwachsene und bei ihrem ersten Date vorstellst. Man wird sie kaum danach fragen, wann sie zum ersten Mal ihr großes Geschäft auf dem Töpfchen verrichtet oder ihre erste Nacht durchgeschlafen haben, oder?! Versuche, jeglichen unnötigen Druck loszuwerden, und lass dich dorthin treiben, wohin es dich führt – durch die schwierigen und die guten Tage und allem, was dazwischen liegt. Um dir dabei zu helfen, auf den Wellen zu reiten. Manche Eltern finden es beruhigend und Mut machend, eine Routine zu haben, während andere es als erdrückend empfinden. Ob du nun so jemand bist wie Eve, die sich gern treiben lässt, oder ob du dich glücklicher fühlst, wenn deine Tage etwas mehr Struktur haben, so wie es bei Gem der Fall ist – du kannst unsere Ratschläge immer an dich und dein Leben anpassen.

KAPITEL DREI

WAS IST NORMAL?

In diesem Kapitel werden wir untersuchen, was in Bezug auf den Schlaf bei Säuglingen und Kleinkindern als »normal« gilt. Wir werden mit dir unsere Erfahrungen teilen, die wir im Laufe der Jahre mit Tausenden von Familien gemacht haben, und zudem auch unsere persönlichen Erfahrungen mit unseren eigenen Kindern. Wir werden auf Gems Wissen aus 20 Jahren als Kinderkrankenschwester zurückgreifen sowie auf die vielen Bücher, Artikel und Studien von Experten auf der ganzen Welt, die wir analysiert haben. Und wir werden über den Unterschied zwischen dem, was biologisch normal ist, und dem, was die Gesellschaft als normal bezeichnet, sprechen. Wenn du daran interessiert bist, dich noch mehr in die Daten, Studien und in die von Experten begutachteten Nachweise zu vertiefen, dann kannst du das am Ende des Buchs tun – wir haben dort unsere Lieblingsquellen und weiterführende Literatur angeführt. Wir wissen, dass manche Eltern Trost und Klarheit darin finden, wenn sie das Wissen aus erster Hand lesen. Andere würden hingegen lieber die ganze Nacht neben einem übermüdeten Baby wachen, als einen klein- und dicht geschriebenen Text über Schlaf durchzuarbeiten! Die Entscheidung liegt allein bei dir!

Lass uns damit beginnen, dass wir zunächst über den Begriff »normal« sprechen. Im Oxford English Dictionary wird »normal« als »einem Standard entsprechend, gewöhnlich, typisch oder erwartet« definiert. Wir wissen nicht, ob du schon etwas mit Babys zu tun hattest, aber diejenigen, die wir kennengelernt haben, hatten nichts an sich, das einem Standard entsprach. Sie hatten auch nichts Gewöhnliches, Typisches an sich oder etwas, das irgendwelchen Erwartungen entsprach! Es gibt keinen Beruf, kein Buch und auch keinen Kurs, der dich auf alle Eventualitäten der Elternschaft vorbereiten oder dir genau sagen kann, was passieren wird und wann. Auch wenn das vielleicht beängstigend klingt, so kann es gleichzeitig auch unglaublich befreiend sein zu akzeptieren, dass eigentlich keiner wirklich weiß, was er die meiste Zeit über tut. Viele von uns improvisieren einfach und hoffen, dass es keiner mitbekommt. Wir haben dir jetzt unser Geheimnis verraten, bitte verurteile uns nicht, okay?

Auch wenn es keine Schablone gibt, die mit NORMAL gekennzeichnet ist und in die alle Kinder dieser Welt passen würden, so gibt es durchaus Muster und Verhaltensweisen, die uns helfen zu verstehen, was man in jedem Alter und in jeder Phase erwarten kann. Was wir aus unserer Erfahrung der letzten zehn Jahre wissen, in denen wir Familien von Hargate bis Hawaii unterstützt haben, ist, dass wahre Freiheit und Frieden (und ein viel glücklicheres Leben) oft von der Fähigkeit eines Elternteils herrührt, die Sorgen darüber, was normal ist, loszulassen, und diese nur als Bezugspunkt zu nutzen, um sich besser auf sein Kind einzustellen und auf das, was sich gut und richtig anfühlt.

Die ersten drei Monate

Stell dir vor, dass du zu einem Vorsprechen eingeladen wurdest. Du befindest dich gerade in einer der glücklichsten Zeiten deines Lebens. Man bittet dich, so zu tun, als wärst du voller Begeisterung, Staunen und Liebe. So als ob du dich in einem surrealen Nebel der absoluten Glückseligkeit befinden würdest. Zur gleichen Zeit will der Regisseur, dass du vollkommene Überwältigung und gleichzeitig Verzweiflung wiedergibst. Du sollst ein tiefes Gefühl des Identitätsverlusts und des Vertrauens in dich selbst zeigen. Du sollst all diese Gefühle zur gleichen Zeit spüren. Das Scheinwerferlicht wird eingeschaltet, und jetzt kommt es nur auf dich an. Das ist eine unmögliche Aufgabe, oder? Trotzdem ist es genau das, wie sich eine Frau in der Zeit fühlt, nachdem sie Mutter geworden ist. Plötzlich umhüllt ein Kaleidoskop von neuen Gedanken und Gefühlen ihren Alltag. Es ist brutal, schön, verwirrend und herrlich – alles zur gleichen Zeit. In den ersten drei Monaten ist es völlig normal, wenn dein Baby in der Nacht immer wieder aufwacht und dich braucht. Und dass es gehalten, gewickelt oder gefüttert werden will. Für Kinder in diesem Alter ist es normal, dass sie viel Hilfe beim Schlafen brauchen. Es gibt nichts Natürlicheres, als dass dein Säugling in dieser Zeit in deiner Nähe sein möchte. Er hat ein angeborenes Bedürfnis nach Sinnesreizen durch die Eltern wie Geruch, Berührung, Geräusche und Bewegung. Wie alle Primaten haben auch menschliche Babys ein biologisches Bedürfnis, den Eltern ganz nah zu sein. Diese Nähe und Fürsorge könnte Nickerchen mit Körperkontakt, das Tragen des Kindes, sicheres Co-Sleeping und stundenlanges Beruhigen und Besänftigen bei Bedarf bedeuten. Dein Säugling *könnte* vielleicht eine Tag-Nacht-Umkehr erleben aufgrund eines Schlafverhaltens, das etwas durcheinandergeraten ist.[1] Biologisch betrachtet ist das alles nicht unüblich. Erst im Alter von drei Monaten beginnt dein Baby, das Hormon Melatonin zu produzieren, das auf sanfte und natürliche Weise für einen regelmäßigeren Schlafrhythmus sorgt. Es ist auch ganz normal, dass Kinder in diesem Alter Grimassen machen, saugen, leicht herumzappeln oder unruhig wirken. So sieht ganz normaler, aktiver Schlaf aus und bedeutet nicht, dass der Schlaf deines Babys gestört ist.

In diesem Alter können Nickerchen von zehn Minuten bis drei Stunden dauern, und nachts ist Schlaf zwischen einer und vier Stunden ganz normal. Du musst dir keine Gedanken machen, deinen Säugling an eine Routine gewöhnen zu müssen oder dass er in dieser Phase die Nacht bereits durchschläft, obwohl du das natürlich machen kannst, wenn du das möchtest. Während manche Babys von Anfang an längere Schlafphasen einlegen als andere, ist Schlaf in dieser Zeit extrem wechselhaft, ohne dass es dafür einen offensichtlichen Grund gibt. Wenn du dich und dein Kind in dieser Periode der großen Unsicherheiten nicht so sehr unter Druck setzen lässt, wird das sowohl für dich als Mutter als auch für dein Kleines eine viel entspanntere Erfahrung sein.

Wir wissen, dass Babys in den ersten Monaten nicht darauf programmiert sind, die Nacht durchzuschlafen. Ein unregelmäßiges Schlafverhalten und häufiges Aufwachen, weil es gefüttert werden will, sind biologisch gesehen also ganz üblich. Was die Gesellschaft in diesen ersten Monaten als normal ansieht, kann allerdings sehr widersprüchlich sein und hat oft etwas damit zu tun, was gerade »angesagt« ist. Je nachdem, wann eine müde Mutter auf die Suchleiste klickt, wird sie entweder glauben, dass sie neben ihrem Baby schlafen muss oder dass es allein zum Schlafen hingelegt werden soll. Das, gepaart mit

dem gut gemeinten Rat einer Freundin oder eines Familien-
mitglieds (Stichwort: deine Schwiegermutter sagt: »Oh nein,
also mein Baby hat das früher nie gemacht«, ich: »Du hast wohl
ein Kurzzeitgedächtnis«). Es ist kein Wunder, dass frischgebackene Eltern verwirrt sind in Bezug darauf, wie »normal« aussehen »sollte«!

Aber beruhige dich erst mal. Wir sagen dir das als Mütter, Freundinnen, Schlafberaterinnen und Krankenschwestern.
Das einzig Vorhersehbare in den ersten Monaten im Leben
eines Säuglings ist, wie unvorhersehbar sie sich verhalten. Wir
haben es ganz bewusst vermieden, dir zu viel darüber zu erzählen, wozu sie in Bezug auf Schlaf in der Lage sind, weil alle
Kinder sehr unterschiedlich ausfallen. Wir hoffen, dass dir das
hilft, um den Druck und die Erwartungen zu mindern, und es
dir erlaubt, beim Wunder des neuen Lebens präsent zu sein –
und es zu genießen.

Vier bis sechs Monate

In diesem Alter sehen wir wahrscheinlich das meiste Hin und
Her in Bezug auf das, was biologisch ganz normal ist und was
die Gesellschaft als solches ansieht. In einer Zeit, in der Eltern
gerade die ersten drei Monate hinter sich gebracht haben, werden sie bereits von einer Lawine widersprüchlicher Meinungen sowie gesellschaftlicher Ideale überrollt. Mütter und Väter,
die sich in dieser Zeit an uns wenden, erzählen uns oft, dass
sie sich so unsicher fühlen wie in den ersten Monaten – fast
so wie in einem Schwebezustand: steckengeblieben zwischen
einem Leben mit einem Neugeborenen und einem Baby, das
sein erstes Jahr schon halbwegs hinter sich gebracht hat. Die

Eltern erzählen uns, dass sie unsicher sind und keine Ahnung haben, was sie tun sollen. Sie wissen, dass mit sechs Monaten die meisten Säuglinge in der Lage sind, die Nacht durchzu-schlafen, aber sie wissen nicht, wie sie diesen Zustand errei-chen sollen. Die gute Nachricht ist, dass gesunde Kinder mit fünf bis sechs Monaten nachts bereits elf bis zwölf Stunden schlafen können, mit einer Nachtfütterung bei Bedarf. Sie sind jetzt auch in der Lage, ihre Schlafzyklen am Tag miteinander zu verbinden – die Nickerchen können zwischen 45 Minuten und bis zu zwei Stunden dauern.

Die Sleep Foundation beschreibt diese Phase von drei bis sechs Monaten als eine Zeit der »großen Veränderungen und Entwicklungen, Aktivitäten und Schlaf«.

Dies bringt uns dazu, detaillierter über eines der am häufigs-ten recherchierten Themen zu sprechen – über die Vier-Mo-nats-Schlafregression. Es gibt einen Grund, warum das so ein großes Gesprächsthema ist. Wie wir bereits erwähnten, kann die Vier-Monats-Schlafregression absolutes Chaos anrichten.

Aber zum Glück wird sie nicht ohne Grund so genannt. Die Beeinträchtigungen dauern nicht länger als bis zur Fünf-Mo-nats-Marke, und es gibt viel, das du tun kannst, um davor für den bestmöglichen Schlaf zu sorgen.

In diesem Alter dauern Nickerchen normalerweise zwi-schen 20 Minuten und drei Stunden, und nächtliche Schlaf-phasen tendieren zu drei bis acht Stunden. Dies ist ein guter Zeitpunkt, um darüber nachzudenken, was für einen Schlaf du in der zweiten Hälfte des ersten Lebensjahres deines Babys gern haben würdest. Vielleicht können dir die folgenden Fra-gen beim Nachdenken weiterhelfen:

△ Wie zufrieden bist du mit dem Schlaf bei euch? Hör auf weiterzulesen, wenn du davon begeistert bist!

△ Fütterst du dein Baby noch genauso häufig wie früher, als es noch ein Neugeborenes war?

△ Hast du das Gefühl, dass jede Fütterung wirklich nötig ist?

△ Funktioniert die Art, wie du dein Baby zum Schlafen bringst, für dich, deinen Körper sowie für alle anderen Kinder und Familienmitglieder?

△ Bekommt dein Baby die Ruhe, die es braucht?

△ Ist es zufrieden, wenn es aufwacht?

△ Ist es zwischen den Schlafphasen zufrieden?

△ Wie gut und richtig fühlt sich Schlaf für dich an?

Wenn du zufrieden damit bist, wie die Dinge bei euch sind, dann ändere nichts daran! Die Grundlage unserer Arbeit ist, das zu finden, was für dich funktioniert, und dann genau das zu tun.

Gems Geschichte

Ich erinnere mich, dass ich als frischgebackene Mutter große Angst vor »dieser Regression« hatte, vor der mich jeder warnte. Ich glaube, ich habe etliche Stunden damit verbracht, das Phänomen zu googeln und meine Sorgen von jedem Mama-Forum bestätigen zu lassen. Verdammt, das klang wirklich hart! Und das passierte alles, bevor Toby überhaupt vier Monate alt war. Ganz egal, wie sehr ich auch nach einer Lösung suchte, ich konnte kein positives Ergebnis oder eine positive Geschichte finden. Wenn ich damals gewusst hätte, was ich heute weiß, dann hätte ich mich in den Arm genommen und mir gesagt, dass diese Regression zwar hart, aber auch vergänglich ist und bessere Tage buchstäblich um die Ecke auf uns warten.

In einer Zeit, in der es so große Veränderungen gibt, empfehlen wir dir, deine Reaktionen klein und einfach zu halten. Das bedeutet, sich auf die Bedürfnisse deines Babys einzustellen, aber keine drastischen Maßnahmen zu ergreifen. Es bedeutet, die Abstände zwischen den Nickerchen im Auge zu behalten, um Übermüdung zu vermeiden und sanft die nächtlichen Fütterungen zu reduzieren, wenn du dich dafür bereit *fühlst*. Nimm den Druck raus, vergleiche dein Kleines nicht mit anderen und schaffe sanft die Grundlage zur Selbstberuhigung, indem du ihm gelegentlich die Möglichkeit gibst, selbst einzuschlafen.

Ungefähr in diesem Alter wagst du dich vielleicht mal raus, um Baby-Kurse zu besuchen und andere frischgebackene Mamis zu treffen, was bedeutet, dass du deine Erfahrungen über das Muttersein mit anderen teilen wirst, miteingeschlossen dieser »wundervollen« Horror-Geschichten über die Geburt. Wenn du über deine Erfahrungen sprichst und wie sich dein Kleines entwickelt, schleichen sich oft diese gefürchteten Vergleiche ein. Es könnte sein, dass du dich vorher – da, wo du warst – eigentlich verdammt gut gefühlt hast. Aber manchmal bedarf es nur eines einzigen Kommentars von einer anderen Mutter, die sagt, wie sehr sie es liebt, wie gut ihr Baby durchschläft und dass sie darüber nachdenkt, noch eins zu bekommen, und du fühlst dich sofort wie die schlechteste Mutter der Welt. Soll ich dir mal ein kleines Geheimnis verraten? Sie lügen! Okay, das könnte jetzt ein bisschen extrem formuliert sein, aber selbst, wenn sie die Wahrheit sagen sollten, ist Muttersein nicht linear und du kannst nie wissen, ob sich nicht schon morgen alles zum Schlechten wendet. Oder ob manche Bereiche der Mutterschaft, die du als einfach empfindest, für andere vielleicht ein echter Kampf sind. Vergiss nicht, dass nicht jede von ihren Problemen erzählt. Also versuche, ihre Ansichten oder Erfolge skeptisch zu sehen.

Ich erinnere mich noch, wie sicher ich war, dass jede Mutter in meiner Baby-Yoga-Gruppe alles im Griff hatte. Und sie wirkten nicht nur so, sondern schwärmten ja auch regelrecht davon. Das Lustige (oder Traurige) ist, dass ich, obwohl ich das Gegenteil fühlte, jedem erzählte, dass es mir ebenfalls super gehen würde! Ich erinnere mich noch, wie ich jede Woche von der Yoga-Gruppe wegfuhr und mich total beschissen fühlte. Ich hatte das Gefühl, als ob ich die Einzige war, deren Baby nicht schlief, und dass ich nicht gut genug war, weil ich nicht mit den anderen mithalten konnte. Ich verbrachte den ganzen Kurs hinter einer Fassade und log, dass es mit dem Schlafen bei uns zu Hause richtig gut lief, obwohl das völliger Blödsinn war! Erst Jahre später, als die Mütter aus der Baby-Yoga-Gruppe gute Freundinnen geworden waren (du weißt schon – solche, zu denen man brutal ehrlich sein kann!), gaben wir zu, dass wir uns alle durch den Kurs gelogen hatten. Keine von uns bekam es auf die Reihe, und wir hatten alle eine Show abgezogen, weil jede das Gefühl gehabt hatte, als ob sie die Einzige wäre, die es nicht hinbekam. Genau hier kommen die gesellschaftlichen Erwartungen ins Spiel. Wir alle glaubten, dass unsere Babys eigentlich die Nacht durchschlafen müssten, während das in Wirklichkeit bei keiner der Fall war. Jede von uns wurde wiederholt mit unterschwelligen Botschaften konfrontiert, dass eine gute Mutter immer alles richtig macht, weshalb wir unsere schlechten Tage versteckten.

In ihrem Gedicht »Schlechter Tag« hat Eve es gut zu Papier gebracht:

Du bist weder dein schlechter Tag
noch die Fehler, die du machst.

Du bist weder die Worte, die du schreist,
noch die Mahlzeiten, die du machst.

Du bist nicht die Tränen, die du weinst,
oder die Zeit, die du brauchst.
Du bist nicht die Dinge, die du vergisst,
oder die Kuchen, die du nicht backst.

Du bist weder die schlaflosen Nächte
noch deine kaputten Tage.
Du bist weder der endlose Kampf
noch der neblige Zustand der Benommenheit.

Du bist nicht das, was du dir selbst einredest,
du bist nicht das, von dem sie sagen, dass du es nicht kannst.
Rede dir keinen Unsinn ein, dass du nicht genug bist,
wir beide wissen, dass es nicht stimmt.

Du bist mutig.
Du bist leicht.
Du bist stark.
Du bist Macht.
Du bist Mut.
Du bist lieb.
Du wirst geliebt.
Hab keine Angst!

Sechs bis zwölf Monate

Lass uns zuerst darüber reden, wozu Babys von sechs bis zwölf Monaten in Bezug auf Normen fähig sind. Gesunde Babys und Kinder haben die physiologische Fähigkeit, nachts elf bis zwölf Stunden zu schlafen und tagsüber lange Nickerchen zu machen, die bis zu drei Stunden dauern können. In dieser Zeit gehen sie dazu über, zwei Nickerchen am Tag zu halten, was im Alter von sechs bis acht Monaten passiert. Die Gesellschaft erzählt uns, dass unruhiger Schlaf bis zum zwölften Monat normal ist, aber die Wahrheit ist, dass Babys schon lange davor fähig sind, fest zu schlafen.

Wir definieren festen Schlaf als eine Schlafdauer – entweder am Tag oder in der Nacht –, die ein Säugling oder Kind selbstständig macht, ohne dafür die Hilfe der Eltern zu brauchen. Es ist wichtig zu erwähnen, dass dies nicht bedeutet, dass sie in dieser Zeit nicht in einen leichten Schlaf fallen oder sich nicht bewegen. Menschliche Schlafzyklen verlaufen in fünf Phasen, vier davon sind Non-REM-Schlaf. Es ist biologisch ganz üblich (und essenziell) für unsere Kinder, die Phasen von leichtem und tiefem Schlaf zu durchlaufen, denn die Evolution hat das so eingerichtet. Wenn sie am einschlafen sind oder aufwachen, wissen sie instinktiv, ob sie uns brauchen oder nicht. Wenn wir sie jedoch jedes Mal, wenn sie aufwachen füttern, streicheln, wiegen oder den Schnuller geben, dann werden sie sich in Zukunft darauf verlassen, um weiterzuschlafen. Das bedeutet aber nicht, dass sie den Schnuller oder eine Fütterung unbedingt *brauchen*, um wieder einschlafen zu können, sondern eher, dass sie sich daran gewöhnt haben. Dies ist die Zeit, in der es eine gute Idee sein kann, auf sanfte Art und Weise Abstand von allem zu nehmen, was dein Baby normalerweise benötigt, um einschlafen zu können.

Es ist wichtig zu bedenken, dass in dieser Zeit Trennungsangst auftreten kann (normalerweise zwischen dem achten und dem 18. Monat). Es ist normal, dass Beschwerden wie Zahnen, Blähungen, Stuhlgang und entwicklungsbedingte Veränderungen wie Krabbeln und Stehen den Schlaf deines Kleinen vorübergehend stören können. In Kapitel Acht wird Gem ausführlicher über gesundheitliche Hindernisse sprechen. Es herrscht auch weiterhin eine große Verwirrung in Bezug darauf, wozu Babys in diesem Alter in der Lage sind und was die Gesellschaft für normal hält. Ohne Zweifel trägt dies zu den Ängsten rund um den Schlaf bei und hinterlässt bei Eltern das Gefühl, sich in einer Art Schwebezustand zu befinden. Diejenigen, die wir unterstützen, erzählen uns, dass dies eine Phase des Abwartens ist. Sie warten darauf, dass der Schlaf besser wird, dass ihr Baby länger schläft oder dass die nächtlichen Fütterungen irgendwann wie von selbst aufhören. Sie handeln nicht, weil sie glauben, dass sich der Schlaf ihres Kindes von selbst verbessern wird, sobald sie dazu bereit sind.

Aber was wäre, wenn wir dir sagen würden, dass es weniger etwas damit zu tun hat, wann dein Baby bereit ist, als wann du bereit bist? Unzählige Eltern warten darauf, dass sich der Schlaf irgendwann von selbst einrenkt, während das Problem in nur einer Woche hätte in Ordnung gebracht werden können. Es ist nicht falsch, Monate oder Jahre darauf zu warten, dass es sich irgendwann von allein verändert, aber du musst das nicht tun. Es gibt so viel, das man machen kann, um den Schlaf zu verbessern – mit den richtigen Mitteln und den richtigen Erwartungen.

Zwölf bis 18 Monate

Mütter von Kindern in diesem Alter zögern oft am meisten, nach Hilfe zu suchen. Sie erzählen uns, dass das etwas mit der Angst zu tun hat, verurteilt zu werden, weil sie ihr Baby immer noch füttern, damit es schläft. Wenn du auch dazugehörst, dann sagt dir diese innere Stimme vielleicht »Es ist Zeit, etwas zu ändern«, aber dein Herz sagt dir das genaue Gegenteil. Wenn der erste Geburtstag deines Babys näher rückt, kann das eine Zeit der Reflexion und der gemischten Gefühle sein. Diese letzten Premieren lassen uns oft auf die Pause-Taste drücken wollen. Sei sanft zu dir selbst, wenn du zum nächsten Kapitel übergehst, und spüre alle Gefühle – das Beste kommt noch!

Der Schlaf kann im Wesentlichen ruhig und fest sein. Die größten Herausforderungen sind der Übergang von zwei zu einem Nickerchen (was mit 15 bis 18 Monaten passiert, aber auch schon mit zehn Monaten beginnen kann) und der oft emotionale Start in der Kita, der die »Freuden« von Husten, Erkältungen und Ungeziefer mit sich bringen kann. In diesem Alter muss dein Kleinkind vielleicht lernen, woanders zu schlafen, entweder weil es in einer anderen Umgebung betreut wird oder wegen anderen Verpflichtungen außerhalb des Hauses. Das kann bei allen Eltern Ängste hervorrufen, sowohl bei denen, die den Schlaf bei sich zu Hause geregelt haben, als auch bei denjenigen, die das nie taten. Lass dein Kind am besten dann schlafen, wenn es müde ist, und erlaube nicht, dass ein einziges schlechtes Nickerchen den ganzen Tag vermiest. Greife immer dann auf eine frühe Schlafenszeit zurück, wenn dein Kind das braucht.

Nickerchen dauern normalerweise zwischen anderthalb und drei Stunden, der Schlaf in der Nacht elf bis zwölf. Ein

Kleinkind in diesem Alter muss nachts nicht mehr unbedingt Milch bekommen, weder von der Brust noch aus dem Fläschchen. Das heißt aber nicht, dass du keine Milch oder Kuscheleinheiten geben darfst. Tu das, wenn du das möchtest, solange dir und deinem Kind die Störung des Schlafs nichts ausmacht. Trennungsangst kann in dieser Altersgruppe jederzeit auftreten, aber das muss nicht unbedingt eine wirkliche Unterbrechung für den Schlaf sein. Tatsächlich ist ein ausgeruhtes Kind emotional viel belastbarer, sodass es auch viel besser mit großen Gefühlen umgehen kann.

Diese frühen Jahre sind eine Zeit des Übergangs, sowohl in physischer als auch in emotionaler Hinsicht. Und Schlaf ist der »Klebstoff«, der alles zusammenhält. Während dieser Zeit kann Schlaf schon regelmäßig und erholsam sein. Diese Kleinkind-Monate sind kurz, und wenn du in der Lage bist, die Früchte von festem Schlaf zu ernten, macht dies das Leben für die ganze Familie viel glücklicher.

18 Monate bis drei Jahre

Während dein Kleinkind wächst, sich entwickelt und immer mehr über diese aufregende Welt um sich herum herausfindet, kann es auch zu emotionalen Veränderungen kommen. Dies ist eine Zeit, in der es beginnt, ein echtes Gefühl für sich selbst – in Bezug auf seinen Platz in der Welt – zu bekommen, außerhalb des »Sicherheitsnetzes«, das du für es geschaffen hast. Es baut sein Vertrauen auf und erweitert seine emotionalen Bindungen, vielleicht schließt es Freundschaften mit Gleichaltrigen im Kindergarten. Während es wächst und gedeiht, beginnt es, seine Unabhängigkeit geltend zu machen. Es ist nicht ungewöhnlich, wenn es allmählich damit anfängt, seine Grenzen auszutesten. Das kann sich für dich wie eine herausfordernde Zeit anfühlen (schließlich heißt es nicht ohne Grund die »schrecklichen Zwei«), und obwohl Eve und ich uns bei vielen Gelegenheiten die Haare raufsten, glauben wir, dass ein großer Teil der Schwierigkeiten auf unzureichenden Schlaf zurückgeführt werden kann.

Auch wenn sich der Schlaf in diesem Alter nicht sonderlich ändert (Kleinkinder brauchen tagsüber immer noch ein Nickerchen, das ein bis drei Stunden dauert, und nachts benötigen sie elf bis zwölf Stunden Schlaf), ist es wichtig zu wissen, dass dies ein typisches Alter ist, in dem die Kleinen ihre Grenzen austesten. Wir werden oft von Eltern angesprochen, deren Kind mit zwei Jahren das Nickerchen aufgegeben hat, aber trotz der Verweigerung immer erschöpft ist, sodass es manchmal sogar während des Essens einschläft. Dabei geht es fast immer darum, dass es versucht, seinen Willen und seine Selbstständigkeit durchzusetzen, sodass sich die Eltern trotz der offensichtlichen Erschöpfung davon mitreißen lassen. In diesem Fall würden wir immer dazu raten, zu den Nickerchen zurückzukehren, selbst wenn das bedeutet, mit ihm auf dem Sofa zu kuscheln oder es im Kinderwagen dösen zu lassen.

Vergleiche es aber nie mit seinen Freunden, wenn es darum geht, das Nickerchen wegfallen zu lassen. Wenn dein Kind das einzige ist, das ein Schläfchen braucht, während seine Freunde weiterspielen, dann ist das eben so. Für dein Kind ist es das Beste, und du wirst dich danach richten. Du wirst diejenige sein, die dadurch ebenfalls eine Verschnaufpause bekommt – mach das Beste daraus!

Am Ende ihres dritten Lebensjahres wechseln die meisten Kinder von einem kleinen zu einem größeren Bett, aber bitte überstürze nichts. Und hier sind unsere Gründe dafür: Wenn es in seinem alten Bettchen bleiben will, dann ändere nichts daran. Wenn es immer noch in sein Bett hineinpasst, es nicht herausklettert und gut darin schläft, dann frag dich, warum du etwas daran ändern willst? Es ist viel einfacher, liebevolle Grenzen zu setzen, wenn es noch sein altes Bett hat. Es wird den Übergang zu einem größeren Bett besser verstehen, je älter es ist.

In diesem Alter testet es dich nur so lange, wie es muss, um sich sicher zu fühlen. Sobald es spürt, dass du konsequent und dir sicher bist, wird es damit aufhören. Abgesehen davon, dass du klare Grenzen setzt, kannst du der Verbindung zu deinem Kind den Vorrang einräumen, anstatt dich auf Diskussionen einzulassen. Hier sind sechs unserer Lieblingsmethoden, um mit unserem Kind eine Bindung aufzubauen:

△ Sprich ruhig und langsam
△ Fünf Minuten volle Aufmerksamkeit können den ganzen Tag verändern
△ Höre ihm zu und gehe dabei auf Augenhöhe
△ Verstecke kleine, liebe Notizen in seiner Brotdose
△ Sag ihm drei Dinge, die du an ihm liebst
△ Lass dein Kind die Umarmung beenden

Drei bis sechs Jahre

Mit dem Start in den Kindergarten folgen oft sechs Wochen von längeren Nächten, aber auch mögliche Ferien oder Wochenenden und auch mal – wenn du Glück hast – spätere Morgen. Bei uns zu Hause sehen die Sommerferien normalerweise so aus: unter dem Sternenhimmel übernachten, Glühwürmchen-Wanderungen, endlose Sommernächte am Strand, Zelten im Garten und das obligatorische »Mitternachts«-Essen, das aber nie später als um 22 Uhr stattfindet. Kurz gesagt: Schlaf ist generell weniger strukturiert und konsequent. Das und emotionale sowie praktische Turbulenzen eines Schulbeginns können bei Eltern zu stark aufgeladenen Emotionen, Erschöpfung oder Angst führen. Dies kann erhebliche Auswirkungen auf das Austesten von Grenzen haben, und die Schlafenszeit ist der klassische Zeitpunkt dafür. Wir können dir gar nicht oft genug sagen, wie normal das ist, wenn sich dein Kind selbstbewusst genug fühlen soll, um sein Leben in diesen sechs Stunden ohne dich zu meistern, denn dann muss es ein starkes Gefühl für seine Autonomie und seine Fähigkeiten besitzen. Lass es sich ausleben, und zwar sicher innerhalb deiner liebevoll gesetzten Grenzen. Das heißt nicht, dass man Diskussionen zur Schlafenszeit ohne Hoffnung auf Veränderung hinnehmen muss. Zu verstehen, wie es zu den Problemen gekommen ist, bedeutet nicht, hilflos danebenstehen zu müssen. Mit den richtigen Informationen und Unterstützung können jedoch Maßnahmen ergriffen werden.

Als Gem und Lucy als Schulkrankenschwestern arbeiteten, erkannten sie ein ständig wiederkehrendes Thema bei Kindern, die Probleme in der Schule hatten. Sie fanden heraus, dass es nicht ungewöhnlich für ältere Kinder war, Schlafprobleme zu haben, und wenn sich das noch nicht geregelt hatte, wenn es in den Kindergarten oder in die Schule kam, konnte das große Auswirkungen auf die ganze Familie haben. Viele der Mütter schämten sich zu sehr, um jemanden um Hilfe zu bitten, und manche hatten ihrer Gesundheitsberaterin sogar erzählt, dass sich ihre Schwierigkeiten geklärt hätten – aus Angst davor, verurteilt zu werden. Viele der Hinweise kamen von Lehrern, die

Übermüdung als Faktor der schulischen Probleme identifizierten. Oder wenn es um Konzentration ging, um emotionale Belastbarkeit, um die Fähigkeit, Freundschaften zu schließen oder Probleme auszuhalten, und wenn es um die Lernfähigkeit ging.

Lasst uns jetzt mal über etwas anderes sprechen, das bei Kindern in diesem Alter häufig vorkommt. Kinder zwischen drei und sechs Jahren haben oft Träume und Albträume aufgrund ihres sich schnell entwickelnden Gehirns, ihrer neu entdeckten Neugierde und den sich verändernden Denkprozessen. Während Träume und Albträume sehr häufig vorkommen und kein Grund zur Sorge sein müssen, können sie kurzfristig jedoch zu Schlafstörungen führen sowie dazu, dass die Kleinen nach zusätzlicher Sicherheit bei den Eltern suchen. Wenn dein Kind häufig Träume und Albträume hat, dann empfehlen wir dir, es beim Verarbeiten seiner Gedanken und Gefühle zu unterstützen, auf seine emotionalen Bedürfnisse einzugehen und es bei Bedarf zu beruhigen. Träume und Albträume unterscheiden sich deutlich von Nachtängsten, die nur bei drei bis sechs Prozent aller Kinder vorkommen. Informationen zu dieser viel seltener auftretenden Herausforderung findest du in Kapitel Elf. In der Einleitung sprachen wir bereits über die beiden fiktiven Mütter Emma und Harriet, um zu verdeutlichen, dass ein Schlafproblem nur eins ist, wenn es das für dich ist. Aber viele Eltern brauchen etwas Konkreteres als das. Sie wollen einen Anhaltspunkt, um besser darüber nachdenken zu können, ob und wann sie nach Hilfe beim Schlafen suchen sollten.

Der wissenschaftliche Artikel »Das Verstehen und das Reagieren auf das unruhige Verhalten von Säuglingen« der *Australian Research Alliance for Children and Youth* (ARACY) ist ein wichtiger Orientierungspunkt für Eltern, die denken, dass sie bei sich in der Familie ein Schlafproblem haben könnten.

Schlafprobleme von Säuglingen werden in zwei einfache Kategorien eingeteilt:

1. Probleme beim Einschlafen: anhaltendes Weinen, wenn das Kind ins Bett gebracht wird oder wenn es davon abhängig ist, gestillt, gewiegt, im Auto herumgefahren zu werden oder wenn es etwas anderes zum Einschlafen braucht.
2. Schwierigkeiten beim Durchschlafen – kurze Nickerchen am Tag, häufiges Aufwachen in der Nacht und Widerstand gegen erneutes Einschlafen, nachdem es nach kurzem Schlaf wieder aufgewacht ist.

Diese Definitionen decken ein breites Spektrum von Schlafproblemen ab, die folgende Punkte beinhalten, aber nicht auf diese beschränkt sind:

△ Nächtliches Aufwachen (das nicht durch Hunger, Schmerz, Unbehagen oder Unruhe verursacht wird), wenn das Kind älter als sechs Monate ist

△ Mehrfache Fütterungen, die den Nährstoffbedarf übersteigen

△ Konflikte beim Zubettgehen

△ Zeiträume, in denen das Kind nachts wach ist

△ Nickerchen, bei denen es Ewigkeiten dauert, bis es endlich eingeschlafen ist, es dann aber trotzdem zu früh aufwacht

△ Erschöpfung, getarnt als Trennungsangst (was die Eltern davon abhält, etwas zu ändern, weil sie befürchten, die Situation zu verschlimmern)

△ Frühes Aufwachen vor sechs Uhr morgens

△ Nachtängste

△ Schlaf-Veränderungen einschließlich Nickerchen, Auszug aus dem Elternschlafzimmer, Umzug in ein eigenes Kinderbett

Der ARACY-Artikel gibt einen Überblick über verschiedene Möglichkeiten, welche Auswirkungen Schlafprobleme auf eine Familie haben können:

△ Große Anforderungen an die Fähigkeit der Eltern bezüglich ihrer emotionalen Selbstkontrolle und Empathie

△ Vermindertes elterliches Selbstvertrauen, Gefühle der Hilflosigkeit

△ Schlechtere Mutter-Kind-Beziehung

△ Schlechtere mentale und physische Gesundheit der Mutter

△ Schwere Erschöpfung der Mutter

△ Gefühle von Depression, Frustration, Wut

△ Unzufriedenheit und Spannungen in der Ehe

△ Schlechtere Kinderbetreuung

Diese Punkte entsprechen vollkommen dem, was unsere *Schlaft-schön!*-Familien uns in den letzten zwölf Jahren erzählt haben. Zum Glück für uns und auch für dich haben uns einige von ihnen erlaubt, ihre Geschichte mit dir zu teilen. Du findest sie an den Stellen im Buch, von denen wir denken, dass sie dort für dich am hilfreichsten sind. Auf Wunsch wurden die Namen geändert.

Alle oben genannten Punkte sind berechtigte Gründe, um nach Unterstützung beim Schlafen zu suchen. Trotzdem haben manche Eltern das Gefühl, dass sie keine andere Wahl haben, als den unruhigen Schlaf in Kauf zu nehmen, der über die biologischen Möglichkeiten ihres Babys (und ihre eigene Toleranzgrenze) hinausgeht. Dies könnte etwas mit ihrer sozialen Herkunft zu tun haben. Oder vielleicht haben sie nur ein Kind oder müssen nicht zur Arbeit zurückkehren oder haben Unterstützung, die ihnen ermöglicht, länger als andere Eltern mit unruhigem Schlaf zu leben. Bei anderen könnte es sein, dass ihre Entscheidung durch andere Kinder beeinflusst wird, die ebenfalls berücksichtigt werden müssen, oder sie haben einen Job, zu dem sie wieder zurückkehren müssen. Manche weisen Schlaf eine hohe Priorität zu, zum Wohle ihrer mentalen und physischen Gesundheit. Manche haben gar keine andere Wahl, als den Schlaf in den Griff zu bekommen. Was auch immer deine Gründe sind, etwas für deinen Schlaf zu tun oder ihn so zu lassen, wie er ist, denk daran: Sich davon loszureißen, was die Norm zu sein scheint, ist nicht nur in Ordnung, sondern manchmal auch das Beste, das du für deine Familie tun kannst. Wir fragen uns, wie viele positive Veränderungen in der Welt stattfanden, weil sich jemand weigerte, eine Norm zu akzeptieren. Unabhängig davon, ob etwas als normal bezeichnet wird oder nicht – wenn es sich nicht richtig für dich anfühlt, dann ist es das wahrscheinlich auch nicht. Und in Bezug auf Schlaf bedeutet das: Nur weil acht von zehn Babys in deinem Mutter-Kind-Kurs nachts immer noch aufwachen, bedeutet das nicht, dass dein Baby es genauso machen müsste. Und nur weil sie nicht schlafen, heißt das nicht, dass sie es nicht können.

Eine gesellschaftliche Norm zu akzeptieren kann nicht nur in Monaten und Jahren von unnötig unruhigem Schlaf resultieren, sondern auch gefährlich sein. Wie viele Mütter, die eine professionelle Behandlung wegen ihrer postnatalen Depression brauchten, nahmen diese nie in Anspruch, weil ihnen gesagt wurde, dass das, was sie fühlten, völlig normal sei? Wie viele haben das Schreien ihres Babys auf einen Wachstumsschub zurückgeführt, während sie eigentlich medizinische Hilfe gebraucht hätten? Wenn du irgendwelche Bedenken hast, dass etwas nicht in Ordnung ist, dann bitten wir dich inständig, deinen Arzt zu konsultieren. Triff deine eigenen fundierten Entscheidungen, ob du etwas am Schlaf deines Kindes ändern willst, und zwar nicht, weil etwas als normal gilt, sondern weil es sich für dich richtig und gut anfühlt.

In diesem Kapitel haben wir untersucht, was für jedes Alter und für jede Schlafphase im Leben deines Kleinen als normal gilt. Wir haben auf unser Wissen als pädiatrische Schlafberaterinnen, Krankenschwestern und Mütter sowie auf unsere umfangreiche Erfahrung und auf die Forschung in unserem Bereich zurückgegriffen, um dir diese Informationen geben zu können. Wir haben dir gezeigt, wozu gesunde Babys biologisch in der Lage sind, und haben dir auch das Spannungsfeld aufgezeigt – zwischen dem, was möglich ist, und dem, wovon uns die Gesellschaft sagt, dass es normal sei.

Für jeden Elternteil muss das Wissen darüber, was normal ist, mit dem in Einklang gebracht werden, was sich richtig anfühlt und vertretbar ist. Wann Veränderungen beim Schlaf gemacht werden, ist bei jedem anders, und keiner kann dich danach beurteilen oder verurteilen. Wir lieben *The Completion Coach* – eine Analogie von Wendy O'Beirne zu diesem Thema. Sie sagt, du würdest schließlich auch nicht die Straße entlanglaufen, an die Tür deines Nachbarn klopfen und ihm sagen, er solle diese nach deinem Geschmack dekorieren. Schließlich ist es sein Haus. Und seine Wahl. Und wenn es um deine Erziehungsentscheidungen geht, dann ist es dein Leben und deine Wahl. Wenn du nach Bestätigung von außen suchst, dann versuch auf dein Bauchgefühl zu hören. Warum Zeit damit vergeuden, in wilden und unberechenbaren Wäldern nach Brennholz zu suchen, wenn dein eigener Garten dir alles bietet, um warm zu bleiben?!

KAPITEL VIER

DIE GROSSE DEBATTE

Eves Geschichte

Vor zwölf Jahren, als ich zum ersten Mal Mutter wurde, kam es mir so vor, als ob Eltern die Wahl zwischen zwei extremen Lagern hätten, wenn sie sich dafür entschieden, welche Herangehensweise sie beim Schlafen wählen sollten. Lager eins schien zu glauben, dass Schlaftraining Teufelszeug sei; die Vorstellung allein empfanden sie bereits als barbarisch. Auf den modernen Schlachtfeldern der Social-Media-Foren und Chatrooms zischten die Anhänger dieses Lagers allen Eltern, die es wagten, den Schlaf für ihre Familie besser machen zu wollen, Bösartigkeiten zu und warnten sie, dass ihre egoistischen Entscheidungen dazu führen würden, dass sich ihre Kinder verlassen fühlen und psychische Schäden davontragen würden. Lager zwei schien hingegen keine Probleme damit zu haben, schloss die Tür hinter sich bis zum nächsten Morgen und befolgte zwanghaft ihre militärische, präzise Routine, ganz egal was passierte. Ihre Kinder schliefen – natürlich. Aber zu welchem Preis? Für mich klangen beide Lager ziemlich schlimm, deshalb hielt ich mich von beiden fern und wünschte mir, dass es einen glücklichen Mittelweg geben würde – mit Kindern, mit denen ich eine gute Bindung hatte *und* die ausgeruht waren.

Ich ahnte nicht, dass ich selbst diesen Ort erschaffen und andere Eltern dort willkommen heißen würde, die sich auch nicht mit den beiden Extremen identifizieren konnten. Damals, als ich zum ersten Mal Mutter war, hielt die Gruppe aus Lager eins Schlaftraining für brutal und vernachlässigend, nicht mit der biologischen Norm vereinbar und – oft der Favorit – für einen Haufen pseudowissenschaftlichen Schwachsinn. Sie argumentierten, dass Babys, die Schlafunterricht bekommen hatten, sich vernachlässigt fühlten, sodass sie später Schwierigkeiten haben würden, gesunde Bindungen aufzubauen – zu dir und zu anderen Menschen. Die Leute aus diesem Lager waren nicht gerade schüchtern, was das Äußern ihrer Meinung anging, wie ich bald feststellte. Sie entfesselten einen regelrechten Sturm der Wut gegen jeden, der es wagte, vorzuschlagen, dass es eine Alternative geben könnte. Eine Alternative, bei der man sich als Mutter nicht bis zur völligen Erschöpfung aufopfern musste, um im Austausch die emotionale Sicherheit seines Kindes zu gewährleisten. So wie alle guten Mütter wollte ich natürlich, dass mein Kind emotional sicher ist, mich dabei aber nicht selbst verlieren. Ich sah das so: Je mehr ich wieder ich selbst sein konnte, desto mehr konnte mein Kind das auch. Es stand außer Frage, dass ich durch den Schlafmangel viel weniger ich selbst war – es waren Zeiten, in denen ich die Person, die mir im Spiegel entgegenblickte, nicht erkannte.

Während meiner Zeit in Lager eins erfuhr ich mit Entsetzen, dass Schlaftraining eine moderne Erfindung war, entwickelt, um Babys in den Terminplan ihrer Eltern zu integrieren, damit sie so wenige Unannehmlichkeiten wie *möglich machten*. Es war unglaublich egoistisch. Eltern sollten keinen Nachwuchs haben, wenn sie keine Unannehmlichkeiten haben wollten, lernte ich. Ich las schockierende Geschichten über Kinder, die nur aufhörten zu weinen, weil sie die Hoffnung aufgegeben hatten, dass noch jemand kommen würde. Mir wurde gesagt, dass selbst wenn sie schließlich ruhig und ohne Tränen in ihrem Bettchen liegen würden, das Cortisol immer noch wild durch ihre Adern pumpte. Es schien, dass der friedliche Schlummer meines Babys einen zu hohen Preis hatte, dass sein kleines Gehirn und der junge Körper (bestenfalls) unter Stress gesetzt und im schlimmsten Fall Langzeitschäden davontragen würden. Schlaftraining war ein Gift, das ich meinem Kind geben würde, um selbst ein ausgeruhtes Leben zu haben. Ein vergifteter Kelch. Wie Millionen von Müttern vor mir beschloss ich, nicht daraus zu trinken. Ich war raus. Ich stellte mich auf den letzten Platz auf der Rangfolge der zu erfüllenden Bedürfnisse und taumelte weiter, gebrochen und verletzt. Ich war fest überzeugt, dass ich das Richtige getan hatte, als ich mein Baby mir vorzog. So wie es sich für eine gute Mutter gehörte.

Ich lernte schon bald, dass Lager eins viel Zeit damit verbrachte, sich aufzuregen und erschöpft zu sein. Zuerst bewunderte ich noch ihre Leidenschaft, es war zutiefst überzeugend und irgendwie auch aufregend. Es riss mich mit, als wäre ich Teil einer Bewegung. Als würde ich dazugehören. Dieses Zugehörigkeitsgefühl entstand in einer Zeit des durch die Mutterschaft verursachten Identitätsverlustes. Ich erinnere mich noch, dass ich einmal auf einer Party gefragt wurde, was ich gern in meiner Freizeit mache, und ich war geschockt, weil ich nicht wusste, was ich antworten sollte. Stattdessen hätte ich den ganzen Tag darüber reden können, was die Vorlieben und Abneigungen meiner Kinder waren. In dem Moment wurde mir klar, dass ich mich mehr mit ihnen identifizieren konnte als mit mir selbst. Was machte ich denn gern? Wer war die Person, die meine Kleinen *Mama* nannten? Ich wusste es nicht, weil ich ihr nie lange genug in die Augen sehen konnte, um es herauszufinden. In der Zeit, in der ich in die Mutterrolle hineingeschlüpft war, hatte ich mich selbst verloren.

Der Gemeinschaft und den Gemeinsamkeiten zu widerstehen war fast unmöglich. Wenn ich mit anderen Müttern unterwegs war (was nicht allzu oft passierte, weil ich normalerweise zu erledigt war und mein Kind nur vor dem Kinderkanal absetzte), erzählte ich manchmal gern »Fakten« über Schlaftraining und wie schrecklich das sei. Mein Lieblingsthema war, dass das Gehirn eines schlaftrainierten Babys mit Cortisol vollgepumpt ist. Schließlich hatte ich das in den sozialen Medien gelesen, also musste es doch stimmen, oder etwa nicht?! Mit anderen zu teilen, was ich gelernt hatte, half mir dabei, mich in einer Zeit völliger Machtlosigkeit informiert und (wenn ich ehrlich bin) irgendwie auch »mächtig« zu fühlen. Mich an den sogenannten Fakten festzuhalten, half mir dabei zu rechtfertigen, warum ich nichts gegen den unruhigen Schlaf meines Kindes unternahm, der mich, um ehrlich zu sein, immer erschöpfter machte. Ich musste die andere Seite verteufeln, um meine eigene zu rechtfertigen.

Aber je mehr Zeit ich im Anti-kontrolliertes-Weinen-Lager verbrachte, desto mehr schlich sich ein Gefühl des Unbehagens ein. Erste Risse begannen sich zu zeigen, zuerst noch ganz klein, doch dann wurden sie zu einem klaffenden Spalt zwischen dem, was sie sagten, und dem, was ich fühlte. Je mehr ich von ihnen las und hörte, desto mehr durchsuchte ich ihre Worte nach der sanften, fürsorglichen und mitfühlenden Herangehensweise, von der sie uns sagten, dass wir diese unseren Babys immer bieten sollten. Aufgrund ihrer konfrontativen, anklagenden Worte und ihrer Wolfsrudel-Mentalität war das »sanfte« Lager alles andere als sanft. Wie die Geier stürzten sie sich auf ihre ahnungslose Beute (meistens war das eine verletzliche und erschöpfte Mutter, die in einem Forum oder auf einer Seite verzweifelt nach Schlaf-Tipps suchte), und es war unangenehm, die Strafpredigt zu beobachten, die darauf folgte. Allmählich verbrachte ich immer weniger Zeit auf diesen Seiten und entschied mich stattdessen, ein Niemandsland zu betreten, das weder gegen Schlafunterricht noch leidenschaftlich dafür war. Nach fast einem Jahr beschloss ich, dass die Lager-eins-Anhänger doch nicht meine Leute seien.

Im Nachhinein weiß ich allerdings, dass diese Mütter gar nicht so schlecht waren – ganz im Gegenteil: Sie waren genau wie ich. Man hatte sie ebenfalls mit Unwahrheiten über den Schlafunterricht gefüttert, und diese wiederholten sie nun blind wie ein Glaubensbekenntnis. Unter dem Panzer der Erschöpfung steckte immer eine Mutter, so wie du und ich, die verzweifelt versuchte und sich sicher sein wollte, das Richtige für ihr Kind zu tun. So wie das auch bei mir der Fall gewesen war, hatte der Schlafmangel ihre Sicht in Bezug auf ihren Wert als Mutter getrübt und verzerrt. Unter der Spitze des Eisbergs der Wut lag der Schmerz über ein Leben ohne Schlaf. Und dazu kam noch der Zweifel, ob sie sich *überhaupt* auf dem richtigen Weg befanden. Wir waren alle auf der Suche nach *unserem* Lager. Nach unserer Identität als Mütter. Nach einer Gemeinschaft. Wenn wir das doch nur vorher gewusst hätten, dann hätten wir uns auf das konzentrieren können, was uns verbindet, anstatt auf das, was uns trennt.

Nachdem ich Lager eins verlassen hatte, verbrachte ich keine Zeit in Lager zwei, weil ich bereits im ersten Lager monatelang einer Gehirnwäsche unterzogen worden war. In meinem mit Propaganda vollgestopften, unausgeschlafenen Kopf dachte ich mir, dass ich bereits verdammt viel über Lager zwei wüsste. Nach dem, was man mir erzählt hatte, hatten diese Leute kein Problem damit, nachts die Schlafzimmertür ihres Babys zu schließen, nachdem sie es so schnell wie möglich von ihrer Brust gerissen hatten, sofern sie überhaupt stillten. Anscheinend sahen sie auf Mütter wie mich herab – auf diejenigen, die sich dazu entschlossen hatten, zusammen mit ihrem Baby in einem Bett zu schlafen, nach Bedarf die Brust zu geben und die Bindung zu ihrem Kind über alles andere zu stellen. Ich hatte das Gefühl, dass diese Mütter mit den Augen rollen würden, wenn ich mich *über Müdigkeit* beklagte. Einmal hörte ich eine Frau im Park sagen, dass sie davon überzeugt war, dass manche Mütter nur Märtyrerinnen sein wollten, dass sie kein anderes Gesprächsthema hatten als wie müde sie waren, obwohl sie wussten, dass sie das innerhalb weniger Nächte beheben könnten! Sie sagte, dass guter Schlaf eine Entscheidung sei – und diese jammernden Frauen träfen allerdings die falsche. Mir kam es so vor, als ob solche Frauen (wie diejenige aus dem Park) ihr Kind bis zum Morgen allein lassen würden, nachdem es einmal gehorsam eine ganze Nacht durchgeschlafen hatte. Zu solchen Leuten gehörte ich jedenfalls definitiv auch nicht. Zu meiner Bestürzung war ich mit keinem dieser beiden Glaubenssysteme einverstanden, deshalb irrte ich weiter ziellos durch den tiefen dunklen Wald der unterschiedlichen Meinungen, Warnungen und mahnend wedelnden Zeigefinger. Und der niemals enden wollenden, erbarmungslosen Schuldgefühle!

Die qualvolle Entscheidung

Aufgrund der unterschiedlichen Meinungslager, über die ich eben geschrieben habe, war ich hin- und hergerissen, was das Thema Schlaftraining anging. Ich würde sogar so weit gehen und sagen, dass ich mich deswegen geradezu quälte. Im Folgenden beschreibe ich meine Ängste in der Hoffnung, dass dir das bei deinen eigenen weiterhelfen kann. Wer weiß, vielleicht sind einige unserer Ängste ja sogar die gleichen, auch wenn es bereits ein Jahrzehnt her ist, als ich mit meinen zu kämpfen hatte. Wie du siehst, gibt es die Schlafdebatte schon seit Ewigkeiten. Die Ängste, die mich im Jahr 2009 ergriffen, sind die gleichen, wegen denen Eltern ein Jahrzehnt später zu mir kommen. Hier sind nur ein paar meiner Ängste über Schlaftraining, die mich damals quälten.

Ich damals: Mein Kind wird mich nur für kurze Zeit brauchen. Ich sollte das Beste daraus machen, solange ich kann, weil diese Momente nicht ewig andauern werden.
Ich heute: Diese Jahre sind flüchtig und kurz. Genau deshalb muss ich ausgeruht genug sein, um es in vollen Zügen zu genießen und um für mein Kind da zu sein, ohne verbittert zu werden.

Ich damals: Ich habe gelesen, dass Schlaftraining der Eltern-Kind-Bindung schadet. Ich werde mich jedenfalls nie für etwas entscheiden, das unsere Bindung bedroht. (Ich war schon damals gern dramatisch.)

Ich heute: Nichts schadet der Eltern-Kind-Bindung mehr als Erschöpfung. Es ist ein Gift, das jeden Aspekt unserer Gesundheit und unseres Glücks infiltriert. Unsere Arbeit der letzten zwölf Jahre zur Bekämpfung von Erschöpfung zeigt uns immer wieder, dass eine ausgeruhte Familie enger miteinander verbunden, glücklicher und harmonischer ist.

Ich damals: Mir wurde gesagt, dass im Gehirn eines Babys Cortisol ist, wenn es Schlaftraining bekommt.

Ich heute: Die Studie aus dem Jahr 2012, in welcher der Cortisolspiegel von Müttern und Babys untersucht wurde, zeigte, dass dieser vor dem Training und nachdem sie nach dem Training eingeschlafen waren, gleich hoch war. Die einzige festgestellte Veränderung des Cortisolspiegels war am dritten Tag (als keiner der Säuglinge weinte, da das Schlaftraining so schnell funktioniert), weil der Cortisolspiegel der Mütter sank. Das alles zeigte, dass die Frauen, nachdem das Schlaftraining funktioniert hatte, entspannter waren, was allerdings nicht weiter überraschend ist![2]

Jedes Mal, wenn ich wieder eine Höllennacht hinter mir hatte (du kennst so etwas bestimmt), wurde mein Interesse am Schlaftraining geweckt. Aber es wurde nie etwas daraus, weil unter den anderen Müttern, mit denen ich Zeit verbrachte, in den Online-Selbsthilfegruppen, die ich besuchte, und dem Geflüster in den Spielgruppen, zu denen ich mich pflichtbewusst schleppte, Schlaftraining ein schmutziges Wort war. Das schmutzigste überhaupt. Und außerdem war es doch auch völlig normal, dass ein Kind in seinen ersten drei Lebensjahren nicht wirklich schläft, oder nicht? Wohin ich auch sah, schien es so zu sein, als ob Eltern ihre Müdigkeit wie ein Ehrenabzeichen trugen. Wie müde wir waren, das bildete unser Lieblingsthema in Parks und sonst auch überall, wo sich Eltern begegneten. Es war fast so, als gäbe es einen Club mit zu vielen Mitgliedern und einer langen Warteliste. In diesem Club zu sein, hatte einige Vorteile, bedeutete es doch, dass man immer ein Gesprächsthema hatte mit so gut wie allen Eltern auf dieser Welt. Man rechtfertigte damit, warum man nicht in der Lage war, X, Y und Z zu machen, und es gab einem die perfekte Ausrede, um in der Situation zu bleiben, mit der man unglücklich war. Es brachte uns alle zusammen. Aber in diesem Club zu sein, nagte an der Seele. Es verurteilte dich dazu, in deinem eigenen Leben ein passiver Zuschauer zu sein. Erschöpfung war ein Club, aber keiner, in dem ich Mitglied sein wollte!

Alle anderen schienen damit ganz gut zurechtzukommen, deshalb kam ich zu der Schlussfolgerung – wie Millionen von Müttern vor mir und unzählige andere, die noch kommen würden –, dass die Erschöpfung gar nicht das eigentliche Problem war, sondern ich. Damals war ich der Meinung, dass ich mein Baby nie im Leben weinend zurücklassen würde. Koste es, was es wolle. Ganz egal, ob ich zusammenbreche. Ich schwor mir, dass ich Tag und Nacht für mein Kleines sorgen würde und dass ich unter gar keinen Umständen zulasse, dass es sich abmüht. Es spielte keine Rolle, wie sehr ich litt – Hauptsache, mein Kind hatte alles, was es brauchte, und ich stand ganz oben auf dieser Liste. Ich musste mich einfach zusammenreißen, denn was für eine Mutter macht denn bei etwas mit, das scheinbar vernachlässigend, schädlich und grausam ist? Wer würde sich denn freiwillig für so etwas entscheiden? Vermutlich nur schlechte Mütter, nahm ich an.

Ich war damals, in meinem erschöpften und verletzlichen, unausgeschlafenen Zustand, unglaublich beeinflussbar, was Fehlinformationen über Schlaf anging, mit denen ich zwangsgefüttert wurde. Im Folgenden werde ich meine damaligen Überzeugungen zusammenfassen und direkt darunter auflisten, was ich heute weiß, dank der zwölf Jahre und einem umfassenden Training und Forschung in meinem Bereich (oh, und natürlich dem grenzenlosen Nutzen eines ausgeruhten Geistes).

Schlaftraining bedeutet, die Bedürfnisse meines Kindes zu ignorieren.
Schlaftraining nach der *Schlaft-schön!*-Methode funktioniert schnell, ist intuitiv und liebevoll. Es bedeutet niemals, ein Kind zu ignorieren.

Die Leute tun das nur aus egoistischen Gründen.
Es gibt nichts Egoistisches daran, ein menschliches Grundbedürfnis von dir und deinem Kind erfüllen zu wollen.

Eltern, die mit ihrem Baby Schlaftraining machen, versuchen, es bequem in ihr Leben zu integrieren.
Angemessene Ruhe für deine Familie haben zu wollen, ist nicht bequem, sondern unerlässlich.

Du solltest keinen Nachwuchs haben, wenn du nachts nicht von ihm geweckt werden willst.
Eine Mutter oder ein Vater zu werden, bedeutet nicht völlige Selbstaufopferung. Ein Elternteil, der am Ende seiner Kräfte ist, ist für niemanden von Vorteil.

Schlafunterricht wird die Bindung zwischen mir und meinem Kind kaputt machen.
Lang andauernde Erschöpfung schädigt die Bindung und bedroht Familienbande – mehr als ein paar Nächte Schlafunterricht das jemals tun könnten.

Kinder, die Schlaftraining hatten, haben Schwierigkeiten, Beziehungen aufzubauen.
Dafür gibt es keine Beweise, und in Wirklichkeit ist sogar das Gegenteil der Fall. Schlaftraining nach unserer Methode trägt zu Seelenfrieden, Gesundheit und Glück bei. Fester Schlaf ist wie Balsam für den Geist und damit auch für die Beziehungen, die wir mit anderen Menschen eingehen.

Mein Kind wird nur aufhören zu weinen, weil es lernt, dass ich sowieso nicht kommen werde.
Lernt es erst dann Fahrrad zu fahren, wenn es darauf verzichtet, dass wir dabei sind? Nein. Mein Kind hörte auf zu weinen, weil ich ihm beibrachte, sich sicher und selbstbewusst genug zu fühlen, um selbst damit aufhören zu können.

Mein Kleines wird sich verlassen fühlen, und sein Vertrauen in mich wird missbraucht.
Das Vertrauen eines Kindes in seine Eltern wird gestärkt, wenn alle Beteiligten emotional präsent und verfügbar sind. Die Forschung hat bestätigt, dass Schlaf außerordentlich dabei hilft.

Für Babys ist es nicht möglich, sich selbst zu beruhigen.
Jedes Mal, wenn es länger als einen Schlafzyklus durchschläft, beruhigt es sich selbst. Alle Babys werden mit der Fähigkeit ge-

boren, sich selbst zu beruhigen. Es ist bewiesen, dass wir Eltern diejenigen sind, die diesen natürlichen Prozess stören.

Für ein Kind unter drei Jahren ist es völlig normal, mehrere Male pro Nacht aufzuwachen und seine Eltern zu brauchen.
Es mag sein, dass manche Kinder das tun, aber das liegt nicht unbedingt daran, weil sie das müssen. Oft liegt es daran, weil sie noch nicht gelernt haben, sich selbst zu beruhigen. Vorausgesetzt, dass sie gesund sind und tagsüber gut gefüttert werden, müssen Babys, die zwischen sechs und acht Monate alt sind, nachts nicht aufwachen.

Selbst wenn es funktionieren sollte, wird es nicht von Dauer sein.
Wir hören oft von Familien, die auch Jahre später noch die Vorzüge eines erholsamen Schlafs genießen. Unser Schlaftraining ist von Dauer, weil unsere Methoden nicht nur das Problem beheben, sondern den Eltern auch die Hilfsmittel für zukunftssicheren Schlaf mitgeben. Viele Eltern erzählten uns, dass sie unsere Pläne benutzt haben, um bei allen nachfolgenden Babys für einen guten Schlaf zu sorgen!

Ich bin eine schlechte Mutter, wenn ich mich dafür entscheide, Schlaftraining zu machen, um selbst schlafen zu können.
Schlaf verschafft uns Zugang zu einer völlig neuen Werkzeugausrüstung an Energie, Geduld, Mitgefühl, Fürsorge, einem klaren Geist und einem offenen Herzen. Sehr nützliche Eigenschaften, die wir unseren Kindern und uns selbst zeigen können.

Die Wahrheit

Um zu begreifen, warum Schlaftraining in der Vergangenheit so einen schlechten Ruf hatte, ist es wichtig zu verstehen, woher die Argumente dagegen stammen.

Warnung: die folgenden Informationen enthalten zutiefst verstörende und möglicherweise triggernde Angaben bezüglich Vernachlässigung und Missbrauch von Kindern. Wenn du den Abschnitt lieber überspringen möchtest, dann tu das bitte!

Im Dezember 1989 wurde der abscheuliche rumänische Diktator Nicolae Ceaușescu entmachtet. Neben anderen schrecklichen Verbrechen hatte er unter anderem Frauen dazu gezwungen, mehrere Kinder zu bekommen, um das Wirtschaftswachstum des Landes anzukurbeln. An den Frauen wurden invasive Untersuchungen durchgeführt, um sicherzustellen, dass sie mindestens fünf Kinder zur Welt bringen könnten. Denjenigen, die zehn oder noch mehr bekamen, wurde die »Heldenhafte Mutter«-Auszeichnung verliehen. Ceaușescu verkündete: »Der Fötus ist das Eigentum der ganzen Gesellschaft.« Und: »Jede, die keine Kinder bekommen will, ist eine Deserteurin, die gegen die Gesetze der nationalen Kontinuität verstößt.«[3]

Als Folge von Ceaușescus Diktatur gab es in Rumänien irgendwann mehr als 100.000 Kinder, die in über 600 staatlichen Kinderheimen im ganzen Land lebten. Weil die Familien unkontrolliert wuchsen, konnten es sich viele nicht leisten, ihren Nachwuchs zu ernähren und zu versorgen. Tausende von Eltern verstießen jedes Jahr ihre Kinder, weshalb die Heime überschwemmt wurden.

In diesen Einrichtungen lebten sie unter menschenunwürdigen Bedingungen. Man ließ sie hungern, und ihre Windeln wurden nicht regelmäßig gewechselt. Oft war es extrem kalt, und es gab häufig Lungenentzündungen. Sie waren Schlägen, Demütigungen, sexueller Belästigung und emotionaler Vernachlässigung ausgesetzt.[4] Die grundlegendsten menschlichen Bedürfnisse wurden missachtet und missbraucht. Zwischen 1966 und 1989 starben 15.000 bis 20.000 Kinder in rumänischen Heimen. Erst 1989 wurde das Ceaușescu-Regime gestürzt, und Hilfsorganisationen wurden ins Land gelassen.

Die rumänische Studie

Eine Langzeitstudie mit 165 rumänischen Kindern, die Anfang der 1990er-Jahre nach Großbritannien gebracht wurden, untersuchte die verheerenden Auswirkungen auf die Kinder in ihrem späteren Leben.[5] Von denjenigen, die mehr als sechs Monate im Heim gewesen waren, hatten vier von fünf weitaus häufiger soziale, emotionale und kognitive Probleme. Zu den häufigsten gehörten Schwierigkeiten, sich auf andere Menschen einzulassen, tiefgehende Beziehungen aufzubauen, und Konzentrations- und Aufmerksamkeitsdefizite, die bis ins Erwachsenenalter andauerten. In dieser Gruppe war es drei- bis viermal wahrscheinlicher, dass sie als Erwachsene mit emotionalen Problemen zu kämpfen hatten, und mehr als 40 Prozent hatten schon mal Kontakt mit psychiatrischen Diensten gehabt. Obwohl sich ihr niedriger IQ mit der Zeit wieder normalisierte, war die Arbeitslosenquote bei ihnen höher als bei anderen adoptierten Kindern in Großbritannien.[6]

Vergleich des Unvergleichbaren

Vielleicht möchtest du hier eine kurze Pause einlegen, bevor du weitermachst. Zumindest wissen wir, dass wir das wollen. Es ist schon traumatisierend genug, sich diese Art der Vernachlässigung unschuldiger Kinder überhaupt vorzustellen, geschweige denn so etwas selbst zu erleben. Aber es ist wichtig, das zu tun, damit man hier die nötige Perspektive einnehmen kann. Die unmenschliche Behandlung, die diese Kinder ertragen mussten, ist barbarisch. Es kann nicht damit verglichen werden, einem Kind während einiger Nächte sanft das Schlafen beizubringen. Babys und Kinder, die Schlafunterricht bekommen, sind geschützt, warm, werden geliebt, gefüttert, sind gesund und von Natur aus sicher – sowohl im physischen als auch im psychischen Sinne. Sie werden nie ignoriert oder für längere Zeit allein gelassen. Ihnen wird weder monatelang menschlicher Kontakt verwehrt, noch werden sie körperlichem oder emotionalem Missbrauch oder Vernachlässigung ausgesetzt. Während des Schlaftrainings gehen Eltern liebevoll auf ihr Kleines ein, in der sehr kurzen Zeit, die es braucht, um zu lernen, sich selbst zu beruhigen. Solche Kinder werden über alle Maßen geliebt. Sie haben das große Glück, frische Nahrung zu essen, mit ihren Geschwistern zu spielen, sich im Freien aufzuhalten und freundlichen Menschen zu begegnen. Sie haben saubere, bequeme und sichere Schlafplätze und Spielsachen, die sie zum Lernen anregen. Ihnen ist warm, sie tragen Kleidung, ihre Windeln werden regelmäßig gewechselt. Sie haben Eltern, die sie so sehr lieben, dass sie ihrer Familie den bestmöglichen Schlaf ermöglichen wollen. Was mit diesen armen Kindern in Rumänien passiert ist, ist völlig unvergleichbar mit ein paar Nächten Schlafunterricht.

Umdeutung des Schlafunterrichts

Nachdem wir nun die leidenschaftlichsten Argumente gegen Schlaftraining untersucht haben, sollten wir uns einen Moment Zeit nehmen, um uns einmal genauer anzusehen, wie »schlecht« es wirklich ist, einem Kind Schlaf zu ermöglichen. Zunächst einmal ist es wichtig, über den Unterschied zwischen »in den Schlaf weinen« und »kontrolliertem Weinen« zu sprechen. Beim »in den Schlaf weinen« legst du dein Baby oder Kind in sein Bett und lässt es dort liegen, bis es irgendwann einschläft, ohne dass du noch etwas tust. Du schließt die Tür und kommst nicht mehr zurück. Das ist etwas völlig anderes als kontrolliertes Weinen, bei dem dein Baby während des ganzen Prozesses unterstützt und beruhigt wird. Bei *Schlaft schön!* praktizieren wir ein reaktionsschnelles, babygeführtes Ermöglichen, das den Eltern erlaubt, ihren eigenen Weg zu finden, basierend auf dem, was ihr Kind ihnen mitteilt. Durch unsere persönliche Unterstützung können Eltern auf einfühlsame Anleitung und auf das Fachwissen von einer unserer Schlafberaterinnen zurückgreifen. Während es Eltern gibt, die keine Proteste erleben, ist die Wahrscheinlichkeit größer, dass Mütter und Väter mit ein paar Nächten der Aufregung und des Widerstands konfrontiert werden. Die Tränen sind weder etwas, das der Schlafunterricht mit sich bringt, noch geht es darum, ein Kind weinen zu lassen. Vielmehr sind die Tränen (wenn sie kommen) eine Reaktion auf die Veränderungen, die die Eltern vornehmen, um die Schlafsituation zu verbessern. Gem hat einen genialen Spruch: »Das Ausmaß des Protests ist immer proportional zu dem, wie sehr die Veränderung gebraucht wird.« In anderen Worten: Je abhängiger das Kind von der Art und Weise ist, wie es Schlaf findet, desto schwieriger kann es sein, das rückgängig zu machen. Trotzdem werden fast alle Fälle, in denen sich die Schlafassoziation über ein Jahr aufgebaut hat, normalerweise innerhalb von einer oder zwei Wochen gelöst. Das ist wirklich bemerkenswert!

Es ist unwahrscheinlich, aber durchaus möglich, dass der Schlafunterricht sich für manche Familien ein paar Wochen lang sehr mühsam gestaltet, wenn es sich um besonders hartnäckige Fälle handelt oder wenn der Prozess durch Zahnen oder Krankheit unterbrochen wird. Aber selbst dann sprechen wir nicht von nächtelangem Weinen. Und wir sprechen auch nicht von einem Kind, das die Hälfte, ein Viertel oder ein Achtel der Nacht aufgewühlt ist. Wir sprechen von einer »liebevoll begleiteten Aufregung«, die eine Reaktion auf die gesunden, positiven Veränderungen ist, die du zum Wohle deiner Familie machst. Was »begleitete Aufregung« in Wirklichkeit bedeutet, ist, körperlich und emotional anwesend zu sein, um dein Kind beim Schlafenlernen zu unterstützen. Es heißt, es kontinuierlich zu beruhigen und zu trösten, und zwar jedes Mal, wenn es das braucht. Genau wie wenn man seinem Nachwuchs das Fahrradfahren beibringt, tritt man ein bisschen zurück, damit es dieses unschlagbare Gefühl des Könnens und des Erfolgs erleben kann. Aber du solltest trotzdem in der Nähe bleiben, damit du nach dem Sattel greifen kannst, wenn dein Kind anfängt zu wackeln. Zeige ihm durch dein Handeln, dass du immer für es da bist. Dass es darauf vertrauen kann, dass seine Bedürfnisse erfüllt werden und dass du sie richtig einschätzen kannst. Es bedeutet, ihm zu vermitteln, dass alles, was du tust, aus Liebe geschieht und es immer auf dich bauen kann. Dass du alles im Griff hast. Und dass du auch dein Kind im Griff hast.

Die meisten Familien erleben fast sofort einen Durchbruch, und zahlreiche Eltern berichten von einer absoluten Kehrtwende in der dritten bis fünften Nacht. Wenn es überhaupt keine Aufregung gibt, was häufiger vorkommt, als man denkt, sind sie oft überrascht, dass ihr Kleines schlafen wollte (und dazu auch in der Lage war). Letztendlich waren es die Eltern, die mit ihm gleichziehen mussten – und nicht umgekehrt. Immer wieder sagen Eltern, dass sie nur bedauern, nicht noch früher mit dem Schlaftraining angefangen zu haben.

Anders über das Weinen denken

Wir teilen unsere Sicherheitsgurt-Analogie gern mit den Eltern, die damit zu kämpfen haben, wenn ihr Kleines aufgebracht ist. Wenn sich dein Zweijähriger weigert, sich im Auto anschnallen zu lassen und deshalb verärgert und frustriert ist, würdest du doch auch nicht sagen: »Alles klar, mein Schatz. Wir können den Gedanken nicht ertragen, wenn du dich aufregst, also bleib ruhig unangeschnallt. Wir werden zwar 100 km/h fahren, aber hoffen einfach das Beste. Hauptsache, du regst dich nicht mehr auf.« Stattdessen würden die meisten darauf bestehen, dass das Kind aus Sicherheitsgründen angeschnallt bleibt, ganz egal wie wütend es ist. Als Eltern ist es unsere Pflicht, unseren Kleinen das zu geben, was sie brauchen, anstatt das, was sie wollen. Das bedeutet, wichtige und schwierige Entscheidungen zu treffen, was das Beste für sie ist, bis sie alt genug sind, um das selbst zu tun.

Eltern, die sich dafür entscheiden, Schlaftraining zu praktizieren, erzählen oft, dass es davor weitaus mehr Tränen gab als währenddessen – sowohl bei den Eltern als auch bei den Kindern. Selten geschieht es ohne Grund, wenn Familien Änderungen an ihrem Schlafverhalten vornehmen wollen. Diejenigen, die sich für Schlaftraining entscheiden, tun das, weil ihre derzeitige Situation für sie nicht funktioniert und ihr Leben ziemlich unerfreulich ist. Uns wurde schon häufiger, als wir uns erinnern können, erzählt, dass Schlafunterricht viel weniger stressig und tränenreich ist als eine durchschnittlich schlechte Nacht. Unsere *Schlaft-schön!*-Familien berichten uns, dass sie – wenn es beim Schlaftraining Tränen gibt – zumindest das Gefühl haben, positive Maßnahmen für eine Veränderung zu ergreifen, anstatt ein verstörtes und waches Kind zu wiegen, das sich genauso sehr wie die Eltern wünscht, endlich zu schlafen!

Keine Angst vor Tränen

Niemand will, dass sich sein Kind unnötig aufregt. Und ist es letzten Endes nicht auch unsere Aufgabe, sie zu beschützen und vor Schaden zu bewahren? Mütter sind seit ungefähr 200.000 Jahren darauf programmiert, herauszufinden, was mit ihrem Kleinen nicht stimmt, und das zu stoppen. Der Urinstinkt einer Mutter besteht darin, ihr Baby zu beruhigen, zu trösten und für sein Überleben zu sorgen. Es ist verständlich, wenn Weinen starke Gefühle hervorruft. Das ist völlig natürlich. Wir haben noch kein Elternteil getroffen, das sich keine Gedanken darüber macht, wie sehr sich sein Kind aufregt. Aber Eltern, denen es schwerfällt, Protest zu ertragen, sind nicht schwach oder für Schlaftraining ungeeignet, sie sind lediglich gute Eltern, die auf die wahren Bedürfnisse ihres Babys eingehen. Dies ist die perfekte Grundlage für diejenigen, die ihre Kleinen zum glücklichsten Schlafergebnis führen wollen.

Es ist wichtig, nicht zu beschönigen, wie sich Protest und Aufregung anfühlen können. Wir haben noch niemanden getroffen, der sein Baby gern weinen hört (Gott sei Dank!). Die meisten finden es schwer und einige sogar unerträglich.

Bei diesen Gefühlen geht es jedoch nicht immer nur ums Weinen. Manchmal geht es eher darum, wie Eltern dieses Weinen interpretieren und verinnerlichen. Zum Beispiel was Weinen, Stress und Mühen für sie in der Vergangenheit bedeutet, und wie sie sich dabei gefühlt haben. Eltern, die die Aufregung ihres Kindes als unerträglich empfinden, könnten dies vielleicht als Wegweiser betrachten, um etwas tiefer zu gehen, bevor sie mit dem Schlaftraining beginnen. Eves Gedicht kann dir dabei helfen, darüber nachzudenken, deine Bedürfnisse und die deines Kleinen voneinander zu trennen.

Es ist eine ziemliche Umstellung, die Aufregung deines Kindes umzudeuten und deine üblichen Reaktionen darauf zu ändern, aber es ist wichtig, daran zu denken, dass sich nichts ändern wird, solange *du* nichts änderst. Während des Schlaftrainings reagieren wir immer noch, kümmern uns immer noch, erfüllen wir immer noch seine Bedürfnisse, nur auf eine andere Art, die für deine Familie vielleicht viel besser funktioniert. Nur weil sich etwas schwer anfühlt, bedeutet das nicht, dass es falsch ist. Viele richtige und natürliche Dinge sind schwer. Nehmen wir nur mal die Geburt. Als Eltern ist es nicht unsere Aufgabe, zu verhindern, dass sich unsere Kinder aufregen oder sich abmühen. Ob es uns nun gefällt oder nicht, das Leben wird sie noch mit einer ganzen Reihe von Problemen konfrontieren, die sie bewältigen müssen. Bei vielen davon werden wir nicht anwesend sein, um sie zu unterstützen. Wenn wir sie diese Hindernisse nicht allein überwinden lassen, wenn wir dabei sind – was werden sie dann tun, wenn sie ohne uns auskommen müssen? Aber wenn wir geistig und körperlich ausgeruht genug sind, um unsere Kindern mit ausreichend

Liebe, spannenden Erlebnissen und dem stärksten Selbstbewusstsein auszustatten, werden sie alle Mühen, mit denen sie
sich konfrontiert sehen, mit Begeisterung in Angriff nehmen.
Sie können die Probleme somit selbst überwinden, während
wir sie vom Rand anfeuern. Viele Eltern fühlen sich befreit,
wenn sie lernen, die Aufregung ihres Kindes umzudeuten. Tränen bedeuten nicht, dass das, was du tust, falsch ist. Manche
Kinder weinen, wenn ihnen gesagt wird, dass sie das Spielzeug
nicht haben dürfen, auf das sie im Laden ein Auge geworfen haben. Aber wir kaufen ihnen nicht unbedingt das Spielzeug, nur
um Stress zu vermeiden (obwohl ich das, um ehrlich zu sein, in
einem Zustand großer Erschöpfung womöglich tun würde!).

Wenn wir es als Eltern schaffen, Probleme umzudeuten und
als etwas Positives zu betrachten, als eine Chance für Wachs-
tum und Triumph, dann können wir uns und unseren Kindern viel Druck nehmen. Wir können einen Schritt zurück
treten und ihnen den Raum und die Freiheit geben, damit sie
ihre eigenen einzigartigen Fähigkeiten und Lebenswerkzeuge
erforschen und entdecken. Wenn dein Kind Probleme hat, ein
Gefäß zu öffnen, du das erledigst und es ihm zurückgibst, dann
freut es sich natürlich, aber es wird nicht den gleichen Ausdruck auf dem Gesicht haben (oder das Gefühl des Stolzes),
wie wenn du das Gefäß vor der Rückgabe heimlich gelöst hast,
sodass es glaubt, es hätte das selbst geschafft. Dieses Gefühl des
Erfolgs ist ein direktes Geschenk. Wenn du als Erwachsener
mit dem Hubschrauber auf den Kilimandscharo geflogen wirst,
um die Aussicht über den Wolken zu sehen, wäre das natürlich
atemberaubend, würde sich aber nicht genauso anfühlen, wie
wenn du deinen hübschen Hintern neun anstrengende Tage
lang den Berg hochgeschleppt hättest. Triumph kann nicht
ohne vorangegangene Mühen existieren. Unsere Hoffnung ist,

dass du lernen kannst, ruhig neben deinem Kind zu sitzen, *während* es sich anstrengt, und ihm die einmalige Chance zu geben, die aber nur entstehen kann, wenn sein »Kampf« nicht im Keim erstickt wird.

Gesundes Loslassen

Selbstständiges Einschlafen ist nur eins von vielen Dingen, die unser Kind irgendwann lernen muss, wenn es sich in Sachen Schlaf sicher und geborgen fühlen soll. Nehmen wir das Krabbeln als Beispiel. Es gilt als erste Form der unabhängigen Bewegung. Es hilft, das Gleichgewichtssystem, das Sinnessystem, die Wahrnehmung, die Fähigkeit, Probleme zu lösen, und die Koordination eines Babys zu entwickeln und zu verbessern. Es ist jedoch nicht immer leicht, ihm dabei zuzusehen, wie es sich abmüht, das Krabbeln zu lernen. Als ich eine junge Mutter war, wurde »Bauchzeit« empfohlen. Das bedeutet, dass ich meiner Tochter erlaubte, sich ein bisschen auf ihrem Bauch liegend abzumühen, auch wenn sie es nicht mochte. Aber es war gut für sie.

Es gibt die Meinung, dass Schlaf nicht beigebracht werden kann. Es ist etwas, das einfach passiert, genau wie das Krabbeln. Dem stimme ich vollkommen zu. Genau wie die meisten Babys von Natur aus in der Lage sind zu krabbeln, sind sie auch von Natur aus in der Lage, zu schlafen. Als Eltern eilen wir normalerweise nicht zu unseren Kindern, wenn sie Krabbeln lernen, wir holen sie nicht aus einer Position und nehmen ihnen dadurch die Möglichkeit, es selbst zu schaffen. Was wir jedoch tun, ist – vielleicht als Folge grober Fehlinformationen laut denen wir immer reaktionsschnell sein müssen – stets herbeizueilen, um unser Baby zu »retten«, während es versucht, selbstständig schlafen zu lernen. Auf diese Weise rauben wir ihm ungewollt und unbewusst die Chance, etwas selbst zu tun, was es aber wunderbar auch allein schaffen würde. Das ist der Grund, warum zweite, dritte oder vierte Babys oft besser schlafen – ihre Eltern haben keine Zeit, immer sofort zu ihnen zu eilen und einzuschreiten, so wie beim ersten Kind. Und indem die Eltern nicht in der Lage sind, ständig einzugreifen, geben sie ihrem Nachwuchs die Möglichkeit, es selbst zu lernen.

Für uns bedeutet Liebe genauso sehr, unsere Kinder gehen zu lassen, wie sie festzuhalten. Wenige Minuten nach der Geburt wird die Nabelschnur, die Mutter und Baby miteinander verbindet, durchtrennt. Es ist die erste Trennung im Namen der Unabhängigkeit. Die erste von vielen weiteren, die noch folgen werden. In fast jeder Lebensphase unseres Kindes bringen wir ihm bei, ohne uns zu überleben. Wir lehren es zu essen und zu trinken, zu gehen, sprechen, klettern, schwimmen, lernen, fahren und ohne uns zu sein. Ein gesundes Loslassen ist ein wesentlicher Bestandteil der Liebe zu unserem Kind. Wir lieben es so sehr, dass wir ihm die Mittel geben, ohne uns zu leben.

Und wenn es nicht funktioniert?

Eine der wichtigsten Fragen, die ich hatte, bevor ich die beste Erziehungsentscheidung traf, war: »Was ist, wenn es nicht funktioniert?« Die ganzen falschen Informationen hatten mich dazu gebracht, zu glauben, dass Schlafunterricht nicht nur schädlich, sondern auch uneffektiv sei. Und wenn es doch funktionierte, wäre es nicht von Dauer. Jetzt weiß ich, dass das so weit von der Wahrheit entfernt ist wie nur möglich. Unzählige Studien haben eine Vielzahl von Verfahren angewandt (viele davon nach dem Zufallsprinzip), um das Argument zu untermauern, dass Schlaftraining effektiv und unglaublich vorteilhaft ist. Eine im Jahr 2006 durchgeführte Untersuchung von 19 Schlaftraining-Studien zeigte, dass sich der Schlaf in 17 der Studien verbesserte.[7] In dieser Untersuchung wurden mehr als 2.500 Kinder berücksichtigt. Weitere 14 Studien zeigten eine Verbesserung. Andere gaben die Ergebnisse des Schlaftrainings an, wenn die Eltern im selben Zimmer waren. In allen konnte man Verbesserungen sehen. Die Ergebnisse dieser Untersuchung, die von der *American Academy of Sleep Medicine* beauftragt wurde, besagen, dass Schlafunterricht zuverlässige und dauerhafte Veränderungen bewirkt. In allen 52 Studien erwiesen sich 94 Prozent als wirksam, wobei über 80 Prozent der Kinder eine signifikante Verbesserung ihres Schlafs zeigten. Diese positiven Auswirkungen auf den Schlaf dauern in der Regel länger als bis zur Sechs- oder Zwölf-Monats-Marke. Kinder, die Schlaftraining bekommen haben, schlafen mindestens ein Jahr später noch besser. Kurz gesagt: Es gibt viele Beweise, die darauf hindeuten, dass Schlafunterricht wirksam ist und den Schlaf verbessert. Zusätzlich zu den dokumentierten Beweisen hat unser Team selbst erlebt, dass Tausende von Familien ihr Leben verändert haben, dank der Wirksamkeit des Schlaftrainings nach unserer Methode. Die große Mehrheit erlebt eine Veränderung innerhalb von drei bis fünf Tagen, und die Vorteile sind buchstäblich endlos. Darüber hinaus ist es etwas, das viele Jahre anhält. Wir können es kaum erwarten, dass du ein paar *Schlaft-schön!*-Familien im nächsten Kapitel kennenlernst.

KAPITEL FÜNF

DIE KNALLHARTE WAHRHEIT ÜBER SCHLAF

Eine bittere Pille schlucken

Dieses Kapitel möchten wir mit einer sanften Warnung beginnen. Wenn du eine *müde* Mutter oder Vater bist, dann findest du diesen Teil des Buchs vielleicht am schwersten zu verdauen. Wir wissen aus erster Hand, wie aufwühlend es sein kann, wenn man erfährt, was für Auswirkungen Schlafmangel auf Körper und Geist hat. Aber wir müssen es dir erzählen und werden es nicht beschönigen, denn es ist höchste Zeit, dass die Eltern dieser Welt datengestützte Fakten zur Hand haben. Wir können dir nicht versprechen, dass das, was wir zu sagen haben, angenehm zu hören sein wird. Wir wissen alle, dass die Wahrheit manchmal wie eine bittere Pille sein kann. Was wir jedoch tun können ist, dir zu helfen, diese »Pille« mit einer erfrischenden Dosis Hoffnung hinunterzuspülen, die wir dir am Ende dieses Kapitels in Hülle und Fülle geben werden.

Eves Geschichte

Meine erste Begegnung mit den knallharten Fakten über Schlaf kam während meines 465. verzweifelten Google-Hilfeschreis. Ich tippte in die Suchleiste: »Kann man an Schlafmangel sterben?« Das ereignete sich zur gottlosen Stunde von vier Uhr, an einem düsteren und verzweifelten Morgen. Auf dem Bildschirm erschienen seitenweise Informationen über die Auswirkungen von Schlafmangel auf den menschlichen Körper und Geist. Bis zum Morgen überflog ich alles, was ich finden konnte. Meine Augen waren müde, aber weit aufgerissen, mein Mund stand offen, weil ich es nicht glauben konnte, was ich da las. Es war unmöglich, alles aufzunehmen, aber ein paar Fakten blieben für immer in meinem Gedächtnis hängen. Eine davon war die Entdeckung, dass Ratten nach nur elf Tagen ohne Schlaf sterben (oder sich in Erwartung des Todes selbst opfern).[8] Allein diese Tatsache war für mich wie ein Schlag ins Gesicht und entfachte in mir ein unstillbares Interesse am Thema Schlaf und wie sich ein Mangel auf unseren Körper und Geist auswirkt.

Seit diesem schicksalhaften Tag habe ich Dinge gelernt, die ich lieber wieder verlernen würde, wie zum Beispiel die Tatsache, dass regelmäßig weniger als sechs oder sieben Stunden Schlaf pro Nacht das Krebsrisiko mehr als verdoppelt.[9] Obwohl es meine Aufgabe ist, Familien zu helfen, den Schlaf für sich zu nutzen, würde ich vielleicht lieber nicht wissen wollen, dass Bluthochdruck, Adipositas, Diabetes, Herzinfarkt und Schlaganfall häufiger bei Erwachsenen vorkommen, die unter Schlafmangel leiden. Oder dass zu wenig Schlaf ein Hauptfaktor dafür ist, ob wir an Alzheimer erkranken.[10] Ein Teil von mir würde lieber nicht wissen, dass Frauen, die in Nachtschicht arbeiten, ein um 40 Prozent höheres Brustkrebsrisiko haben. 38 dänische Frauen, die in Nachtschicht arbeiteten, erhielten kürzlich eine Entschädigung, weil der Zusammenhang zwischen gestörtem Schlaf und Brustkrebs erkannt wurde.[11] Es war beunruhigend zu entdecken, dass eine Zunahme von Selbstmorden durch ein gestörtes Schlafverhalten bei Jugendlichen vorhergesagt werden kann[12] und dass Müdigkeit bei einigen der weltweit größten Katastrophen eine Rolle gespielt hat, wie zum Beispiel der Tragödie im Kernkraftwerk Tschernobyl.[13]

Ohne Schlaf ist es nicht nur schwieriger, sich zu konzentrieren und zu reagieren (ausgeruht sein ist unverzichtbar für die sichere Betreuung von Kindern), sondern wir sind auch nicht in der Lage, die Gehirnbahnen zu bilden und aufrechtzuerhalten, die wir benötigen, um zu lernen und neue Erinnerungen zu schaffen. Schlaf ist entscheidend für eine Reihe von Gehirnfunktionen, zum Beispiel wie Nervenzellen (Neuronen) miteinander kommunizieren. Jüngste Erkenntnisse des *National Institute of Neurological Disorders and Stroke* (dtsch.: Nationales Institut für neurologische Störungen und Schlaganfälle) deuten darauf hin, dass Schlaf schädliche Giftstoffe beseitigt, die mit Gehirndegeneration in Verbindung stehen.[14] Schlafmangel wird mit Depressionen, Angstzuständen, bipolaren Störungen und anderen psychischen Erkrankungen in Verbindung gebracht. Er hat Auswirkungen auf jede Faser und Funktion im Körper – von Gehirn, Herz und Lunge bis hin zu Stoffwechsel, Immunfunktion, Stimmung und Krankheitsresistenz. Die *Mental Health Foundation* (dtsch.: Stiftung für psychische Gesundheit) bezeichnete Schlaf kürzlich »für unsere physische und psychische Gesundheit als genauso wichtig wie Essen, Trinken und Atmen«.[15] Letztendlich ist er für das Überleben so unerlässlich wie Nahrung und Wasser. Ist Schlaf also wirklich etwas, auf das dein Kind verzichten sollte?

Wie viel Schlaf brauchen wir?

Bevor wir uns ansehen, was Schlafmangel anrichten kann, lass uns zuerst klären, was adäquater Schlaf bedeutet, okay? Die meisten Erwachsenen brauchen sieben oder acht Stunden Schlaf pro Nacht.[16] Vielleicht überrascht es dich zu erfahren, dass Leute, die unter chronischem Schlafentzug leiden, als Menschen gelten, die regelmäßig weniger als sieben Stunden Schlaf pro Nacht bekommen! Aber bevor dir jetzt der Kopf schwirrt (so wie unsere, als wir das erfuhren), vergiss nicht, dass ein gewisses Maß an gestörtem Schlaf völlig normal und im ersten halben Lebensjahr eines Babys auch zu erwarten ist. Darüber hinaus kann Schlaf vorübergehend durch kurze »Bedrohungen« gestört werden wie Zahnen, Krankheit, entwicklungsbedingte Veränderungen oder emotionale Aufregung wie die Geburt eines weiteren Babys, der Start in einer neuen Kinderbetreuungseinrichtung, ein Umzug oder ein Urlaub. Wir müssen erkennen, dass ein gewisses Maß an unruhigem Schlaf einfach dazugehört. Unruhiger Schlaf ist am Anfang des Lebens eines jeden Kindes völlig natürlich und genau so, wie es sein soll. Daran ist weder etwas falsch noch muss irgendwas in Ordnung gebracht werden. Aber wenn man akzeptiert, dass unruhiger Schlaf zu Beginn der Elternschaft einfach dazugehört, bedeutet das nicht, dass man sich Wochen, Monate und Jahre lang damit herumschlagen muss. Du hast zwar jedes Recht, den weniger erholsamen Weg zu gehen, aber du musst das nicht tun.

Vorteile des Schlafunterrichts für Erwachsene

Während der Schwerpunkt der Diskussion über Schlafunterricht auf den vermeintlichen Schäden liegt, konzentriert sich die wissenschaftliche Literatur auf die Vorzüge. Und zwar nicht nur für die Babys, sondern auch für die Eltern. Bei Erwachsenen, die ständig weniger als sieben Stunden pro Nacht schlafen, hat das verheerende Auswirkungen auf ihr Immunsystem und ihr Darmmikrobiom – ein Schlüsselsystem, von dem wir heute wissen, dass es eine wichtige Rolle für unsere allgemeine Gesundheit und unser Wohlbefinden spielt. Zu wenig Schlaf macht uns anfälliger für Diabetes, Unfruchtbarkeit, Fettleibigkeit und Herz-Kreislauf-Erkrankungen. Das Schlafbedürfnis ist die Lebensquelle eines Menschen – ohne Schlaf können auch unsere Herzen nicht optimal funktionieren.

Die Gefahren sind alles andere als harmlos. In Großbritannien gibt es jedes Jahr mehr Autounfälle, die durch Müdigkeit verursacht werden als durch Alkohol und Drogen. Schätzungsweise 30 Prozent der Todesfälle sind auf Müdigkeit zurückzuführen. In Amerika stirbt jede Stunde ein Mensch bei einem Autounfall durch Schlafmangel, jährlich sind das 1,2 Millionen. Vier Stunden Schlaf oder weniger erhöhen das Risiko eines Autounfalls um das 11,5-Fache.[17] Millionen von chronisch müden Eltern fahren ihr wertvollstes Gut umher, ohne sich dessen bewusst zu sein, dass sie genauso beeinträchtigt sind, als wenn sie betrunken wären.

Vielleicht ist das überzeugendste Argument für Schlafunterricht aus der Sicht der Eltern, dass es mütterliche Depressionen reduziert. In einer australischen Studie wurden 328 Kinder in zwei Gruppen aufgeteilt, von der die eine Schlaftraining erhielt und die andere nicht. Zwei bis vier Monate später waren die Mütter aus der Gruppe mit den schlaftrainierten Kindern weniger depressiv und hatten eine bessere körperliche Gesundheit.[18] Die Studien zeigen immer wieder, dass sich Schlaftraining auch positiv auf die psychische Gesundheit der Eltern auswirkt. Eltern von schlaftrainierten Kindern sind zufriedener in ihren Ehen, weniger depressiv und finden das Elternsein weniger anstrengend. Eine Studie zeigte eine bemerkenswerte Wirkung des Schlaftrainings auf die psychische Gesundheit der Mütter. 70 Prozent von ihnen erfüllten zu Beginn der Studie die Kriterien für eine klinische Depression, nach dem Schlaftraining waren es nur noch zehn Prozent.[19] Betrachtet man die Zahlen in Großbritannien, so könnte das möglicherweise bedeuten, dass bis zu 72.000 von ihnen pro Jahr von der mütterlichen Depression befreit werden könnten, wenn sie nur die nötige Ruhe bekämen.

Mütterliche Depression ist ein anerkanntes Risiko und ungünstig für die Entwicklung des Kindes. Zwei Drittel der klinisch signifikanten depressiven Symptome treten bei Müttern auf, die berichten, dass ihr Kind ein Schlafproblem hat.[20] Einige der faszinierendsten Ergebnisse stammten aus einer Studie, in der die Langzeitauswirkungen von Schlafunterricht auf mütterliche Depressionen und den Erziehungsstil sowie auf die psychische Gesundheit des Kindes und seinen Schlaf gemessen wurden. Die Kinder in der Studie waren zwei Jahre alt. Es stellte sich heraus, dass sich Schlafunterricht positiv auf die mütterliche Depression auswirkt. Außerdem fand man keine Hinweise zu langfristig negativen Auswirkungen auf die Erziehungspraktiken oder die psychische Gesundheit der Kinder. Diese Studie hat auf fachkundige Weise gezeigt, wie viel Schlafinterventionen zum Besseren verändern können, indem sie verhindern, dass Familien ein zweites Mal dem Schlafentzug erliegen, sobald sie die Hilfsmittel haben, um für sich den bestmöglichen Schlaf zu ermöglichen.

Viele Eltern sind besorgt, dass sich Schlaftraining negativ auf die psychische Gesundheit auswirkt – auf die ihres Kindes und ihre eigene. Die Beweise sind jedoch eindeutig: die Sicherheit und die Bindung des Säuglings verbessern sich nach dem Schlafunterricht. Eine kürzlich durchgeführte Studie untersuchte die Auswirkungen von kontrolliertem Trösten auf den Schlaf des Säuglings, auf Stress, auf spätere emotionale und verhaltensbedingte Probleme des Kindes und den Stress der Eltern.[21] Die Wissenschaftler maßen auch den Cortisolspiegel des Säuglings und der Mutter, indem sie ihren Speichel untersuchten. Sie taten das zum Zeitpunkt des Schlaftrainings und dann noch einmal drei Monate später. Die Säuglinge, die Schlafunterricht erhielten, schliefen nicht nur besser, sondern der Cortisolspiegel der Babys und der Mütter sank, was bedeutete, dass beide weniger Stress hatten. Die Ergebnisse zeigten, dass Schlaftraining keine Auswirkungen auf die Kind-Eltern-Bindung hat – weder zum Zeitpunkt des Unterrichts noch zwölf Monate später. Bei einer Nachuntersuchung ein Jahr darauf gab es keinen Unterschied zwischen den untersuchten Gruppen in Bezug auf emotionale und verhaltensbedingte Probleme des Kindes oder in Bezug auf eine sichere beziehungsweise eine unsichere Eltern-Kind-Bindung (diese Faktoren wurden mit dem »Fremde-Situations«-Test gemessen). Diese Studie liefert uns den bisher konkretesten Beweis, dass Schlafinterventionen wie kontrolliertes Weinen weder kurzfristige noch langfristige Schäden verursachen, gemessen am Cortisolspiegel des Säuglings und den validierten Bewertungen von emotionalen und verhaltensbedingten Symptomen des Kindes und der Eltern-Kind-Bindung.

Die Bindung zwischen Eltern und Kind war nicht das Einzige, was durch Schlafinterventionen positiv beeinflusst wurde. Die Eltern berichteten auch von einer Verbesserung von Appetit und Essverhalten und des Verhaltens am Tage. In einer im Jahr 2006 durchgeführten Untersuchung von Studien zum Thema Schlaftraining hieß es:

Unerwünschte Nebenwirkungen durch die Teilnahme an verhaltensbasierten Schlafprogrammen wurden in keiner der Studien festgestellt. Stattdessen fand man heraus, dass die Säuglinge sicherer, berechenbarer, weniger gereizt waren, weniger weinten und sich weniger aufregten.[22]

Eine Chirurgin zum Thema Schlaf:
Dr. Jenna Rao, Chirurgin

Als meine Tochter sechs Monate alt war, fütterte ich sie immer noch, bis sie einschlief, und jedes Mal, wenn sie aufwachte, war sie anderthalb Stunden wach. Aber wenn ich sie aus Versehen aufweckte, während ich sie in ihr Bettchen legte, bedeutete das, dass ich sie mindestens 45 Minuten lang füttern musste, um sie wieder zum Schlafen zu bringen ... ich war völlig am Ende.

An dem Tag, an dem wir Eve kontaktierten, um sie um Hilfe zu bitten, waren wir mittags Essen gewesen und ich war im Restaurant vor all unseren Freunden in Tränen ausgebrochen. Ich hatte meinen Mann angefleht, er solle »es in Ordnung bringen«, weil ich nicht mehr konnte. In ein paar Monaten sollte ich wieder arbeiten (als Chirurgin), und ich hatte keine Ahnung, wie ich es mit so wenig Schlaf schaffen sollte, zur Arbeit zu fahren, geschweige denn zu operieren. Ein Freund von der medizi-

nischen Hochschule empfahl mir »Schlaft schön!«, und so beschloss ich, es zu versuchen. Es war die beste Entscheidung, die ich als Mutter jemals getroffen habe, und heute ist meine Tochter fünf Jahre alt! Innerhalb von nur zwei Tagen schlief sie nachts bereits elf Stunden, tagsüber hielt sie zweimal ein zweistündiges Nickerchen (davor lag ihr Rekord bei 40 Minuten am Tag!).

Wir haben nie zurückgeschaut, und Lyla hat seitdem ausgezeichnet geschlafen. Eves »zukunftssicherer Schlaf« bedeutete, dass wir ebenfalls wussten, was zu tun war, wenn Lyla mal ein Nickerchen ausfallen ließ. Wir hatten ihr frühes Aufwachen im Griff, und als mein Sohn geboren wurde, schlief er, als er acht Wochen alt war, nachts bereits acht Stunden! Wenn jemand darüber nachdenkt, Schlaftraining auszuprobieren, dann kann ich Eve oder »Schlaft schön!« nur wärmstens empfehlen. Sie hat mich bei allem unterstützt und half mir, meinen Babys eine der wertvollsten Fähigkeiten des Lebens beizubringen – festen Schlaf!

KAPITEL SECHS

WARUM AKZEPTIEREN WIR SCHLECHTEN SCHLAF?

Durch die Gesellschaft geht ein ängstliches, demütiges Stöhnen, das dich warnt, dass diese Art von Schlaf nicht real ist und nicht erreicht werden kann und dass so etwas, selbst wenn es möglich wäre, nicht von Dauer sein wird. Du wirst dazu ermutigt, weiter zu kämpfen und deine Erschöpfung wie ein Ehrenabzeichen zu tragen. Dir wird gesagt, dass dir doch die Energie fehlt, um deinen Schlaf in Ordnung zu bringen, und dass dein Kleines nicht schläft, weil es nicht dazu bestimmt ist. Dass es normal ist, wenn dein Kind bis ins dritte Lebensjahr nachts ständig aufwacht, und dass du dich um es kümmern musst, so als ob es noch ein Neugeborenes wäre. Und dass der Wunsch nach besserem Schlaf egoistisch und maßlos ist. Ein Produkt der modernen Welt. Du wirst glauben, dass es deine Pflicht ist, 24 Stunden am Tag immer sofort für die Bedürfnisse deines Babys da zu sein, auch wenn es dich deinen Verstand kostet.

Woher kommen diese Vorstellungen?

Die Anti-Schlaftraining-Bewegung hat viele verschiedene Wurzeln, die wir jetzt mit dir untersuchen werden. Eine dieser Wurzeln kann bis zur Einführung der Bindungstheorie in England in den 1950ern zurückverfolgt werden. Diese Theorie, welche die entscheidende Bedeutung der emotionalen Bindung zwischen Elternteil und Kind betont, entstand dank der Arbeit des Psychoanalytikers John Bowlby und der Wissenschaftlerin Mary Ainsworth. Sie machte deutlich, dass die Störung – oder der Verlust – einer sicheren emotionalen Eltern-Kind-Bindung ein Kind emotional und psychisch bis ins Erwachsenenalter beeinträchtigen kann. Glücklicherweise öffnete diese Bewegung der Welt die Augen, wie entscheidend die ersten Lebensjahre eines Kindes sind.

Die Bindungstheorie neu überdenken

Kürzlich wurde argumentiert, dass die Beweise, auf die Bowlby seine Theorie stützte, schwach seien. Sie basieren weniger auf wissenschaftlichen Erkenntnissen, sondern eher auf einer Mischung aus persönlichen und kulturellen Vorurteilen. Dazu gehörte auch seine eigene Kindheit. Als eines von sechs Kindern wurde Bowlby von Kindermädchen in einem anderen Stockwerk des großen Hauses der Familie betreut. Mit seiner Mutter verbrachte er täglich nur eine Stunde, und seinen Vater sah er einmal in der Woche. Sein Lieblingskindermädchen ging, als er vier Jahre alt war. Mit sieben wurde er auf ein Internat geschickt. Er sprach offen über die Auswirkungen, die der Mangel an Bindung in seiner Kindheit auch noch im Erwachsenenalter auf ihn hatte.

Dr. Jerome Kagan, ein emeritierter Professor der Harvard University, wird von der *American Psychological Association* (dtsch.: Amerikanische Psychologische Gesellschaft) als der 22.-bedeutsamste Psychologe des 20. Jahrhunderts aufgeführt.[23] Er hält Bowlbys Überzeugung, dass das, was im ersten Lebensjahr passiert, den Rest des Lebens beeinflusst, für eine »unsinnige Vorstellung«. Problematisch ist an dieser Theorie, dass sie die tiefgreifenden Einflüsse von Geschlecht, Klasse, ethnischer Zugehörigkeit und Gesellschaft/Kultur auf die Entwicklung eines Kindes nicht berücksichtigt.

Ein weiteres Problem der Bindungstheorie liegt in der These, dass je mehr du deinem Kind gibst, desto besser es sich entwickeln wird. Wir würden jeden Elternteil dazu auffordern, sich einmal zu überlegen, ob es sich lohnt, alles zu geben, wenn man sich selbst dabei verliert. Anstatt krampfhaft zu versuchen, den Becher unseres Kindes mit dem letzten Rest, den wir haben, aufzufüllen, sollten wir uns stattdessen lieber die Zeit nehmen, uns um unseren Becher zu kümmern. Wenn wir das machen – durch das, was uns guttut, wie zum Beispiel Bewegung, andere Beziehungen, Praktiken, die uns einen klaren Geist und ein weiches Herz geben –, dann profitieren unsere Kinder unermesslich davon. Führen wir ein authentisches Leben, in Einklang mit dem, was uns Freude und Frieden bringt, schenken wir unseren Kleinen nicht nur eine glückliche Mutter, sondern geben ihnen auch die Erlaubnis, das Gleiche zu tun. Gibt es eine größere Lektion, die wir unseren Kindern beibringen können?

Eine Schlafberaterin:
Felicity Dutton, Integrative Therapeutin, MBACP

Wenn wir in Bestform sind, sind wir auch dazu in der Lage, unseren Kindern unser Bestes zu geben. Mit unser »Bestes« meine ich nicht, die perfekte Mutter zu sein. Inzwischen weißt du hoffentlich, dass »gut genug« mehr als genug ist! Stattdessen meine ich, dass unsere Kinder in unseren Augen Liebe, Freude, Hoffnung und Wunder sehen sollten und nicht den angespannten, starren Blick voller Angst und Groll, den der Schlafentzug mit sich bringt. Erwachsene brauchen zwischen sieben und neun Stunden Schlaf pro Nacht für eine optimale körperliche und geistige Gesundheit. Wenn wir ständig weniger schlafen, kann das unser Wohlbefinden, Urteilsvermögen und sogar unseren Realitätssinn stark beeinträchtigen. Schlafmangel kann zu Depressionen und Angstzuständen führen und diese verschlimmern – zwei Feinde, die unsere Erfahrung als Mutter bedrohen. Extreme Müdigkeit raubt uns die Fähigkeit, die Zeit mit unseren Kindern zu genießen und Erinnerungen mit ihnen zu sammeln. Bekommen wir hingegen den Schlaf, den wir brauchen, profitiert die ganze Familie körperlich und geistig davon. Allzu oft steckt eine Mutter ihre ganze Energie und Ressourcen in ihre Familie und denkt erst später darüber nach, was sie selbst braucht. Stell dir mal vor, was für ein Geschenk es wäre, unseren Kindern beizubringen, sich gut um sich selbst zu kümmern, indem wir das Gleiche für uns tun. Und wo könnte man besser damit anfangen als mit dem erholsamen Wunder des Schlafs?

Es ist nicht nur Bowlbys umstrittene Wissenschaft, die in letzter Zeit genauer unter die Lupe genommen wird. Der Kinderarzt William Sears ist vielleicht einer der berühmtesten Befürworter der Bindungstheorie. Eine der zentralen Warnungen seiner Arbeit lautet, dass Babys, die zu viel weinen, einen dauerhaften Hirnschaden erleiden könnten, was zu einem niedrigeren IQ, Verhaltensproblemen und mehr führt. Um seine Behauptungen zu beweisen, erklärt er, dass das Stresshormon Cortisol in Zeiten der Not den Körper durchflutet. Dies hindert Gehirnzellen daran, gesunde Verbindungen herzustellen. Als Folge davon ergeben sich Entwicklungs- und kognitive Verzögerungen. Das ist ziemlich problematisch, weil zwei der vier Studien, die er als Beweis anführt, an Rattenjungen durchgeführt wurden sowie an einer Gruppe mit nicht menschlichen Primaten. Die einzige Untersuchung mit menschlichen Babys war eine deutsche Studie mit 70 Säuglingen, wenige Monate alt, in der Kita. Es war nicht überraschend, dass sie aufgrund der Trennung von ihren Müttern bereits unter erhöhtem Stress standen. Hinzu kommt, dass in drei der Studien, in denen es ums Weinen ging, Babys untersucht wurden, die bereits unter Koliken oder »permanentem Weinen« litten, was darin resultierte, dass sie sich trotz elterlicher Beruhigungsversuche nicht trösten ließen. Einmal mehr muss man sagen, dass diese Studie komplett aus dem Kontext gerissen ist, wenn man bedenkt, dass eine andere Studie mit gesunden Babys, die während des Weinens liebevoll begleitet werden, ganz anders ausfallen würde.

Die Rolle des Patriarchats

Es ist wichtig, zur Kenntnis zu nehmen, dass die Idee der Bindung direkt nach dem Zweiten Weltkrieg aufkam, als die Menschheit großes Interesse an psychologischen Traumata hatte und Eltern auf die Starrheit ihrer eigenen Erziehung reagierten. Es herrschte endlich Frieden – ein Luxus, der es ermöglichte, wichtige Fragen zu stellen wie zum Beispiel die, wie ein glückliches und erfolgreiches Leben aussieht. Bowlbys Antwort darauf lautete: Wenn eine Mutter in den ersten ein oder zwei Lebensjahren des Kindes liebevoll, zärtlich und konsequent ist, bleibt ihr Sprössling für immer vor Angst und Depressionen geschützt. Dies wurde mit Begeisterung aufgenommen. Das lag zum Teil daran, dass es an *Ängste* appellierte, dass Frauen arbeiten gingen. Viele junge Mütter traten ins Berufsleben ein und mussten deshalb eine Kinderbetreuung finden. Als Mütter in den 1960er-Jahren in Amerika begannen, außer Haus zu arbeiten, warnten Zeitungsartikel in Europa und Amerika davor, welch schlimme Folgen dies haben würde. Die Proteste gegen berufstätige Frauen waren so stark, dass sie die Einführung von Kitas in Amerika verzögerten. Die Vorstellung, dass das, was eine Mutter während der ersten Lebensjahre ihres Kindes tut, das absolut Wichtigste für den Nachwuchs sei, ließ die Frauen zu Hause bleiben. Sie waren zu beschäftigt (und wahrscheinlich auch zu müde), um die Männer zu hinterfragen, die darüber entschieden hatten, wie die Frauen ihr Leben führen sollten.

Es besteht kein Zweifel daran, dass Kinder, die in den ersten Lebensjahren schwere Vernachlässigung oder Misshandlung erlitten haben, dadurch auch später noch psychisch geschädigt sind. Schlafunterricht stellt allerdings keine schwere – oder leichte – Vernachlässigung oder Misshandlung dar. Die Forschung spricht eine deutliche Sprache, wenn sie uns sagt, dass Schlaftraining das Gegenteil von dem bewirkt, was ihm vorgeworfen wird. Es stärkt die Verbundenheit, verbessert familiäre Bindungen sowie die psychische Gesundheit der Mütter. Es reduziert Stress und gibt jedem Kind die Eltern, die es verdient. Eltern, die ausgeruht genug sind, um das Wunder der Welt, in der wir leben, zu erleben und zu teilen.

Kates Geschichte

Völlig verschämt wandte sich Kate an uns. Bei der Frau eines Hausarztes war während der ersten Schwangerschaft Brustkrebs diagnostiziert worden. Sie musste einige unglaublich schwierige Entscheidungen bezüglich ihrer Schwangerschaft treffen und beschloss, die Behandlung zu verschieben, bis das Baby auf der Welt war. Kurz nach der Geburt ihres Sohnes begann sie mit den lebensrettenden Maßnahmen. Ihre Ärzte hatten ihr wegen der Chemotherapie dazu geraten, ihr Baby nicht zu stillen und ihm stattdessen Muttermilchersatznahrung zu geben, außerdem würde sie wegen der Behandlung einige Zeit von ihm getrennt sein. Als Kate in Remission ging, war sie überglücklich, dass der Albtraum vorbei war. Aber gerade als sie begann, sich in ihrem neuen Alltag zurechtzufinden, überkam sie das Gefühl, in Scham und tiefer Enttäuschung zu ertrinken. Da sie gezwungenermaßen von ihrem Baby getrennt worden war, hatte sie das Gefühl, als hätte man ihr diese kostbaren ersten Wochen geraubt. Und nicht in der Lage gewesen zu sein, es zu stillen – etwas, wovon sie immer geträumt hatte –, hinterließ bei ihr Schuldgefühle. Kate wandte sich an einen bekannten Vertreter der bindungs-

orientierten Erziehung und des Stillens, um sich zu beruhigen und sich beraten zu lassen. Traurigerweise wurde ihr
jedoch gesagt, dass es ein großer Fehler gewesen sei, ihrem
Sohn Muttermilchersatznahrung gegeben zu haben. Man
sagte ihr, sie hätte ihn stattdessen mit gespendeter abgepumpter Milch aus einer Milchbank füttern sollen. Kate erzählte uns, dass sie sich noch nie so geschämt und allein
gefühlt hatte. Als sie Unterstützung suchte, hatte sie darauf
vertraut, dass ihr jemand helfen würde, aber stattdessen
stieß sie auf Feindseligkeit und Verurteilung. In Kates eigenen Worten waren die Wut und die Beleidigungen zu viel
für sie. In einer Zeit, in der sie nach einem Rettungsanker
suchte, nach einer Atempause von der alles verzehrenden
Schuld, stieß sie auf Kritik wegen der Entscheidungen, die
sie getroffen hatte, um schlichtweg zu überleben. Kate erzählte uns, dass sie Monate brauchte, um den Mut aufzubringen, erneut um Hilfe zu bitten. Sie erzählte, sie habe die
Nachricht an uns sechsmal getippt, sich aber nicht getraut,
auf »Senden« zu klicken, weil sie sich davor fürchtete, eine
weitere böse Antwort zu erhalten. Stattdessen erhielt sie
von Gem eine tränenreiche Sprachnachricht, ein offenes
Ohr und all die Unterstützung, nach der sie sich gesehnt
hatte. Letzten Endes brauchte Kate nie einen Plan von uns,
aber sie sagte, dass ihr die Gespräche mit uns dabei geholfen hatten, einigen dieser schrecklichen Gefühle ein Ende
zu setzen, was bedeutete, dass unsere Arbeit getan war!
Danke, Kate, dass wir ein kleiner Teil deiner Reise sein durften und dass du uns erlaubt hast, deine Geschichte zu erzählen. Du bist unglaublich mutig!

Das Bedürfnis, gesehen und gehört zu werden

Wir verstehen, dass Eltern, die wie Kate völlig erschöpft sind, gehört und gesehen werden müssen, und zwar schnell. Sie können keinen Moment länger warten. Wenn ihnen, nachdem sie ihre Geschichte erzählt haben, gesagt wird, sie sollen mit ihrem unruhigen Schlaf einfach so weitermachen wie bisher, dann ignoriert man ihre Probleme. Wenn Verzweiflung auf Zurückweisung trifft, läuft es letztendlich darauf hinaus, dass Eltern ihre Gefühle runterschlucken und diese nicht mehr mit anderen teilen. Wie Felicity Dutton, eine unserer integrativen Therapeutinnen erklärt:

»Wenn wir um Hilfe bitten, müssen wir normalerweise einige tief verwurzelte Gedanken und Gefühle über uns beiseiteschieben. Einige davon könnten sein ›Ich sollte keine Hilfe brauchen‹, ›Ich sollte besser damit zurechtkommen‹ und ›Warum schaffe ich das nicht selbst?‹ Wenn diese Bitte um Unterstützung auf Ablehnung oder Verleugnung trifft, wird unser Problem als unwichtig abgetan, als Überreaktion oder als ›keine große Sache‹. Das kann dazu führen, dass wir verletzt sind und nur zögernd wieder um Hilfe bitten werden. Es verstärkt auch die Gefühle, durch die wir uns zuerst kämpfen mussten, um nach der Unterstützung zu bitten, die wir so verzweifelt suchen.«

Ungehörte Gefühle

Ungehörte Gefühle, die so stark sind wie diese, lösen sich nicht einfach in Luft auf. Wie wir nur allzu gut wissen, muss das, was reingeht, auch irgendwann wieder raus! Unausgesprochene Verzweiflung äußert sich in Ärger, Verbitterung und Feindseligkeit. Bleibt die Verzweiflung unerkannt, nagt sie an der Seele und breitet sich aus. Das äußert sich oft in unserem Umgang mit den Menschen, die wir am meisten lieben. Eve macht keinen Hehl daraus, dass sie ihrem Mann gegenüber bereits brutale Gedanken hatte. Zum Glück wusste sie durch unsere Arbeit, dass aufdringliche, quälende Gedanken zum Menschsein dazugehören. Kommt dann auch noch Erschöpfung hinzu, kann man sich vorstellen, wie sich solche Gefühle entladen können. Millionen von Müttern haben schon ihren Ärger und ihr Bedauern an denjenigen ausgelassen, die sie lieben. Sie müssen dabei unterstützt werden, sich von der Ursache der Probleme zu befreien (gefährlich wenig Schlaf) und nicht dafür gescholten und zum Weitermachen aufgefordert werden. Traurigerweise sind Geschichten wie die von Kate nicht ungewöhnlich. Frauen erzählen uns oft, dass sie von Schlaftrainingsgegnern beschämt, angeprangert, angegriffen, unter Druck gesetzt und verhört wurden. Sie berichten davon, dass ihre Erfahrungen mit einigen Mitgliedern der angeblich »fürsorglichen bindungsorientierten Gemeinschaft« in Wirklichkeit mit Aggression, Feindseligkeit und Panikmache gespickt waren.

Sallys Geschichte

Als ich begann, nach Hilfe zu suchen, hatten wir bereits die letzten zwei Jahre damit verbracht, lediglich fünf bis sechs Stunden pro Nacht zu schlafen. Drei- bis viermal wachte ich auf, um mein zweijähriges Kind zu füttern. Ich war eine überzeugte Anhängerin der bindungsorientierten Erziehung, laut der das Schlaftraining Teufelszeug ist. Ich besorgte mir das damals beliebteste Buch zum Thema und geriet in Panik, als ich es überflog. Es fühlte sich so fremd für mich an. »Lege dein Baby auf eine kalte Oberfläche, um es aufzuwecken ...« WAS?! Da gab es keine Wärme und Liebe. Ich reagierte stattdessen mit dem Klassiker »Nutze das Internet, um Leute zu finden, die auf deiner Seite sind, und um deine Meinung zu beweisen«. Schnell fand ich Menschen, die sagten, dass Schlaftraining nichts als Geldmacherei sei, dass die Bücher von Kindermädchen geschrieben würden, die selbst keinen Nachwuchs haben, und dass das Elternsein eben schwer sei und man einfach weitermachen müsse, dass Babys nicht dazu bestimmt seien, um zu schlafen, bla bla bla. »JA«, dachte ich mir, »ja!« Als mir eine liebe Freundin die Details über *Schlaf schön!* schickte, bedankte ich mich höflich, während ich jedoch im Stillen mit den Augen rollte und mir dachte: »Na toll – wieder jemand, der mir beibringen will, wie ich meine Kinder am besten ignorieren kann!«

Dann aber begann ich die Beiträge zu lesen, schaute mir die Filme an und dachte mir: »WARTE MAL ... Diese Frauen sind die Miss Honeys des Babyschlafs?!« Ich MOCHTE sie tatsächlich, sie waren echte Eltern, so warmherzig, liebevoll und freundlich, aber auch so wirkend, als ob man mit ihnen Spaß haben könnte, zugleich wiederum nicht zu süß. Innerhalb weniger Tage waren all meine Vorurteile über das »grausame« Schlaftraining wie weggeblasen. Eve und Gem schienen die Art von Müttern zu sein, die ich für meine Tochter haben wollte.

Bevor wir anfingen, waren die Nickerchen ebenfalls eine Katastrophe. Jeder Versuch, meine Kleine zum Schlafen zu bringen, bedeutete, dass ich mich neben sie legen musste, was mich jedes Mal frustrierte, weil ich im Geiste die Liste der Aufgaben vor Augen hatte, die noch zu erledigen waren. Nach 45 Minuten brach ich ab, wir waren beide völlig erschöpft. Irgendwie ist es herzzerreißend, wenn man bedenkt, wie schwierig das Leben war, bevor wir den Schlaf für uns möglich machten. Früher hatte sie extreme Wutanfälle. Ich musste mich mit ihren Emotionen auseinandersetzen (die sie aufgrund ihres Schlafmangels nicht regulieren konnte). Gleiches galt für mich. Es war ein Teufelskreis.

Mittlerweile gebe ich ihr jeden Abend einen Gute-Nacht-Kuss, UND SIE SCHLÄFT GLÜCKLICH UND ZUFRIEDEN GANZ VON ALLEIN EIN!!! Im Ernst, du hast keine Ahnung, wie extrem anhänglich und abhängig sie von meinen Brüsten war! Ich dachte wirklich, das würde sich wohl erst im Schulalter ändern! Das andere Wunder ist, dass sie bei meinem Mann mittlerweile sogar noch besser einschläft als bei mir. Zweieinhalb Jahre lang war ich die Einzige, die sie ins Bett bringen konnte!

Ich habe das Gefühl, als hätte ich mein kleines Mädchen wieder, sie hat ihre Mama, und mein Mann hat seine Ehefrau wieder zurück! Der Unterschied zu früher ist riesig. Sie ist ein wunderbarer Wirbelwind und hat immer noch ab und zu einen Trotzanfall, aber anstatt daraufhin selbst zu explodieren, reagiere ich heute mitfühlend und beruhige sie. Nicht nur, dass ich nicht mehr die schreiende Mutter bin, sondern ich habe auch angefangen, etwas Gewicht zu verlieren, wieder Sport zu treiben und fühle mich energiegeladener als früher. Mein Mann und ich LACHEN wieder zusammen und führen sogar Gespräche mit richtigen Sätzen und Wörtern, anstatt uns böse anzuknurren, wer am meisten Schlaf bekommen hat. Ich habe jetzt eine großartige Hautroutine und schleiche nicht mehr wie ein Ninja ins Bett, sondern habe stattdessen mehrere Stunden zwischen meiner Schlafenszeit und der meiner Kinder für mich.

Ich kann gar nicht zum Ausdruck bringen, wie sehr ich damals gegen das Schlaftraining war. Ich stellte mir die stillen Heimkinder in Rumänien vor, die nicht weinten, weil sie wussten, dass sowieso keiner kommen würde. Gequält las ich, wie ihre Gehirne mit Cortisol durchflutet wurden, auch wenn sie nicht weinten. Wenn ich diese Mythen doch nur früher durchschaut hätte! Mir fiel auf, wie oft am Tag meine Tochter Trotzanfälle hatte und dass das die Zeiten waren, in denen ihr Gehirn mit Cortisol durchflutet wurde! Erst als ich ausgeruht war, konnte ich erkennen, dass ich uns beiden unbewusst den Schlaf geraubt hatte. Das war noch unverantwortlicher gegenüber ihren Bedürfnissen als das Schlaftraining!

Der *Schlaft-schön!*-Schlafunterricht wird mit sehr viel Liebe durchgeführt! Du bist währenddessen bei deinem Kind, hörst ihm zu und beruhigst es. Die Ergebnisse sind erstaunlich! Ich glaube nicht, dass es ein besseres Geschenk gibt, das du deinem Kleinen und dir selbst machen kannst als Schlaf!

Zehn Lügen, die müden Eltern erzählt werden

1. Es ist, wie es ist, und du kannst nichts daran ändern
2. Babys sind nicht zum Schlafen bestimmt
3. Es ist biologisch normal, dass Kinder nachts aufwachen (du sollst dann abrufbereit sein, aber es wird nicht erklärt warum)
4. Es kann einige Jahre dauern, bis du wieder schlafen wirst
5. Dein Baby ist nur einmal jung, also genieße es, solange du kannst
6. Du kannst schlafen, wenn dein Baby schläft
7. Schlaftraining ist vernachlässigend und lieblos
8. Es schadet deinem Kind, wenn du zulässt, dass es sich aufregt
9. Es wird nur aufhören zu weinen, weil es die Hoffnung aufgegeben hat
10. Selbst wenn das Schlaftraining funktioniert, muss es ständig wiederholt werden, weil es nicht von Dauer ist

Wahrheiten, die man müden Eltern erzählen sollte

1. Langfristige Erschöpfung ist für jedes menschliche Wesen unerträglich und untragbar – wie gut dein Baby schläft, ist kein Spiegelbild von dir
2. Es ist normal, intensive Wut und emotionale Unbeständigkeit zu fühlen, wenn man erschöpft ist
3. Es kann passieren, dass man schwierige Gefühle an denjenigen auslässt, die man liebt

4. Es ist kein Zeichen von Schwäche, wenn man weiß, wie man Schlaf in Ordnung bringt, sondern normal

5. Du musst nicht so lange mit zu wenig Schlaf auskommen

6. Millionen von anderen Menschen empfinden das Gleiche wie du, aber ihre Gefühle wurden zum Schweigen gebracht

7. Es ist mutig und klug, nach professioneller Hilfe zu suchen, auch wenn es um Schlaf geht

8. Es gibt bestimmte, positive Maßnahmen, die ergriffen werden können, um den Schlaf zu verändern

9. Es gibt eine unbegrenzte Menge an mitfühlender, liebevoller Unterstützung

KAPITEL SIEBEN

DIE WICHTIGKEIT VON SCHLAF

Die Wichtigkeit von Schlaf für Säuglinge und Kleinkinder

Das menschliche Bedürfnis nach Schlaf beginnt nicht erst, wenn eine Person achtzehn wird. Seit Beginn der menschlichen Existenz spielt Schlaf eine wichtige Rolle. Ein Fötus verbringt die meiste Zeit schlafend im Mutterleib. Im letzten Trimester gibt es einen nie dagewesenen Anstieg an REM-Schlaf, den der Fötus braucht, um sich auf die anstrengendste Aufgabe vorzubereiten, der sich ein Mensch jemals stellt.[24] In der Woche vor der Geburt gibt es den meisten REM-Schlaf, den ein Mensch je haben wird. Dieses Bedürfnis nach REM-Schlaf dominiert in der frühen Entwicklungsphase, in der das Gehirn die größte neurologische Entwicklung durchläuft. Während des Übergangs vom Neugeborenen zum Kind ist der Schlaf eine der wichtigsten Aktivitäten des Gehirns. Schlaf spielt eine zentrale Rolle bei der frühen Entwicklung des Gehirns, insbesondere für das Lernen und das Gedächtnis sowie für die emotionale Regulierung in den ersten Lebensjahren.[25] Studien zeigen, dass zehn Monate alte Babys, die nachts gut schlafen, ein ausgeglicheneres Temperament haben, zugänglicher und anpassungsfähiger sind.[26] Kinder, die weniger schlafen, haben hingegen Schwierigkeiten, ihre Emotionen zu regulieren. Bei ausgeruhten Säuglingen verläuft das Loslassen von ihrer Bezugsperson unbeschwerter. In einer Studie mit gut ausgeruhten und weniger entspannten Babys zeigte sich, dass die »müde Gruppe« bei einer kurzen Trennung von der Mutter schneller frustriert und gestresster war. In mehreren Studien zu Maßnahmen, die den Schlaf von Säuglingen verbesserten, stellten Eltern fest, dass ihre Babys sicherer, berechenbarer, weniger reizbar und weniger wählerisch waren. Kürzlich wurde gefordert, Schlaf bei der Betrachtung von Entwicklungsverzögerungen oder Verhaltensproblemen, besonders im ersten Lebensjahr, zu berücksichtigen.[27]

Ausreichend guter Schlaf ist ein wichtiger – und oft unterschätzter – Schutzfaktor für Kinder. Er hilft ihnen dabei, ihre Gehirne und Körper zu regenerieren, Informationen und Erinnerungen zu verarbeiten und das Immunsystem zu stärken. Schlaf schützt vor Fettleibigkeit und fördert die Konzentration, das Lernen und das Verhalten.

Als wir gerade dabei waren, diesen Abschnitt des Buches zu schreiben, meldete sich eine Mutter bei uns und erzählte von ihrer Tochter, die seit ihrer Einschulung im September letzten Jahres nur noch sechs bis acht Stunden unruhigen Schlaf pro Nacht hatte. Die Lehrerin rief an, um zu erzählen, dass das Kind Probleme in der Schule hatte, aber sie fühlte sich zu hilflos, um etwas daran zu ändern. Es dauerte nicht nur viele Stunden, bis das Mädchen überhaupt einschlief, sondern es wachte auch alle paar Stunden auf und hatte Albträume. Es litt unter einer Nahrungsmittelallergie, und bei ihr wurde eine Schlafstörung diagnostiziert. Viereinhalb Jahre hatte diese Familie mit gestörtem Schlaf zu kämpfen, was sie psychisch und physisch kaputt machte und die Eltern als Paar fast zerstört hätte. Die Mutter erzählte: »Es kostete uns Freundschaften, unsere Gesundheit und manchmal sogar unseren Verstand.« Diese Familie war am Ende. Obwohl sie sich ziemlich sicher waren, dass ihnen nicht mehr geholfen werden konnte, besorgten sie sich den Plan, allerdings mit »extrem niedrigen Erwartungen«. Aber sie wussten, dass sie so nicht mehr weitermachen konnten. Sie hofften, dass es ihnen zumindest dabei helfen könnte, wenigstens ihre Abende wieder in den Griff zu bekommen, damit sie mit den gestörten Nächten besser fertigwerden könnten. Nach vier Nächten, in denen sie unseren Plan befolgt hatten, schlief das kleine Mädchen bereits zwölf Stunden. Praktisch über Nacht hörten die Albträume auf. In der Schule hat es inzwischen keine Probleme mehr, und die Lehrerin kann es kaum glauben. Seit fünf Monaten genießt die Familie nun schon festen Schlaf, und ihr Leben hat sich für immer verändert.

△ **Eine Schulleiterin über Schlaf:** Alanda Phillips Schulleiterin der Leweston Prep, Dorset

Kinder, die am Tisch in sich zusammensacken und laut gähnen, sind bei Weitem nicht die einzigen Folgen des Schlafmangels, die Lehrer jeden Tag miterleben. In meinen 15 Jahren als Lehrerin, davon die letzten fünf als Schulleiterin, habe ich Hunderte von Kindern gesehen, die ihr Potenzial nicht voll ausschöpfen konnten, weil sie einfach zu erschöpft waren. Ein müdes Kind kommt ohne den Antrieb und die Entschlossenheit in die Schule, die es je-

doch braucht, um erfolgreich zu sein. Es kann nicht klar denken, weil sich sein müdes Gehirn abmüht und schon bald aufgibt. Unter unseren Erstklässlern sehen wir das hauptsächlich bei denjenigen, die sich nicht in das Schulleben integrieren können, unter emotionalen Ausbrüchen leiden und Probleme haben, Freundschaften einzugehen. In Zusammenarbeit mit den Eltern stellen wir oft fest, dass unregelmäßiger und unruhiger Schlaf die Ursache dafür sein könnte. Eine Verbesserung des Schlafverhaltens und der Schlafdauer führt immer zu einer stärkeren emotionalen Stabilität. Ein Kind, das gut geschlafen hat, kommt ausgeglichen, glücklich und lernbereit in die Schule. Es entwickelt die nötige Widerstandsfähigkeit, um sich bei Schwierigkeiten nicht unterkriegen zu lassen, ist in der Lage, Kompromisse einzugehen, zu kommunizieren, und kann generell viel besser Beziehungen aufbauen und aufrechterhalten. Man kann gar nicht oft genug betonen, welche Auswirkungen guter Schlaf auf alle Aspekte der Entwicklung deines Kindes in der Schule hat, ganz zu schweigen von den Vorteilen auf das Familienleben.

Im Alter von zehn Jahren zeigen sich langfristige Auswirkungen. Unruhiger Schlaf und frühe Erschöpfung führen dazu, dass Kinder demotiviert sind. Sie können die Erwartungen, die an sie gestellt werden, nicht erfüllen. Wenn die Schlafenszeiten immer später werden und sich die Hormone in der Vorpubertät zwischen dem neunten und zwölften Lebensjahr verändern, sehen wir, dass sie nicht nur in schulischer Hinsicht stark beeinträchtigt sind, sondern auch einen Mangel an emotionaler Resilienz haben, die sie jedoch brauchen, um mit bevorstehenden Veränderungen besser umgehen zu können. Wenn Lehrer

> *Klassen mit gut ausgeruhten Schülern hätten, würden die Fortschritte im ganzen Land zweifellos steigen, und darüber hinaus kämen wir der Entwicklung einer glücklichen, widerstandsfähigen Generation einen Schritt näher. Ich bitte dich, dafür zu sorgen, dass dein Kind ein Teil davon ist.*

Schlafassoziationen

Schlaf findet in vier verschiedenen Phasen statt, die wir mehrmals pro Nacht durchlaufen. Die ersten drei Phasen führen uns vom Leicht- zum Tiefschlaf (Non-REM-Phasen eins bis drei), während in der vierten Phase, dem REM-Schlaf, der tiefste Schlaf stattfindet.

Der gesamte Zyklus dauert zwischen 30 Minuten und zwei Stunden, je nachdem wie alt man ist und wie programmiert. Unsere Kleinen sollten mehrmals pro Nacht in den Leichtschlaf fallen. Was wir tun, wenn sie aufwachen – und kurz bevor sie einschlafen –, entscheidet darüber, ob sie ihren besten Schlaf bekommen werden. Dazu gehört alles, worauf sie angewiesen sind, um einschlafen zu können oder um wieder einzuschlafen wie zum Beispiel füttern, wiegen, beim Kind bleiben, tätscheln, streicheln, Co-Sleeping, nuckeln (Schnuller), Händchen halten oder Bewegung (im Tragetuch, Kinderwagen oder Auto). Lass es uns hier einmal ganz klar und deutlich sagen: An diesen Methoden gibt es absolut nichts auszusetzen. Sie sind die Lebensadern, auf die sich die meisten Eltern anfangs verlassen, und ihre Ursprünge liegen in den ersten Tagen der sanften Beruhigung. Sie werden erst zum Problem, wenn sie nicht mehr funktionieren, wenn sie sich nicht mehr wie Magie anfühlen, sondern wie ein Fluch.

Selbstberuhigung

Wir staunten nicht schlecht, als wir im Oxford English Dictionary die Definition von *Selbstberuhigung* lasen.

Substantiv
Die Tätigkeit eines kleinen Kindes, das aufhört zu weinen, ohne von einem Elternteil oder einer anderen Betreuungsperson getröstet zu werden, besonders wenn es allein einschlafen soll.
»Um Selbstberuhigung zu fördern, können Eltern ihrem Baby ein konsequentes Nachtritual anbieten.«

Adjektiv
Verhalten (eines Kleinkindes), das in der Lage ist, mit dem Weinen aufzuhören, ohne dabei von einem Elternteil oder einer Betreuungsperson getröstet zu werden, besonders wenn es allein einschlafen soll.
»Babys, die sich selbst beruhigen können, schlafen nachts normalerweise länger.«

Für uns könnte das nicht weiter von der Wahrheit entfernt sein. Selbstberuhigung bedeutet, dass nicht geweint wird und dass das Baby in sein Bettchen gelegt wird und friedlich einschläft. Ein Kind, das sich selbst beruhigen kann, tut es, weil es sich emotional sicher fühlt und auf die elterliche Bindung vertraut, sodass es sich selbst beruhigen kann. Diese Sicherheit kommt daher, weil es sich so sicher und mit seinen Eltern stark verbunden fühlt. Diese große Liebe ermöglicht es dem Kleinen, dass selbst wenn der Elternteil beim Einschlafen physisch nicht anwesend ist, es sich trotzdem beruhigen und einschlafen kann. Es ist der Inbegriff eines geliebten, bindungssicheren Babys. Das heißt nicht, dass es niemals Tränen oder Proteste geben wird, wenn Änderungen vorgenommen werden, um ihm Selbstberuhigung beizubringen. Aber es ist nicht die Selbstberuhigung, die für Aufregung sorgt. Wenn es dazu kommt, dann als Reaktion darauf, dass Eltern Verhaltensweisen und Muster ändern, die für sie oder ihr Kind nicht funktionieren.

Kein Wunder, dass Eltern deswegen verwirrt sind, aber Selbstberuhigung ist eins der besten Geschenke, die du deinem Kind machen kannst. Es ist Liebe.

Die Selbstberuhigung wird aus gutem Grund als der »goldene Kelch« des festen Schlafs bezeichnet. Entweder schläft ein Kind selbst oder ein Elternteil hilft ihm dabei. Das hängt davon ab, was passiert, wenn es vom Wachzustand in den Schlaf übergeht. Entweder schafft das Kind es ganz allein über die Ziellinie oder mithilfe von bestimmten Dingen, die es braucht, um einzuschlafen. Aber ganz egal, auf welche Weise es immer wieder einschläft, ihm (und dir) wird die Botschaft vermittelt, dass Schlaf auf diese Weise funktioniert. Wenn wir unser Baby jedes Mal in den Schlaf schaukeln oder füttern, vermitteln wir ihm, dass es auf diese Weise einschlafen kann. Und so schlafen sie dann auch. Diese Botschaft bekommt es immer wieder und über einen langen Zeitraum hinweg. Es ist also wirklich kein Wunder, dass das irgendwann ins Bewusstsein dringt und zu einem erlernten Verhalten wird. Nehmen wir ein zehn Monate altes Baby, das immer gefüttert wurde, damit es schläft. Wir sind, um ehrlich zu sein, nicht besonders gut in Mathe, aber wir vermuten, dass es in seinem kurzen Leben ungefähr 1000 Mal die Botschaft erhalten hat, dass man auf diese Weise schlafen kann. Das ist eine zuverlässige und solide Botschaft! Mit der Zeit kommt ein Kind verständlicherweise und zu Recht zu dem Schluss, dass Schlaf nur so funktioniert. Sein Glaube wird gestärkt und gefestigt. Versuchen wir nun, den Schlaf auf eine andere Weise zu erreichen, wird es natürlich unruhig. Das heißt aber nicht, dass es nicht anders schlafen kann, sondern nur, dass es noch nicht weiß, wie das funktioniert. Je länger eine Schlafassoziation andauert, desto tiefer verwurzelt sich dieser Glaube bei Eltern und Kind. Vielleicht kannst du sehen, wie wir Eltern die größte Rolle dabei spielen, ob unser Nachwuchs seinen besten Schlaf bekommt? Das bedeutet nicht, dass der Schlaf deines Kleinen deine Schuld ist, allerdings steht es in deiner Macht, etwas daran zu ändern.

Eves Geschichte

Ich werde nie vergessen, wie ich herausfand, warum mir mein Zweijähriger ständig in die Wange kniff. Ted war das jüngste meiner vier Kinder, und seit ungefähr einem Monat drückte er mir mit seinen kleinen Fingern im Gesicht herum. Das war nicht nur äußerst unangenehm, sondern auch sehr verwirrend. Er tat es schließlich nicht aus Wut, wie du dir vielleicht vorstellen kannst, sondern immer, wenn wir still zusammensaßen, so wie wir es oft machten (und auch immer noch tun). Er saß auf meinem Schoß, während ich mich einen Moment lang ausruhte. Oft schmiegte er sich mit seinem süßen Köpfchen an meinen Hals. Wir fühlten uns immer sehr miteinander verbunden, deshalb war das mit dem Kneifen auch so ein Schock. In den Wochen vor diesem Tag hatten Teds Kneifattacken zugenommen. Ich hatte keine Ahnung, warum mir mein hübscher, sonst so sanfter Junge absichtlich wehtat. Als er mir an diesem Tag sein kleines Gesicht entgegenstreckte, meine Wangen ergriff und in beide kniff, sagte ich verzweifelt zu ihm: »Ted, das tut der Mama wirklich weh, wenn du das machst! Warum tust du das?« Vor lauter Überraschung wurden seine Augen immer größer, und dann lächelte er mich an. Seine Antwort brach mir das Herz in tausend kleine Stücke.

»Es soll dir doch helfen zu lächeln, Mama.«

Da ich wusste, dass ich gleich anfangen würde loszuheulen und ich nicht wollte, dass er den Schmerz in meinem Gesicht sah, zog ich ihn schnell an mich und hielt ihn fest, während meine Tränen auf seine Schulter fielen. Ich hatte die ganze Zeit gedacht, dass mein sanfter Riese ein aggressives Kleinkind werden würde. Aber in Wahrheit war sein Herz noch größer, als ich gedacht hatte. Während meine Tränen fielen (jetzt konnte ich es nicht mehr länger verstecken), wurde mir klar, dass jedes Mal, wenn er mein Gesicht gedrückt hatte, er das nur getan hatte, weil die Traurigkeit seiner erschöpften Mama zu viel für ihn gewesen war. Vielleicht hätte es mich gar nicht so überraschen sollen, dass er so gut verstand, wie hoffnungslos ich mich fühlte. Ich nehme an, ich hatte gehofft, dass meine »fröhliche« Fassade die tiefe Erschöpfung verstecken konnte, die ich in den ersten Jahren des Elternseins fast jeden Tag spürte. Aber ich hatte mich geirrt.

Erschöpfte Eltern haben bei der Erziehung einen großen Nachteil. Ich musste das am eigenen Leib erfahren. Ich erinnere mich noch daran, wie meine Tochter voller Freude die Treppe hinunterlief und mir erzählte, wie stolz sie war, weil sie gelernt hatte, ihrer Puppe einen Zopf zu flechten. Alles, was ich daraufhin mit monotoner Stimme erwidern konnte, war: »Das ist ganz toll, Liebling. Wie schlau du bist.« Aber mein Tonfall verriet, dass ich nicht wirklich etwas mit dem Stolz meiner Kleinen anfangen konnte. Aber es war nicht so, dass ich nicht stolz auf sie gewesen wäre. Ich war einfach nur zu müde, um richtig da zu sein. Ich sammelte jedes biss-chen an Energie, nur um irgendwie durch die unerbittlichen Tage und Nächte zu kommen. Der Ausdruck »auf Reserve laufen« trifft es nicht mal – ich konnte kaum noch kriechen.

Wir wissen, dass es sich entmutigend anfühlen kann, dem Schlaf die große Bedeutung beizumessen, die er verdient. Herauszufinden, wie wichtig Schlaf für Körper und Geist ist, kann zu einem schlechten Gewissen führen, vor allem wenn wir schon seit einiger Zeit nicht mehr gut geschlafen haben. Wir wissen, dass Schuld ein Gefühl ist, von dem kein Elternteil eine Extraportion braucht. Aber wir nehmen unsere Pflicht, uns um dich zu kümmern, sehr ernst und finden, dass wir dir zumindest Zugang zu den bewiesenen Erkenntnissen zu diesem Thema geben sollten. Was du letztendlich damit machst, liegt ganz allein bei dir.

Die gute Nachricht ist, dass gestörter Schlaf nicht einfach hingenommen werden muss. Er kann in kürzester Zeit gestoppt, umgedreht und in etwas wirklich Wunderbares verwandelt werden. Nach nur einer Nacht mit gutem Schlaf können wir uns hoffnungsvoller, konzentrierter, positiver, motivierter und energiegeladener fühlen. Genug Erholung bedeutet, dass wir uns selbst und die Menschen, die wir lieben, mit mehr Fürsorge und Mitgefühl behandeln. Wir haben genug Energie, die wichtigen Dinge zu tun. Ein erholter Elternteil kann voller Selbstvertrauen und mit Klarheit Entscheidungen treffen. Wir fühlen uns besser und sind emotional verfügbarer für diejenigen, die wir lieben. All diese Dinge summieren sich mit der Zeit, und das Leben fühlt sich gelingender an.

Die Wissenschaft spricht klare und eindringliche Worte: Schlaf ist ein wichtiges, nicht verhandelbares Bedürfnis, das vielleicht stärkste Elixier, das uns die Natur zu bieten hat.

KAPITEL ACHT

WIE SCHLAF FÜR DEINE FAMILIE AM BESTEN FUNKTIONIERT

Es ist ganz natürlich, dass sich Erziehungsempfehlungen weiterentwickeln, aber es ist schwer, etwas zu finden, das sich so sehr verändert hat wie die Ratschläge zum Thema Schlaf. Unsere liebe Mutter erzählte uns, wie ihre Generation zum Schlafen in Holzschubladen gelegt wurde und wir selbst im verschneiten Garten ein Nickerchen machen durften, solange wir »gut und ordentlich« eingepackt waren! Schlaf-Ratschläge ändern sich ständig und entwickeln sich weiter, was ja auch so sein muss, wenn neue Informationen auftauchen. Aber das macht es für Eltern schwierig, die aktuellen Ratschläge in den Griff zu bekommen. Und hier kommen wir ins Spiel. Wir sind für dich da, um dir die wissenschaftlichen und forschungsgestützten Informationen (und unsere Sichtweise, die auf unseren eigenen Erfahrungen beruht) anzubieten, sodass du mit dem nötigen Wissen ausgestattet bist, um deine eigene Entscheidung zu treffen, welcher Weg sich für dich am besten anfühlt.

Routine

Wenn sich Eltern an uns wenden und um Unterstützung bitten, ist eines der ersten Dinge, wonach wir gefragt werden: die Routine. Welche Routine empfehlen wir bei *Schlaft schön!*? Wann sollten Eltern ihr Kind an eine Routine gewöhnen? Sind sie zu jung dafür? Oder schon zu alt? Aber ganz egal, ob deine Familie immer alles macht, so wie es gerade passt oder stets durchgetaktet ist – die von dir gewählte Vorgehensweise, wie du die Dinge angehst, sollte für euch funktionieren. Eine Routine muss nicht einschränkend sein und ist dann auch viel weniger stressig. Es ist wirklich befreiend, wenn du dein Familienleben so gestaltest, wie es für dich am besten passt, und nicht so, wie es dir irgendjemand vorschreiben will. Du kannst deine Tage selbst gestalten, um dir das Leben aufzubauen, das du dir wünschst. Deine Routine darf, wenn nötig, flexibel sein oder besser geplant, wenn es erforderlich ist. So oder so, Routine ist dafür da, dir dein Leben zu erleichtern und nicht, es zu erschweren. Aus eigener Erfahrung können wir dir sagen, dass es sich überfordernd anfühlen kann, sich Gedanken darüber machen zu müssen, die richtige Menge an Schlaf irgendwie in den Tag zu integrieren, während du auch noch andere Dinge wie das Abholen der Kinder vom Kindergarten und von der Schule organisieren musst. Und dann sollst du dir auch noch Gedanken wegen Nickerchen machen, die zur falschen Zeit stattfinden?! Elternschaft ist schon schwierig genug, auch ohne den Druck, eine unrealistische Routine einzuhalten. Das

Geheimnis ist, dass die Routine dir dienen soll und nicht um-gekehrt. Es ist völlig in Ordnung, wenn du die Regeln brichst oder dir deine eigenen machst. Abseits der Pisten zu fahren, gehört zum Alltag dazu.

Es ist aber auch in Ordnung, wenn du es strenger handhaben willst. Wir sind alle sehr unterschiedlich, wenn es um Routi-nen geht und was für uns in unserer Familie am besten funk-tioniert. Während Gem etwa eher eine Freundin von Routinen ist, schwimmt Eve lieber mit dem Strom. Gem ist als typische Krankenschwester daran gewöhnt, immer über alles ganz ge-nau Bescheid zu wissen, und liebt ein ordentliches, organisier-tes Haus. Nach drei Kindern (das vierte ist unterwegs) lernt sie allmählich, ein bisschen loszulassen, sich ein Beispiel an der großen Schwester zu nehmen und etwas mehr mit dem Strom zu schwimmen. Und es funktioniert. Im Gegenzug wen-det sich auch Eve hin und wieder an ihre kleine Schwester, da-mit diese ihr ein paar Ratschläge zu Routine und Organisation gibt, wenn sich Eve ein bisschen durcheinander fühlt. Hör auf uns, wenn wir dir sagen: Ganz egal, was für ein Persönlich-keitstyp du bist oder wie du die Dinge handhabst – du wirst es schon hinkriegen! Das Gute an unserem Ansatz ist: Es spielt keine Rolle, wo du auf der Routine-Skala stehst – sobald Selbst-beruhigung einmal gelernt wurde, verlernt man es auch nicht mehr. Das gilt für ein Baby, das eine strukturierte Routine hat genau wie für eins ohne. Es kommt jedem zugute.

Veränderungen der Routine

Es ist ganz normal, dass Veränderungen der Routine, die durch den Übergang der Kinder in eine andere Kinderbetreuung entstehen, bei den Eltern Ängste hervorrufen können. Wir verstehen, dass es sich schwierig anfühlen mag, keine Kontrolle über den Schlaf zu haben. Besonders wenn wir uns Sorgen machen, was die Veränderungen für den Schlaf bedeuten können (sowohl für den Schlaf unseres Kindes als auch für unseren eigenen). Natürlich wird es auch Zeiten geben, in denen der Schlaf sich unruhig gestaltet, so ist eben das Leben. Aber wenn du erst mal die Hilfsmittel hast, die du brauchst, um dich selbst zu beruhigen, wirst du auch einen Weg finden, um auf eine andere Art und Weise zu schlafen, die zu deinen neuen Umständen passt.

Ein Beispiel dafür zeigte sich, als Eves Tochter fünf Monate alt war. Sena hatte eine nette kleine Routine während der sechswöchigen Sommerferien: Sie hielt jeden Morgen von neun bis elf Uhr ein zweistündiges Nickerchen. Als die Schule wieder begann und Eve ihre beiden älteren Kinder hinbringen musste, was genau in die Zeit von Senas morgendlichem Nickerchen fiel, überkam Eves zunächst reine Panik. Sie musste ihre anderen Kinder zur Schule fahren, genau während dieses wichtigen Schläfchens, nach dem sie mittlerweile ihren ganzen Tag ausgerichtet hatte! Senas Nickerchen war die Zeit, in der sie sich wusch, Essen vorbereitete und sich ausruhte. Was wäre, wenn Sena im Auto nur ein kleines Schläfchen halten würde, nach der Fahrt sofort aufwachte und dann nicht wieder einschlafen könnte? Was wäre dann mit der einzigen Zeit des Tages, die Eve für sich hatte? Und was wäre, wenn diese Veränderung auch den festen Schlaf in der Nacht beeinträchtigen würde?

Lass los

Elternschaft ist manchmal wirklich zermürbend, und diese himmlische Zeit, in der dein Baby ein Nickerchen hält, ist nicht nur wichtig für dein Kind und seine Entwicklung, sondern auch für dich heilig, um wieder zu Atem zu kommen, und sei es nur für einen kurzen Moment. Zeit, um mal eine Pause einzulegen, zu duschen oder die Füße hochzulegen. Vielleicht auch, um in Ruhe ein Getränk zu trinken, solange es noch heiß ist. Die Angst, dass das Nickerchen unterbrochen oder sabotiert wird, ist also durchaus berechtigt. Doch es ist wichtig, sich daran zu erinnern, dass du mit diesen Sorgen und Ängsten nicht allein bist. Jahr für Jahr werden Eltern auf der ganzen Welt damit konfrontiert. Eve musste sich selbst gut zureden, als sie mit dem Schlimmsten rechnete, was Senas Nickerchen und den Schulweg betraf. Das klang in etwa so: »Du bist nicht die Einzige, die mehr als ein Kind hat und versucht, alles unter einen Hut zu bekommen, Eve. Natürlich ist es unangenehm und wirklich ärgerlich, aber du kannst es schaffen!« Und Eve hat es geschafft, indem sie sich dazu zwang, sich zu entspannen, flexibel zu sein und sich an ihre neue Situation anzupassen. Ihre entspannte Haltung zahlte sich aus. Sie passte einfach die Schlafenszeit so an, dass Sena 15 Minuten vor dem Aufbruch zur Schule schlief (was wirklich sehr hilfreich war, damit sich die beiden Älteren fertig machen konnten). Diese 15 Minuten bedeuteten, dass Sena während der Fahrt zur Schule wieder wach war und danach ein Riesen-Nickerchen von zweieinhalb Stunden hielt, was für Eve sogar noch besser funktionierte als zuvor. Dies lehrte sie, dass, obwohl sie glaubte, dass alles in Schwarz und Weiß klarer war, auch ziemlich viel für das Grau sprach.

Unterwegs schlafen

Mach dir keine Sorgen, wenn die Zeit kommt, in der dein Kleines außer Haus schlafen muss. Spoiler-Alarm: Das wird irgendwann passieren. Es wird den Unterschied zwischen zu Hause und woanders schlafen bemerken. Dies gilt auch für Kinder, die in verschiedenen Betreuungseinrichtungen sind oder von anderen Personen als Mama und Papa betreut werden. Es ist in Ordnung, wenn der Schlaf auf eine andere Weise und an einem anderen Ort stattfindet. Oder zu einer anderen Zeit. Vielleicht stellst du fest, dass das Nickerchen länger dauert, weil mehr los ist. Oder dass dein Kind ein kürzeres Schläfchen macht als zu Hause. Das ist auch okay. Eltern fragen uns oft, wie sie die Schlafroutine ihres Kindes der Betreuungseinrichtung oder dem Familienmitglied »übergeben« können, das sich um das Kleine kümmert. Unsere Antwort ist immer die gleiche. So schwer es auch sein mag, das zu verstehen, aber wir denken, dass der Weg des geringsten Widerstandes für jeden das Beste ist. Akzeptiere, dass du wenig oder gar keine Kontrolle über die Nickerchen an den Tagen hast, an denen du dein Kind nicht selbst betreust. Es könnte sein, dass du feststellst, dass es weniger oder gar nicht schläft oder dass es gut (oder sogar besser) schläft, wenn es woanders ist. Aber wenn es mit dem Schlafen woanders nicht so gut klappt (was die meisten Eltern erleben müssen), kann es sein, dass der Schlaf zu Hause nachgeholt werden muss und diese Tage außer Haus abends eine frühe Schlafenszeit erfordern oder am nächsten Tag Nachholschlaf nötig ist.

Probieren geht über Studieren. Schlaf außerhalb des Hauses ist nichts, worauf man sich vorbereiten kann. Aber eines ist sicher: Du wirst deinen eigenen, für dich funktionierenden

Weg finden, damit umzugehen. Denk daran, dass du Erfolg haben wirst, wenn du dich an Veränderungen anpassen und entspannt damit umgehen kannst. Hab Vertrauen in deine eigene Fähigkeit, es zu schaffen!

Erziehung während der Pandemie

Wir schreiben dieses Buch, während eine globale Pandemie herrscht, die jeden Menschen auf der Welt betrifft. Es scheint, dass Mütter die Hauptlast der Veränderungen zu tragen haben. Die zusätzlichen Anforderungen haben dazu geführt, dass sich eine ohnehin schon schwierige Aufgabe für sie nun als unmöglich anfühlt. Da alle noch mehr zu Hause sind, ist die Menge an Hausarbeit, Kochen und Kinderbetreuung auf ein noch nie da gewesenes Niveau angestiegen. Das, verbunden mit der Notwendigkeit, dass man alles für jeden sein muss – Elternteil, Lehrerin, Putzfrau, Köchin, Streitschlichterin und alles dazwischen –, ist für die meisten Mütter katastrophal gewesen. Eine Mumsnet-Umfrage unter 1.500 Müttern ergab, dass 79 Prozent von ihnen sagten, dass die Verantwortung für den Heimunterricht weitestgehend bei ihnen lag. 77 Prozent stimmten zu, dass es unmöglich war, ununterbrochen zu arbeiten, als die Schulen geschlossen wurden.[28] Eine kürzlich durchgeführte Studie des *Trades Union Congress* (gewerkschaftlicher Dachverband in Großbritannien) ergab, dass neun von zehn berufstätigen Müttern angaben, dass ihre psychische Gesundheit unter den Schulschließungen zu leiden hatte.[29] Vor der Pandemie gab eine von fünf Müttern und einer von zehn Vätern an, unter perinatalen psychischen Problemen zu leiden. Die Ungewissheit bezüglich des Virus und die soziale Isolation, die Corona mit sich gebracht hat, haben sich stark auf die ohnehin schon isolierte und einsame Zeit ausgewirkt. Laut dem *Institute of Health Visiting* wurden in einigen Gebieten Englands mindestens 50 Prozent der Sozialarbeiter in der Gesundheitsfürsorge des Vereinigten Königreichs – einschließlich der Mitarbeiter des Teams für perinatale physische Gesundheit – in der Anfangsphase des Lockdowns in andere Gesundheitsdienste versetzt. Mütter erzählen uns, dass sie sich isolierter fühlen als je zuvor, während sie versuchen, mit den Auswirkungen von CO-VID-19, dem erhöhten Druck aufgrund fehlender Kinderbetreuung, sozialer Interaktion und Unterstützungsmöglichkeiten fertigzuwerden. Weltweit müssen schwangere Frauen und frischgebackene Eltern inmitten einer internationalen Gesundheitskrise eine der tiefgreifendsten Übergangsphasen meistern. Das ist eine große Herausforderung.

Während der nationale Lockdown endet und die Einschränkungen allmählich aufgehoben werden (es ist Mai 2021, während wir dies schreiben), werden wir jetzt mehr denn je von Eltern kontaktiert, die Angst haben, ihre Routine zu durchbrechen und ihr Kleines woanders schlafen zu lassen. Die Beschränkungen, die uns auferlegt wurden, sind zu einer Art »Schutzschild« geworden. Kinder unter zwei Jahren haben sich daran gewöhnt, zu Hause zu schlafen, und das gilt auch für ihre Eltern. Es hat zu großer Angst geführt. Wenn du dich davor fürchtest, deine Routine zu ändern oder deinen Nachwuchs woanders als zu Hause schlafen zu lassen, dann raten wir dir, zu versuchen, den Druck komplett rauszunehmen. Lass dein Baby beziehungsweise dein Kind schlafen, wann und wo es möchte. Mach dir keine Sorgen, dass dies seinen Schlaf beeinträchtigen wird. Kinder sind viel anpassungsfähiger, als du denkst. Und je entspannter du bist, desto entspannter wird auch dein Kind sein. Eve erzählt immer wieder gern, wie ihr Zweijähriger auf dem harten, kalten Boden der Schulaula unter einem Tisch einschlief, als sie bei einer Weihnachtsfeier mithalf. Normalerweise hielt Ted seinen Mittagsschlaf immer schon eine Stunde früher, aber er hatte so viel Spaß mit den anderen Kindern, dass Eve ihn, anstatt Stress zu machen, indem sie ihm einen Mittagsschlaf zur »richtigen« Zeit aufzwang, einfach herumlaufen ließ, bis seine Batterien leer waren. Als er dann irgendwann kam und seinen Kopf an ihren Hals schmiegte, legte sie einen Mantel auf den Boden und einen weiteren über ihn. Innerhalb von Sekunden schlief er ein. Obwohl die Aula von weihnachtlichem Trubel, guter Laune und Gelächter erfüllt war, wachte Ted erst zwei Stunden später wieder auf, als die letzten Aufräumarbeiten erledigt waren. Das alles funktionierte nur, weil Eve die Kontrolle abgab. Es war ihre kluge Entscheidung, zu erkennen, dass es für Ted in jenem Moment wichtiger war, Spaß zu haben, als zu schlafen. Wenn sie versucht hätte, es zu erzwingen, hätte er sich gewehrt, sie hätte es nicht geschafft, den Stand zu betreuen, und es wäre stressig geworden (und sie hätte daraufhin mehr Mince Pie essen müssen). Ted durfte spielen und schlief danach, Eve konnte weitermachen, helfen, sich unterhalten und Glühwein trinken, und das alles ohne Kind. An dem Tag war jeder ein Gewinner.

Urlaub und Jetlag

Wir sind fest davon überzeugt, dass du die ersten Jahre genießen kannst, indem du dich nicht verbissen durchkämpfst, sondern einfach immer »Ja« zu den Möglichkeiten und den Ereignissen sagst, die sich dir bieten. Schlaf ist natürlich wichtig, aber genauso wichtig ist es, die Sonne im Gesicht zu spüren, das salzige Haar vom Wind peitschen zu lassen, endlose Tage im Freien zu verbringen, Abenteuer in Burgruinen zu erleben, Glühwürmchen-Suchexpeditionen weit nach der Schlafenszeit zu unternehmen und spektakuläre Sonnenuntergänge zu genießen. Wir glauben, dass es am besten ist, einfach mitzumachen. Einer der glücklichsten Familienurlaube war, als Gem mit ihrer Familie nach Bali flog, um James' Schwester zu besuchen. Gem war mit allem Möglichen ausgestattet, um die drei Kinder, alle unter sieben Jahre alt, auf dem langen Flug zu unterhalten und zu beruhigen. Gem befürchtete, dass sie die ganze Zeit wach bleiben würden, aber die Jungs waren wie ausgewechselt. Sie empfanden es als das beste Abenteuer aller Zeiten. Zu Gems Überraschung schliefen sie während des Fluges ohne Probleme. Dennoch machte sie sich Sorgen, dass einer von ihnen aufwachen und die anderen wecken könnte. Daher schloss sie selbst kein Auge. Lektion gelernt. Während des gesamten Urlaubs schliefen ihre Kinder, wenn sie müde waren, und spielten fröhlich, wenn sie es nicht waren. Gem machte sich nie Sorgen, dass sie zu lange aufblieben. Sie holten den Schlaf einfach am nächsten Tag nach. Sie betrachteten die Sterne am Himmel und wachten früh auf (danke, Jetlag!), also nutzten sie die Gelegenheit, um den Sonnenaufgang zu beobachten. Manchmal schliefen sie auch aus. Kurz gesagt: Sie hatten die beste Zeit ihres Lebens, und als sie sonnengebräunt und voller neuer Erfahrungen nach Hause zurückkamen, kehrten sie zu ihrer normalen Routine zurück, und alles war gut. Nichts Schlimmes war passiert. Unser Rat an dich ist, deine kostbare Familienzeit nicht selbst zu sabotieren, indem du dir Sorgen wegen des Schlafs machst oder weil du dich an strenge Zeitpläne und Routinen klammerst. Früher gehörten wir auch zu den Leuten, die das Mittagessen früh verließen oder den Spieltermin verpassten und jeden böse ansahen, der es wagte, während des Nickerchens ein Geräusch zu machen. Man kann durchaus sagen, dass die Erschöpfung uns zu Schlafbesessenen gemacht hat. Begehe nicht den gleichen Fehler! Wenn man das Selbstberuhigen einmal beherrscht, kann man es nicht mehr verlernen, nur ein wenig verändern. Vergiss nicht, dass deine Kinder immer von dir geleitet werden. Wenn du willst, dass sie etwas machen, dann musst du es ihnen vorleben.

Co-Sleeping

Es gibt so viele widersprüchliche Ratschläge zum Thema Co-Sleeping. Allein die Eingabe des Begriffs bei Google führt zu einer Lawine von Informationen. Auch die Empfehlungen von Fachleuten im Gesundheitswesen können wechselhaft und widersprüchlich sein. Wenn du dich also fragst, wie um alles in der Welt von dir erwartet werden kann, eine fundierte, evidenzbasierte Entscheidung zu treffen, dann aus gutem Grund.

Als Mütter, Kinderkrankenschwestern und Schlafberaterinnen kennen wir aus erster Hand die Vorzüge des Co-Sleepings. Wir sind große Befürworterinnen des vierten Trimesters und kennen die Gründe, warum sicheres Co-Sleeping für dich und dein Baby von großem Nutzen sein kann. Untersuchungen haben ergeben, dass körperlicher Kontakt und enges Nebeneinanderschlafen Säuglingen dabei helfen kann, ihre Atmung zu regulieren, ihre Energie effizienter zu nutzen und das Umfeld als weniger stressig zu empfinden. Dadurch hat die Mutter ebenfalls weniger Stress, was zu einer Verbesserung der Milchproduktion führt. Dr. James McKenna, Ph.D.,

Autor von *Sleeping with your baby: A parent's guide to co-sleeping* (dtsch.: *Schlaf mit deinem Baby: Ein Leitfaden für Eltern zum Co-Sleeping*) ist Professor für Anthropologie und Direktor des *Mother–Baby Behavioral Sleep Laboratory* (dtsch.: Mutter-Baby-Labor für Schlafverhalten) an der Universität von Notre Dame. In seiner Arbeit hat McKenna die Vorteile des Schlafs mit Körperkontakt und Co-Sleeping untersucht und berichtet, dass »Säuglinge und Eltern, die zusammen oder in unmittelbarer Nähe voneinander schlafen, der Weg sind, um weiterhin die Ernährungs-, Bewegungs-, sozial-emotionalen und thermischen Bedürfnisse menschlicher Säuglinge weltweit zu stillen«. Babys, die nicht gestillt werden, profitieren auch von den vielen anderen Vorteilen dieser Art des engen Schlafens mit Körperkontakt. Das liegt daran, dass Haut-an-Haut-Kontakt und sicheres Co-Sleeping dazu beitragen, dass Oxytocin produziert wird, über das wir im Zusammenhang mit dem vierten Trimester gesprochen haben. Auch Mütter, die ihre Babys nicht selbst zur Welt gebracht haben, profitieren vom sicheren Co-Sleeping. Ist das nicht toll?

Sicherer Schlaf

In den letzten zehn Jahren hat sich das Scheinwerferlicht besonders auf das Thema »sicherer Schlaf« gerichtet, und zwar aus gutem Grund. Abgesehen von Geburtsfehlern ist der plötzliche Kindstod (SIDS) die häufigste Todesursache bei Neugeborenen. Der Lullaby Trust schätzt, dass im Vereinigten Königreich jedes Jahr circa 230 ungeklärte Todesfälle bei Säuglingen auftreten.[30]

Der Grund, warum Gem vor der Geburt ihrer Kinder so sehr gegen Co-Sleeping war, hatte etwas damit zu tun, weil sie aus erster Hand das Undenkbare miterlebt hatte, als sie während ihrer Zeit als Krankenpflegeschülerin in London eine Familie betreute, deren Baby an SIDS starb. Gem war untröstlich und wird diese Familie und ihren Schmerz wohl nie vergessen. Sie schwor sich, dass sie niemals, mit keinem ihrer Kinder, Co-Sleeping machen würde, nachdem sie diesen Schmerz kennengelernt hatte. Als Eve mit Tilly schwanger war, rief Gem ihre Schwester an und bat sie, kein Co-Sleeping zu praktizieren. Eve hörte zwar zu, aber machte trotzdem mit jedem ihrer vier Kinder eine wunderbare, sichere Co-Sleeping-Erfahrung, weil sie die richtigen Entscheidungen für sich und ihre Familie traf. Und als Gem dann selbst Nachwuchs bekam und mehr über sicheres Co-Sleeping gesprochen wurde, fühlte sie sich beruhigter. Sie war glücklich, als sie feststellte, dass man sein Baby nah bei sich haben und auf sichere Weise Co-Sleeping ausführen kann.

Anleitung für sicheren Schlaf

Während der Entstehung dieses Buchs empfiehlt der Lullaby Trust, dass Co-Sleeping so sicher wie möglich durchgeführt werden sollte, indem man folgende Ratschläge befolgt:

△ Halte Kissen, Bettlaken, Decken (oder andere Utensilien, die die Atmung behindern oder zu einer Überhitzung führen können) von deinem Baby fern. Bei vielen Säuglingen, die an SIDS sterben, wird lockeres Bettzeug über dem Köpfchen gefunden

△ Befolge alle Ratschläge zum Thema »sicherer Schlaf«, wie zum Beispiel, dass das Baby auf dem Rücken schlafen soll

△ Lasse keine Haustiere oder andere Kinder ins Bett

△ Gehe sicher, dass dein Säugling nicht aus dem Bett fallen oder zwischen Matratze und Wand eingeklemmt werden kann

Wir müssen dich darauf hinweisen, dass es einige Umstände gibt, die das Co-Sleeping laut Lullaby Trust gefährlich machen:

△ Wenn du rauchst oder dein Partner raucht, auch wenn es nicht im Haus geschieht

△ Wenn einer von euch Alkohol getrunken oder Drogen genommen hat (einschließlich Medikamenten, die Schläfrigkeit hervorrufen)

△ Wenn dein Säugling vor der 37. Woche geboren wurde

△ Wenn er bei der Geburt weniger als fünfeinhalb Pfund wog

△ Schlaf mit deinem Baby niemals auf dem Sofa oder Sessel. Dies kann das SIDS-Risiko um das 50-Fache erhöhen.

Aufgrund neuer Forschungsergebnisse entwickeln sich die Ratschläge für sicheren Schlaf ständig weiter, gehe deshalb sicher, dass du immer auf dem Laufenden bist. Es gibt so viele wunderbare Optionen des Mittelwegs mit Kinderbettchen neben deinem Bett, die eine sichere Erweiterung deines Schlafplatzes bieten. Wenn du dich (so wie Eve) für das Co-Sleeping entscheidest, bist du nicht allein und wirst hier nicht verurteilt. Wenn du dich dann irgendwann wieder vom Co-Sleeping sanft verabschieden willst, sind wir ebenfalls für dich da. Setz dich mit uns in Verbindung, wenn du Hilfe brauchst, um auf sanfte Weise zu einem anderen Schlafverhalten übergehen zu können.

Deine Reise, dein Tempo

Wegen unseres babygeführten Ansatzes durften wir viele Familien unterstützen, die den Schlaf ihrer Familie in einem viel langsameren Tempo verändern wollten, als es bei uns normalerweise der Fall ist. Kaias Geschichte ist eine unserer liebsten, wo es etwas »länger gedauert« hat.

Kaias Geschichte

Man sagt, dass der Glaube Berge versetzen kann, und mit ein bisschen Geduld und der Unterstützung von jemandem wie Gemma kann so etwas wirklich passieren! Ich hatte eine schwierige Schwangerschaft und eine noch schwierigere Zeit nach der Geburt. Nach sieben Monaten war ich völlig unausgeschlafen, körperlich und seelisch absolut erschöpft. Wir hatten die üblichen Probleme: zu häufiges nächtliches Füttern, was eine lange Anwesenheit erforderte. Zudem musste dem Kind ständig der Schnuller in den Mund gesteckt werden, damit es nachts wieder einschlafen konnte. Um tagsüber ein Nickerchen halten zu können, brauchte es Bewegung. Es gab zu viel Weinen und zu wenig Schlaf. Ich wusste, dass uns Schlaftraining helfen würde, ich hatte die Bücher gelesen, war mir klar, dass es funktionierte und dass medizinische Kreise es unterstützen. Aber vor allem wusste ich, dass ich weit von der Mutter und Ehefrau entfernt war, die ich sein wollte und die meine Tochter und mein Ehemann verdient hatten. Es gab nur ein Problem: Ich brachte es nicht übers Herz, mein kleines Mädchen allein zu lassen, wenn es weinte. Ich wollte zwar das Ergebnis des Schlaftrainings, aber ohne es wirklich durchzuführen. Ein ziemliches Problem. Also wandte ich mich an das *Schlaft-schön!*-Team. Ich sprach mit Gemma und erzählte ihr, wie die gesundheitlichen Schwierigkeiten von mir und meiner Kleinen nach der Geburt der Bindung, die ich mir gewünscht hatte, im Wege gestanden hatten. Ich erklärte, wie Erschöpfung, Angst und Schuldgefühle an meinem Verstand zerrten, mein Urteilsvermögen trübten und mich vom Schlaftraining abhielten. Zum Glück ließ Gemma sich nicht von meinem Problem und meinem vernebelten Verstand abschrecken und nahm sich meiner an. Sie akzeptierte, dass ich die Dinge Schritt für Schritt angehen musste, ganz behutsam und auf eine Weise, die bei mir keine Angst auslöste, dass sich meine Tochter verlassen fühlen könnte. Wir konzentrierten uns einzig und allein auf den nächsten Schritt und machten uns keine Gedanken über das Endziel. Es war ein Vertrauensvorschuss. Wir begannen damit, eine Schlafassoziation nach der anderen zu durchbrechen. Zuerst hörten wir mit der Bewegung auf, danach mit dem Schnuller. Langsam verzögerten wir meine Reaktion immer mehr und rückten ihr Kinderbettchen behutsam immer weiter weg von unserem Bett, während ich aber trotzdem noch bei ihr blieb. Das alles lief in meinem Tempo ab und wenn ich mich bereit fühlte. Eine weitere große Verbesserung kam für uns, als mir klar wurde, dass ich sie immer zu früh ins Bett gebracht hatte! Und dann, eines Tages, fühlte sich das, was ich zuvor noch für völlig unmöglich gehalten hatte – nämlich das Zimmer zu verlassen, damit sie selbst einschlafen konnte –, plötzlich wie der nächste richtige Schritt an. Natürlich gab es Tränen (von uns beiden), aber da alle anderen Schlafassoziationen bereits durchbrochen worden waren, akzeptierte sie es ziemlich schnell. Letztendlich war es viel einfacher, als ich befürchtet hatte. Wir beide waren einfach bereit. Und als wir dann mit den Nachtfütterungen aufhörten, protestierte sie kaum noch.

Mit zehn Monaten schläft sie heute nachts durch, zweimal am Tag hält sie in ihrem Kinderbett ein Nickerchen, sie schläft von selbst ziemlich schnell und friedlich ein. Und ich bekam die Möglichkeit, mich auszuruhen, zu schlafen und zu heilen. Es war die wichtigste Investition, die ich für das Wohlergehen meiner Familie getan habe, und es hat uns mehr Erholung gebracht als jeder Urlaub, den man mit einem kleinen Kind machen kann. Da sie noch so jung war, als wir mit dem Schlaftraining begannen, wurden wir dabei von zwei langen Perioden des Zahnens und von Entwicklungssprüngen unterbrochen, in denen wir alles auf Eis legen und sie mit mehr Beruhigung unterstützen mussten. Danach war ich überrascht, wie leicht sie es akzeptierte, wieder zu der alten Routine zurückzukehren, die wir vor dem Zahnen gehabt hatten. Gibt es heute mal eine Phase, in der sie schlecht schläft, dann weiß ich, dass etwas mit ihr nicht stimmt, und reagiere darauf mit Geduld und mehr Trost und Unterstützung.

Ich behaupte nicht, dass das Schlaftraining leicht war, aber es war auch nicht schlimm. Gemmas Geduld, ihr unerschütterlicher Optimismus und ihre stabilisierende Präsenz haben uns dadurch geführt. Mit dem Fortschritt, den wir schrittweise machten, war ich in der Lage, zu verarbeiten und zu begreifen, dass es meine Angst war, die uns zurückhielt. Also gab ich mir den nötigen Raum, um die Gefühle meiner Tochter zu verstehen. Ich begriff, dass ihr Protest keine Angst vor dem Verlassenwerden war, sondern eher Frustration, weil ich die Gewohnheiten änderte, die ich ihr einst beigebracht hatte, die uns aber nicht mehr dienten. Sie war bereit, ich musste sie nur noch einholen. Und in dem Zustand, in dem ich mich befand, hätte ich das nie allein geschafft. Ich danke Gemma und dem *Schlaft-schön!*-Team, dass ihr mir geholfen habt, es meiner Kleinen zu ermöglichen. Dank eurer Hilfe hat sich unser Leben für immer zum Besseren verändert.

Gemeinsame Zimmernutzung und Übergänge

In den ersten sechs Lebensmonaten deines Säuglings wird nicht nur zur gemeinsamen Zimmernutzung geraten, sondern vom Lullaby Trust ebenfalls empfohlen, dass dein Kind in den ersten sechs Monaten (und auch danach, wenn du das möchtest) bei dir schläft. Studien haben gezeigt, dass, wenn das Baby in deiner Nähe ist, dies das Risiko für SIDS (plötzlicher Kindstod) senken kann. BASIS (Baby Sleep Info Source) ist ein Projekt des Durham University Sleep Centre in der Abteilung für Anthropologie der Durham University. BASIS bietet Fachleuten aus dem Gesundheitssektor und Eltern Zugang zu aktuellen, evidenzbasierten Forschungsergebnissen über den biologisch normalen Babyschlaf. BASIS verweist auf eine Reihe von Studien in ganz Europa, in den Vereinigten Staaten und Neuseeland, die gezeigt haben, dass Säuglinge, die im selben Zimmer wie ihre Eltern schlafen, seltener am plötzlichen Kindstod sterben als Babys (unter sechs Monaten), die allein in einem Zimmer schlafen. Das bedeutet nicht, dass das Teilen eines Zimmers jedes Kind schützt, aber es verringert zumindest das SIDS-Risiko und wird auch vom Lullaby Trust unterstützt.

Jeder Elternteil ist zu einem anderen Zeitpunkt dazu bereit, seinen Nachwuchs zum Schlafen in ein anderes Zimmer zu bringen, und du wirst in diesem Buch niemals ein Urteil darüber finden. Eve brachte ihr erstes Baby in ein eigenes Zimmer, als es zehn Monate alt war (zur gleichen Zeit, als sie das Schlaftraining machte), bei ihrem vierten Baby machte sie es mit drei Wochen. Keine der Entscheidungen war richtig oder falsch. Wir unterstützen Familien beim Schlafen und helfen ihnen dabei, das selbstständig zu tun, ob sie sich nun mit ihrem Kind ein Zimmer teilen oder nicht. Bei Familien, die ihrem Kleinen Selbstberuhigung ermöglichen wollen, muss das Co-Sleeping abgeschlossen sein, damit nicht du das Schlafen für dein Baby übernimmst. Dies kann auf die liebevollste Art passieren, wann immer du dafür bereit bist. Um dir beim Übergang vom Co-Sleeping zum Schlafen im eigenen Zimmer oder dem Teilen eines Zimmers mit einem Geschwisterkind zu helfen, gibt unsere wunderbare Schlafberaterin Lucy (Mutter von drei Kindern, darunter Zwillinge, sie ist eine Kinderkrankenschwester und Gesundheitsberaterin) einige wunderbar klare Tipps für Familien, die sich dieser Veränderung stellen. Sie empfiehlt, dass, wenn Babys von mehreren nächtlichen Fütterungen auf eine oder gar keine umsteigen, du es von seinem Moseskorb oder Beistellbettchen in sein Kinderbettchen am Fußende des Bettes oder weiter entfernt bringen solltest, während es aber noch im selben Raum ist. Dadurch schaffst du zunächst eine körperliche Trennung. Dies ermöglicht aber auch weiterhin einen engen (körperlichen) Kontakt und hilft Eltern und Babys, sich langsam an den Übergang zu gewöhnen. Du musst nur bereit dafür sein, und es ist egal, ob dein Kind jünger als sechs Monate oder älter als drei Jahre ist. Du kannst den Übergang vom Co-Sleeping zum einfachen Teilen des Zimmers durchführen, wenn du dazu bereit bist. Das ist ein großartiger erster Kompromiss.

Eine Gemeinsamkeit vieler Eltern, die dazu beiträgt, dass sie sich dagegen sträuben, das Baby in sein eigenes Zimmer zu bringen, ist die nachvollziehbare Angst, stets da sein zu wollen, um seine Bedürfnisse immer stillen zu können. Es ist schon schwer genug, das zu tun, wenn dein Kleines im selben Zimmer schläft, aber der Gedanke, aufzustehen und eine Treppe hinauf- oder hinunterzulaufen, reicht schon aus, um viele Eltern in Angst und Schrecken zu versetzen. Wir sagen immer, dass es eine Art Zwickmühle ist, denn auch wenn du dich momentan nachts mehrmals um deinen Säugling kümmerst, kann es durchaus sein, dass die Veränderung bedeutet, dass ihr euch weniger stören werdet. Du riechst für dein Baby zwar himmlisch süß, aber die Geräusche, von denen du wahrscheinlich nicht mal merkst, dass du sie machst, stören es wahrscheinlich. Wir wissen, dass, wenn wir erschöpft sind und uns in einem sehr leichten, ängstlichen Schlaf befinden, in dem wir jedes Murmeln hören, es viel leichter ist, sich gegenseitig zu stören – durch jede Bewegung, jedes Seufzen, jedes Grummeln (von euch beiden). Vergiss nicht, dass alle Babys, alle Menschen, nachts aufwachen. Es kommt nur darauf an, wie man dann wieder einschläft. Wenn ihr diesen Übergang macht, wird die Wahrscheinlichkeit kleiner, dass ihr euch gegenseitig stört.

Schlafumgebung

Es gibt kein absolutes Muss, wenn es darum geht, die perfekte Schlafumgebung für deinen Säugling zu schaffen. Das liegt hauptsächlich daran, weil es das Perfekte nicht gibt! Wir vergessen leicht, dass Babys seit Anbeginn der Zeit unter sehr wenigen Vorgaben geschlafen haben. Vielleicht hattest du in der Schwangerschaft genaue Vorstellungen vom Kinderzimmer, in dem das Kleine einmal schlafen würde. Gem verbrachte in jeder Schwangerschaft viel Zeit damit, ihren Nestbau-Modus auf Hochtouren laufen zu lassen, und erschuf gedanklich stets ein Traum-Kinderzimmer, das mit einem von Eltern ausgestatteten Showroom auf Pinterest konkurrieren konnte. Für viele werdende Eltern gehören die Gestaltung und das Einrichten des Kinderzimmers zur Vorbereitung auf die Geburt dazu, und es kann große Freude bereiten. Ein tolles Marketing und auf Hochglanz polierte Social-Media-Seiten lassen uns leicht vergessen, dass wir gar nicht so viel brauchen. Vielleicht würdest du dir am liebsten die Ohren zuhalten, wenn wir sagen, dass uns die Welt des Massenkonsums glauben lässt, dass wir eine Reihe von perfekten Produkten, luxuriöse, weiche Möbel und dekadente Dekoration benötigen, um die perfekte Schlafszenerie für unser Kind zu schaffen, obwohl ein einfacher, sicherer Ort ganz leicht geschaffen werden kann. Denn alles, was es braucht, um sich wohlzufühlen, bist du.

Wenn dein Baby auf die Welt kommt, wird es in den ersten Wochen und Monaten meistens bei dir sein. Es muss nach Bedarf gefüttert werden und wird auf jede erdenkliche Weise schlafen. Das Babyzimmer, wenn du eins hast, wird oft zu einem Abladeplatz für Babygeschenke und Haushaltsgegenstände. Natürlich kommt eine Zeit, in der ihr diesen Raum nutzt – wenn du oder dein Kind bereit seid, in euren eigenen Zimmern zu schlafen. Es gibt aber wirklich keinen Grund zur Eile. Liebe, Fürsorge, Nahrung, Wärme und ein paar Kleidungsstücke sind alles, was es wirklich braucht. Alles andere ist ein Bonus.

Vielleicht hast du schon mal von der langjährigen Tradition in Finnland gehört, dass werdende Mütter vom Staat eine »Babybox« bekommen. Dieses Konzept gibt es seit den 1930er-Jahren. Das Ziel war es, allen Kindern in Finnland – unabhängig von ihrer Herkunft oder ihren familiären Verhältnissen – den gleichen Start ins Leben zu ermöglichen. Die Box enthält einen Strampler, Badeprodukte und Windeln, einen Schlafsack und Bettwäsche. In dem Karton befindet sich eine kleine Matratze, die zum ersten Bett des Babys werden kann. 80 Jahre später ist diese Box in Finnland heute ein fester Bestandteil der Anfänge in die Mutterschaft, fast so etwas wie eine Einführung, die Generationen von Frauen mit diesem Konzept vereint. Heikki Väänänen, der Gründer von *HappyOrNot*, schrieb einen Artikel im *Forbes*-Magazin, in dem es darum geht, dass Finnland laut dem *World Happiness Report* der Vereinten Nationen im Jahr 2020 den ersten Platz als glücklichstes Land der Welt belegte. Demnach sind finnische Mütter die glücklichsten auf der Welt. Seit 2016 bieten nun einige Stiftungen in England den Eltern ebenfalls Babyboxen an. Wir alle können von dieser einfachen, zeitlosen Geste lernen. Ein kleiner Karton und vier Pappwände – eine große Wirkung!

Dunkelheit

Liebe Eltern, dieser Abschnitt ist für euch genauso wichtig wie für eure Kinder!

Bevor es die moderne Technologie gab, hatten wir nur zwei Lichtquellen, die unseren Schlaf beeinflussten: die Sonne und den Mond. Diese halfen uns, tagsüber zu sehen, wenn wir körperlich und geistig aktiv waren, und lullten uns nachts in den

Schlaf, wenn wir Ruhe brauchten. Bei Einbruch der Dunkelheit produziert unser Gehirn Melatonin, das den Blutdruck, den Blutzuckerspiegel und die Körpertemperatur senkt. Dies bereitete die Menschen auf den Schlaf vor, sodass sie am nächsten Tag ausgeruht aufstehen konnten, wenn die Sonne aufging. Jetzt, da wir mit künstlichem Licht überflutet werden – nicht nur in Form von Lichtern, sondern auch durch Bildschirme von Fernsehern, Telefonen und Tablets, vor denen wir so viel Zeit verbringen –, beeinflusst das auch unseren Schlaf. Melatonin hilft uns dabei, zu entspannen und Stress abzubauen. Künstliches Licht unterdrückt das.

Aber künstliches Licht ist nicht das Einzige, auf das Eltern in Bezug auf Schlaf achten sollten. Einigen Babys, Kindern und Erwachsenen fällt es sehr schwer zu schlafen, wenn es nicht völlig dunkel ist. Hier können Verdunklungsrollos oder Vorhänge sehr hilfreich sein. Von Eves vier Kindern können drei bei jedem Licht schlafen, aber eins wacht immer schon um 5 Uhr morgens auf, wenn auch nur ein einziger Lichtschimmer seine hübschen Äuglein trifft. Die hellen und von Vogelgezwitscher erfüllten Sommermorgen können gesunde, kleine Schläfer zu Frühaufstehern machen, und wenn ein dunkler Raum besser für dein Kind ist, können Verdunklungsrollos in den Sommermonaten dabei helfen, frühes Aufwachen unwahrscheinlicher zu machen. Es gibt viele verschiedene Varianten, die du kaufen kannst, neu oder gebraucht, und einige Lösungen, die sich hervorragend für den Sommerurlaub eignen. Es ist auch ganz einfach, so etwas selbst zu machen: Man kauft Stoff (der nicht ausfranst) in der Kurzwarenabteilung und befestigt doppelseitigen Klettverschluss daran. Die selbst gemachten von Eve haben jahrelang gehalten. Wie bei allem, das sich auf die Schlafumgebung eines Babys auswirken kann, können sich auch die Bedürfnisse ändern, und Verdunklungsrollos werden nicht als Notwendigkeit eingestuft wie füttern, wiegen oder andere Dinge, die den Schlaf deines Kleinen fördern. Kinder werden nicht abhängig von Umgebungsfaktoren wie Verdunklungsrollos oder weißem Rauschen, also nutze diese nach Herzenslust!

Weißes Rauschen

Ob man weißes Rauschen benutzen sollte oder nicht, sorgt für viel mehr Gesprächsstoff als nötig. Einfach gesagt: weißes Rauschen besteht aus vielen verschiedenen Tonfrequenzen, die Geräusche verdecken und blockieren. Diese können durch Eltern entstehen, die sich mit dem Kind das Zimmer teilen, laute Geschwister, Klopfen an der Tür, Sommervögel, fröhliche Lieferfahrer und bellende Hunde, um nur einige zu nennen. Weißes Rauschen imitiert das Geräusch des Bluts, das durch die Nabelschnur strömt, es ist ein schöner, natürlicher Ton, und man muss sich keine Sorgen machen, dass man davon abhängig wird. Wir kennen viele Kinder, die weißes Rauschen zum Einschlafen bevorzugen, aber wir kennen keins, das ohne es nicht einschlafen kann.

Man geht davon aus, dass weißes Rauschen tiefere Schlafzyklen fördert, deshalb ist es ein nützliches Hilfsmittel für Babys, die Schwierigkeiten haben, ihre Schlafzyklen miteinander zu verbinden, und sich oft nur in einem leichten Schlaf befinden. Es ist auch ein tolles Hilfsmittel, wenn du dir Sorgen machst, dass ein anderes Kind geweckt werden könnte, während du mit seinem Geschwisterchen Schlaftraining praktizierst. Es kann ein echter Lebensretter sein, wenn du mit deinem Kleinen ein Zimmer teilst, etwa wenn ihr unterwegs seid. In einem Jahr schliefen Eves vier Kinder (damals waren sie im Alter von eins bis sechs) drei Nächte lang tief und fest – nur 50 Meter von der Hauptbühne des Camp Bestival (Familien-Festival in England) entfernt. Aber mit dem weißen Rauschen, das in ihrem Zelt abgespielt wurde, hätte man überall sein können. Die hämmernden Melodien und die nächtlichen Toilettengänge (diese verflixten Reißverschlüsse!) führten nicht mal dazu, dass sich jemand rührte.

Wir werden oft gefragt, wie man weißes Rauschen am besten einsetzt. Unser Rat ist, dass es am effektivsten ist, wenn es kontinuierlich während des gesamten Schlafs abgespielt wird und nicht nach 20 Minuten oder ein paar Stunden endet, da dies das Baby stören kann. Wir benutzen ein Gerät wie ein altes Handy, um das weiße Rauschen abzuspielen, über eine der vielen Apps für weißes Rauschen. Wir gehen sicher, dass sich das Telefon währenddessen im Flugmodus befindet. Die Lautstärke sollte so hoch sein wie bei einer laufenden Dusche. Persönlich bevorzugen wir rosa oder braunes Rauschen, aber wähle einen Klang, der für dich am beruhigendsten und friedlichsten ist. Die Chancen stehen gut, dass es deinem Baby dann ebenfalls gefällt.

Voller Bauch

Wir sind zwar nicht so kühn, dass wir dir sagen würden, wie und wann du dein Baby füttern sollst, aber wir denken, dass es besser und länger schlafen wird, wenn du es mit einem vollen Bauch hinlegst. Auch wenn eine Mahlzeit direkt vor dem Nickerchen nicht unbedingt nötig ist, empfehlen wir dennoch, ihm vorher etwas zu essen zu geben. Auf diese Weise profitiert es von einem warmen und vollen Bauch, ohne dass der Hunger das Schläfchen vorzeitig beendet. Die Themen Füttern und Schlafen sind sehr umstritten, und wir sind uns bewusst, dass es viele verschiedene Empfehlungen gibt bezüglich des Zeitpunkts. Einige schlagen vor, das Baby nach dem Aufwachen zu füttern, um Milch und Schlaf so weit wie möglich zu trennen. Aber wir glauben nicht, dass es so extrem sein muss.

Unsere Meinung ist, dass Milch dafür genutzt werden soll, um das Kind schläfrig zu machen. Allerdings ist es ratsam, dass es möglichst nicht während des Fütterns einschläft. Mutter Natur hat es so eingerichtet, dass Füttern Schläfrigkeit hervorruft, und wir wollen damit und nicht dagegen arbeiten. Ein wichtiger Punkt, den wir bereits angesprochen haben ist: Versuche, dein Kind zu füttern, um es müde zu machen, ohne dass es währenddessen einschläft. Geschieht dies dennoch, raten wir dir, es sanft aufzuwecken, bevor du es in sein Kinderbettchen legst, auch wenn sich das verkehrt anfühlt! Das Füttern, damit das Kind schläft oder wieder einschläft, ist das häufigste Problem, mit dem Eltern, die sich an uns wenden, konfrontiert werden. Es ist die Schlafassoziation, von der wir Tausende von Eltern befreit haben. Aber denk daran: Wenn du dein Kind fütterst, damit es schläft und das funktioniert, dann ist das großartig! Es gibt absolut nichts Falsches daran, solange du das tun möchtest. Schlechte Schlafgewohnheiten gibt es nicht. Es gibt nur Verhaltensweisen, die mit festem Schlaf einhergehen, und solche, bei denen das nicht der Fall ist. Alles, was passieren muss, damit fester Schlaf stattfinden kann, ist, dass ein Baby weiß, wie es einschlafen kann, und dass es satt ist, sich geliebt und sicher fühlt. Das, meine lieben Freunde, ist die goldene Eintrittskarte!

Babyphone

Wir wissen, dass die meisten Eltern ein Babyphone als Sicherheit benutzen und sich mit dem Gedanken trösten, dass sie dadurch das Baby im Notfall hören können. Oft passiert es allerdings, dass sich die Eltern irgendwann zu sehr auf das Babyphone verlassen und – wir wagen das mal laut zu sagen – ein bisschen besessen davon werden. Wir nennen das »Baby-TV«. Der Nachteil eines solchen Geräts ist, dass du jedes kleine Geräusch und jede Bewegung hören und sehen kannst, was nicht gerade förderlich für deinen eigenen Schlaf ist. Wenn du dein Baby (oder jemand anderen) beim Schlafen beobachtest, kann der falsche Eindruck entstehen, dass es sehr unruhig ist. Nimm zum Beispiel eine Fitnessuhr. Es kann wirklich beunruhigend sein, wenn man erfährt, wie viel Leichtschlafphasen wir hatten, wenn man nicht viel über Schlafzyklen weiß. Aber in Wirklichkeit sind wir alle ziemlich aktiv, während wir schlafen. Und wir sollten auch regelmäßig Leichtschlaf haben. So sind wir programmiert, und es hat keinen Einfluss auf unseren Tiefschlaf.

Unser Rat zum Babyphone lautet: Wenn du deinen Säugling auch ohne das Gerät weinen hören kannst, dann solltest du es lieber ausschalten oder leiser stellen. Hörst du dein Kind von dort, wo du dich gerade befindest, ist das ein wahrheitsgetreueres Bild seines Weinens und Brabbelns und gibt ein viel genaueres Maß dafür ab, ob es dich gerade wirklich braucht oder nicht. Wenn es dir sehr schwerfällt, dich vom Babyphone zu trennen, dann solltest du vielleicht nur die Videofunktion verwenden (falls es eine hat), zuerst auf den Ton verzichten und schließlich auf das ganze Gerät. Aber mach das alles in deinem eigenen Tempo. Wenn es dir sehr schwerfällt, es komplett aufzugeben, dann könnte es sein, dass du diejenige bist, die Probleme mit dem Loslassen hat. Unsere Therapeutin Felicity ist immer zur Stelle, um Familien bei der Verarbeitung und Beseitigung tief verwurzelter Probleme, die im Zusammenhang mit Schlaf und gesunder Unabhängigkeit stehen, zu helfen.

Geschwister/Zimmer teilen

Bei vielen Dingen auf unserer Elternschaftsreise sind die Ängste, Veränderungen vorzunehmen, oft viel schlimmer als die Realität. Aber wir verstehen natürlich, warum dieser Übergang Ängste hervorrufen kann: Was ist, wenn das eine Kind das andere aufweckt? Wie regele ich die Schlafenszeiten? Was, wenn eins vor dem anderen aufwacht?

Unser bester Rat lautet zu bedenken, dass Kinder schon seit Jahrhunderten ihr Zimmer miteinander teilen. Viele haben gar keine andere Wahl. Es kann eine schöne und wunderbare, entspannte Erfahrung sein, wenn Geschwister ein Zimmer miteinander teilen, solange man sich richtig darauf vorbereitet. Es ist eine gute Idee, mit dem älteren Geschwisterkind darüber zu sprechen, wie sich die Dinge verändern werden, und von Anfang an liebevolle Grenzen zu setzen. Unterschiedliche Schlafenszeiten können hilfreich sein, wenn zwischen den Kindern, die sich das Zimmer teilen, ein großer Altersunterschied herrscht. Und im Gegensatz zu der allgemein verbreiteten Meinung, dass unterschiedliche Schlafenszeiten nicht funktionieren, tun sie es oft doch, besonders mit der Hilfe von weißem Rauschen. Gems Jungs (zum Zeitpunkt des Schreibens waren sie vier und sieben Jahre alt) gehen um 18.30 Uhr und um 19.30 Uhr ins Bett. Rede mit dem Kind, das meistens früher aufwacht, und bitte es, zu dir zu kommen, anstatt sein Geschwisterchen aufzuwecken. Gib ihm einen Gute-Nacht-Kuss, bevor du später selbst ins Bett gehst – das kann die innere Uhr ein bisschen austricksen und später in der Nacht tiefere Schlafzyklen fördern, wodurch die Wahrscheinlichkeit eines frühen Aufwachens verringert wird. Ein Schälchen Brei oder ein zuckerfreier Snack kurz vor dem Schlafengehen (bevor es Zähne kriegt) kann für diejenigen, die sonst hungrig aufwachen würden, genauso viel bewirken wie eine zusätzliche Stunde im Bett. Wenn das Schlimmste passiert, was manchmal der Fall ist, und deine Kinder sich gegenseitig stören, vergiss nicht, dass ein einziger fauler Apfel nicht die ganze Kiste verdirbt. Es lässt sich immer eine Lösung finden, und alles wird wieder gut.

Zwillingsschlaf

Laut unserer Schlafberaterin und Zwillingsmama Lucy passiert es äußerst selten, dass ein Zwilling den anderen stört. Beim Zwillingsschlaf herrscht der weitverbreitete Irrglaube, dass es katastrophal sein wird, wenn ein Zwilling den anderen weckt oder stört. Natürlich kann so etwas passieren, aber nicht immer auf eine Weise, die den anderen Zwilling aufregt. Denk daran, dass sie sich neun Monate lang einen ziemlich gemütlichen Schlafplatz geteilt haben und gut miteinander harmonieren, ihren eigenen Rhythmus gefunden haben und mit unterschiedlichen Störungen fertigwerden können. Sie haben schon sehr früh gelernt, wann sie auf die Geräusche ihres Zwillings achten müssen und wann nicht.

Meistens wird sich der gestörte Zwilling wieder beruhigen, es sei denn, er ist hungrig. In diesem Fall empfehlen wir, bei beiden den gleichen Fütterungs- und Schlafplan durchzuführen, wodurch sie sich besser aufeinander einstellen können, wobei sie manchmal eine halbe Stunde im Zeitplan voneinander abweichen. Zwillinge können verschiedene Schlafbedürfnisse haben, schließlich sind sie zwei unterschiedliche Menschen. Indem du ihre Bedürfnisse erfüllst und ihnen ermöglichst, sich selbst zu beruhigen, durch responsiven Schlafunterricht, wird sich das Leben viel leichter anfühlen und weniger wie doppelter Ärger. Wenn du mit Zwillingen Schlaftraining machst, entscheiden sich die meisten Eltern für eine Eins-zu-eins-Unterstützung, die sie begleitet, damit sie mit jemandem wie Lucy, die die gleiche Erfahrungen gemacht hat, alles besprechen können.

Wir hoffen, dass dir dieses Kapitel dabei geholfen hat, unangenehme Gefühle zu verscheuchen, die vielleicht mit einigen deiner getroffenen Schlafentscheidungen einhergingen beziehungsweise das noch werden. Wir sehnen uns nach dem Tag, an dem sich Eltern völlig frei fühlen, um ihre eigenen Entscheidungen zu treffen, und selbstbewusst genug sind, um ihren Ansatz zu entwickeln, ausgerüstet mit den richtigen und evidenzbasierten Informationen, die sie dafür brauchen. Wenn unser Buch dir dabei auch nur ein bisschen weiterhelfen kann, dann können wir beruhigt sein!

KAPITEL NEUN

PSYCHISCHE
SCHLAFHINDERNISSE

Wenn wir über Schlafhindernisse oder -probleme sprechen, denken wir vielleicht sofort an physische und gesundheitliche Beschwerden wie Zahnen, Krankheit oder auch an freche Geschwister, den Schulweg, ein Gewitter oder diesen verdammten Postboten, der immer zur Mittagsschlafzeit laut an die Tür klopft! Von den meisten dieser Schwierigkeiten werden wir im nächsten Kapitel sprechen, aber oft gibt es auch Erschwernisse ganz anderer Art. Das sind die Hindernisse unseres Herzens und Geistes – die emotionalen Hürden für den Schlaf. Diese können einen erheblichen Einfluss auf unsere Fähigkeit haben, unseren Kindern zu ermöglichen, sich selbst zu beruhigen, was oft zu schwer zu überwindenden Störungen führt, bis diese erkannt und verstanden werden.

Auf unserem Weg als Menschen erleben wir, während wir auf dem Pfad des Lebens wandeln, Schwierigkeiten und Verluste verschiedener Art. Einige von uns erfahren vielleicht generationsübergreifende oder akute Traumata und schmerzliche Verluste. Andere werden Eltern, ohne dass wir unsere eigenen Eltern an unserer Seite haben. All diese Dinge können zu einem schmerzhaften Bewusstsein von Mangel und Verlust beitragen, was sich stark darauf auswirken kann, wie wir erziehen und schlafen.

Für viele Menschen kann die Geburt eines Babys Erinnerungen an vergangene Erfahrungen, frühere Verluste und wichtige Lebensereignisse wecken. Manche verspüren vielleicht nicht das überwältigende Gefühl der Liebe und Verbundenheit, das sie erwartet haben. Die positiven Emotionen der Elternschaft werden oft mit Gefühlen von Verlust, Angst, Sorge, Schuld und Frustration vermischt. Einer der schwierigsten Aspekte der Erziehung ist, dass die Ergebnisse unserer Bemühungen nicht immer offensichtlich oder messbar sind. Wenn wir das unmittelbare Verhalten unserer Kinder als Maßstab dafür nehmen, wie es uns als Eltern geht, dann gibt es Tage, an denen wir gewinnen und in unserer Elternrolle regelrecht aufblühen, sowie andere, an denen wir das Gefühl haben, zu zerbrechen und in dem ganzen Chaos unterzugehen. Das ist die chaotische Natur, bemerkenswerte kleine Menschen zu selbstständigen großen Menschen heranzuziehen. Emotionale Hindernisse unterschiedlichster Art können in den Vordergrund deiner Elternschaftsreise treten, wenn du am wenigsten damit rechnest, was sich besonders auf den Schlaf auswirken mag.

Unsere menschlichen Bedürfnisse

Die Maslowsche Bedürfnishierarchie ist die am weitesten verbreitete psychologische Theorie der grundlegenden und fortgeschrittenen menschlichen Bedürfnisse. Sie geht davon aus, dass die fundamentalen menschlichen Bedürfnisse wie das Erreichen des vollen Potenzials, das Selbstwertgefühl, die Zugehörigkeit, Intimität und Kreativität nicht erreicht werden können, wenn nicht zuerst die grundlegenden Bedürfnisse erfüllt werden. Neben Nahrung, Wasser und Wärme gehört Schlaf zu den Grundbedürfnissen des Menschen. In einem Artikel der *SimplyPsychology* sagt Dr. Saul McLeod: »Jede Person ist dazu in der Lage und hat den Wunsch, in der Hierarchie auf die Stufe der Selbstverwirklichung aufzusteigen. Leider wird die

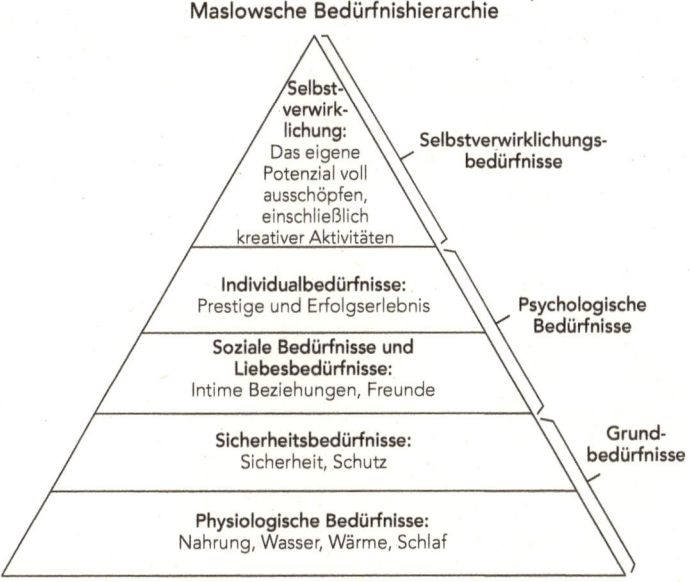

Maslowsche Bedürfnishierarchie

Fortentwicklung oft dadurch gestört, dass die Bedürfnisse der unteren Ebene nicht erfüllt werden.[31]

Wie du siehst, sind einige menschliche Bedürfnisse universell. Aber wir werden auch durch andere Faktoren wie unsere Erziehung, genetische Veranlagung, Identität, Persönlichkeit und unsere Lebenserfahrungen geprägt. Wenn wir über Schlaf und darüber sprechen, wie wir unsere Kinder anleiten, die Lebenskompetenz der Selbstberuhigung zu erlernen, kann das viele verschiedene Gedanken und Gefühle mit sich bringen. Es ist nicht leicht, diese aufzulösen, und es kann schwierig sein, zu entschlüsseln, wie wir uns wirklich fühlen, wenn so ein Wirbel darum gemacht wird, was wir als Eltern tun sollten und was nicht. Genau dann sollten wir vielleicht in uns hineinhören. Jeder von uns hat seine eigenen emotionalen Bedürfnisse, seine eigenen Gefühle oder Bedingungen, die wir brauchen, um uns glücklich, erfüllt und friedlich zu fühlen. Ohne sie sind wir vielleicht frustriert, verletzt oder unzufrieden. Selbstverständlich braucht der Mensch genauso emotionale Nahrung, wie er etwas zu essen und zu trinken braucht, und es ist unser Geburtsrecht, auch emotional genährt zu werden. Wenn unsere emotionalen Bedürfnisse im Kindes- oder Erwachsenenalter nicht befriedigt wurden, kann das tiefgreifende Auswirkungen auf unsere emotionale Einstellung haben, die sich wiederum darauf auswirkt, was wir über Selbstberuhigung denken. Hat sich unsere emotionale Einstellung aufgrund früherer Erfahrungen verändert, finden wir uns womöglich mit tief verwurzelten Gefühlen wieder, die sich als Sorgen über die unerfüllten Bedürfnisse unseres Kindes äußern. Wenn Eltern über die Bedürfnisse ihres Nachwuchses nachdenken, werden sie vielleicht feststellen, dass ihre Gefühle eher in direktem Zusammenhang mit ihren eigenen Erfahrungen und Ängsten stehen als mit denen ihres Kindes. In den Familien, die wir im Laufe der Jahre unterstützt haben, hat sich das auf folgende Weise gezeigt. Eltern können:

△ Zur Hilfe herbeieilen, um Aufregung um jeden Preis zu verhindern

△ Aufregung als unerträglich empfinden

△ Voller Schuldgefühle sein wegen der unerfüllten Bedürfnisse ihres Kleinen

△ Unverhältnismäßig starke Worte verwenden, um den Protest ihres Kindes zu beschreiben, wie zum Beispiel »verlassen«, »Trauma«, »Vernachlässigung« und »Hyperventilation«. Dabei beschreiben sie vielleicht nur mäßiges Weinen

△ Fortschritte ihres Kindes unbewusst selbst sabotieren (zur Bestätigung, dass es sie noch braucht)

Eves Geschichte

Wenn irgendetwas davon auf dich zutrifft, dann wollen wir, dass du weißt, dass du nicht allein bist. Einmal saß ich auf der obersten Treppenstufe und heulte mich am Telefon bei Gem aus. Mein 18 Monate altes Baby wachte jede Nacht auf. Ich war überzeugt, dass es hungrig war, und bat Gem, herauszufinden, warum ich seinen Schlaf nicht in den Griff bekam (obwohl Ted schon mein viertes Kind war und das doch auch mein Job). Gem half mir eine Stunde lang telefonisch dabei, der Sache auf den Grund zu gehen. Mir wurde klar, dass es gar nicht um Hunger ging. Noch nicht mal um meinen Sohn. Zuerst war ich ziemlich sauer, dass sie so etwas überhaupt andeuten konnte! Warum sollte ich diese unnötigen Wachzeiten denn absichtlich fortsetzen wollen?! Es machte mich wirklich wütend. So etwas zu hören war nur schwer zu ertragen. Aber langsam und behutsam half mir Gem, zu erkennen, dass ich durch den unruhigen Schlaf dermaßen angeschlagen war, dass ich aus einer emotionalen Distanz heraus mein Baby bemuttert hatte – aufgelöst, bissig, erschöpft und verärgert. Damals stieß ich meine Kinder von mir weg, weil ich ihnen nichts geben konnte. Ich erledigte nur das Minimum, um irgendwie über die Runden zu kommen. Meine von Schuldgefühlen gezeichneten Tage machte ich mit liebevollen Nächten wieder wett. Nachts bekam Ted eine andere Mutter. Ich war dann ruhig, sprach leise, war sanft und fürsorglich, jedes süße Streicheln seines Köpfchens war wie eine Entschuldigung. Es tat mir unheimlich leid, so eine miese Mutter zu sein. Es tat mir leid, dass ich einfach nicht genug war. Es tat mir leid, dass ich so distanziert war. Es tat mir leid. Es war eine Offenbarung, zu erkennen, dass ich, wenn ich die unruhigen Nächte in den Griff bekommen würde, tagsüber weniger erschöpft sein würde und nachts nichts wiedergutmachen müsste. Ein Teufelskreis, für den ich bislang blind gewesen war. Meine Schwester musste das für mich tun, was ich zuvor für unzählige Familien getan hatte. Mir helfen, zu erkennen, was zwischen mir und einem erholten Leben lag.

Die Art und Weise, wie Gem mir geholfen hat, beschreibt sehr schön, wie wir Familien helfen. Wenn Gem mir nur gesagt hätte, dass Ted die nächtlichen Kekse doch gar nicht braucht, hätte ich mich vielleicht schuldig und verurteilt gefühlt. Aber durch die Art, wie sie mich anleitete und meinen Gefühlen Raum gab, überreichte sie mir die Hilfsmittel, um das wahre Problem zu erkennen. Mich selbst. Genauso arbeiten wir auch als Team: Wir hören immer mehr zu, als zu reden. Wir sind urteilsfrei, um die Schwierigkeiten – bekannte und unbekannte – an die Oberfläche zu holen, wo sie erkannt und gelöst werden können.

Ich hoffe, meine Geschichte hilft dir zu verstehen, dass es bei der Identifizierung unserer eigenen tiefer gehenden Schlafhindernisse nicht darum geht, jemandem Schuld zuzuweisen oder andere zu verurteilen. Die Reise zu festem Schlaf ist hochgradig emotional und komplex, und hier sind zuhörende Ohren und offene Arme entscheidend, damit sich etwas verändern kann!

Transgenerationales Trauma

Ein transgenerationales Trauma ist etwas, das aus dem Nichts auftauchen kann. Vielleicht hattest du eine unglaublich glückliche Kindheit und hast trotzdem mit bestimmten Aspekten der Erziehung zu kämpfen, ohne zu wissen, warum es dir so schwerfällt. Die Botschaften, die wir verinnerlichen, und die Geschichten, die uns als Kinder erzählt werden, sind mächtig. Das liegt zum Teil daran, dass uns diese Botschaften eingetrichtert werden, bevor wir wissen, wie wir sie hinterfragen und ablehnen können. Wenn du bei Eltern aufgewachsen bist, die nicht auf deine Bedürfnisse eingingen, wirst du verstehen, wie verletzend diese Botschaften sind und welch bleibenden Einfluss sie auf dich haben. Die gute Nachricht ist, dass selbst wenn das auf dich zutrifft, du das identifizieren und überwinden kannst. Du kannst auf eine Art und Weise erziehen, die offener, informierter, liebevoller und erfüllender ist als die Erziehung, die du selbst erhalten hast.

Vielleicht hast du kein Vorbild für gute Erziehung, aber du weißt, wie es sich anfühlt (auch wenn das nur ein Ergebnis davon ist, dass du weißt, wie sich schlechte Erziehung anfühlt). Wenn du dich von deinem inneren Kompass leiten lässt, kann das transformativ sein. Erziehung entwickelt sich, und manchmal liegt die größte Weisheit in der Erfahrung, aus seinen Fehlern zu lernen. Die besten Eltern werden diejenigen sein, die für so etwas offen sind. Für uns als Schlafunterstützerinnen gibt es keine größere Ehre, als mitzuerleben, wie Eltern ein Vermächtnis von Schmerz und Toxizität beenden und mit den richtigen Hilfsmitteln ausgestattet werden, um ihren Kindern und kommenden Generationen die Chance für eine tiefgründigere Liebe und Erziehung zu geben.

Warum wir erziehen, wie wir erziehen

Wir werden nicht im Handumdrehen einfach so zu einem bestimmten Elterntyp. Es gibt keine Gussform, aus der wir herauskommen, mit vorgefertigten Meinungen und Vorlagen darüber, was für Eltern wir werden. Wir fühlen uns jedoch sicherlich zu bestimmten Ansätzen hingezogen, wenn wir uns entscheiden, wie wir unseren Nachwuchs erziehen wollen. Wie wir füttern, abstillen, Töpfchentraining machen und schlafen, hat zum Teil etwas mit unseren eigenen Kindheitserfahrungen zu tun. Wie es sich anfühlte, so wie wir erzogen zu werden. War unsere Erziehung weitgehend glücklich und fördernd, versuchen wir vielleicht unbewusst oder bewusst, einige Verhaltensweisen unserer Eltern nachzuahmen.

Unsere Eltern waren zum Beispiel immer sehr entspannt, was Alkohol anging, als wir aufwuchsen. Ungefähr ab dem zwölften Lebensjahr wurde uns zum Sonntagsbraten stets verdünnter Wein angeboten, wenn wir es wünschten (und das taten wir immer – die schimmernden Sherry-Gläser gaben uns das Gefühl, erwachsen zu sein). Und weil Alkohol nicht verboten und daraus auch keine große Sache gemacht wurde, verspürten wir als Erwachsene nie den Drang, zu viel davon zu trinken. Der entspannte Umgang unserer Eltern mit Alkohol und Drogen (sie sagten uns, dass Drogen wirklich schädlich sein können, aber gingen uns damit auch nicht ständig auf die Nerven) führte dazu, dass wir nie das Bedürfnis hatten, derlei auszuprobieren.

Umgekehrt funktioniert es natürlich auch. Wenn du auf eine Art erzogen wurdest, die für dich nicht funktioniert hat, dann könnte es sein, dass du dich für eine andere Art der Erziehung entscheidest, um deinem Kind eine bessere Erfahrung zu bieten. Wurdest du von autoritären, emotional distanzierten Eltern erzogen, versuchst du vielleicht, das auszugleichen, indem du deinen Nachwuchs frei und mit weniger Hierarchien erziehst. Hast du dich ungesehen und ungehört gefühlt, entscheidest du dich vielleicht bewusst dafür, deinen Kleinen mehr Beachtung zu schenken. Wenn du deine Eltern nicht als verständnisvoll, empathisch und emotional verfügbar erlebt hast, strebst du möglicherweise an, mit deinen Kindern mehr in Kontakt und auf Augenhöhe zu sein. Vielleicht möchtest du seltener »Nein« und häufiger »Ja« sagen. Mehr ihr Freund als ihr Feind sein. Vielleicht willst du mehr mit ihnen teilen, als deine Eltern mit dir geteilt haben, um die Verbindung aufzubauen, die dir damals fehlte. Diese andere Art der Erziehung kann unvermeidlich sein, aber auch dazu führen, dass die Kinder das Gleichgewicht wieder kippen wollen, wenn sie irgendwann selbst Eltern werden. Unsere eigenen Eltern wurden streng erzogen und wir frei. Wir erziehen unsere Kinder mit mehr Struktur, und nur die Zeit wird zeigen, für welchen

Erziehungsstil sie sich irgendwann entscheiden werden, wenn sie selbst Kinder haben. Es ist ein komplexes, faszinierendes Generationsmuster.[32] Alle vernünftigen Eltern wollen ihrem Nachwuchs die bestmögliche Erfahrung bieten, und dafür gibt es kein Patentrezept. Als kleines Mädchen wurde Eve ständig gelobt und nie wirklich überfordert. Dies führte dazu, dass sie ein starkes Selbstvertrauen hatte, aber die Kehrseite der Medaille bestand darin, dass Kritik für sie unerträglich war und sie Grenzen nur schwer einhalten konnte.

Wir haben eine Freundin, die sehr streng erzogen wurde. Sie war immer sehr organisiert und einfallsreich, aber es fiel ihr schwer, mal etwas ganz anders zu machen. Gab sie ihre Pläne auf, machte sie das unruhig und ängstlich. Wir halfen ihr zu lernen, wie wundervoll es ist, sich ab und zu mal ganz anders zu verhalten als sonst, und ab da konnte sie wieder schlafen.

Unsere Eltern stammten aus einer Generation, die disziplinierende Eltern gehabt hatte. Unsere Mutter war die jüngste von sechs katholischen Mädchen (unsere Großeltern wollten eigentlich sechs Jungs, die alle Priester werden sollten!). Nachdem wir mit den meisten unserer Tanten über ihre Kindheit gesprochen hatten, fanden wir heraus, dass unsere Großeltern freundlich und abenteuerlustig gewesen waren (Oma war jahrelang die Leiterin der Pfadfinderinnen im Londoner Ortsteil Wimbledon), aber manchmal wurden sie als emotional unerreichbar und verschlossen erlebt. Wir sind zwei von 13 Nachkommen, die von diesen sechs Schwestern geboren wurden, und unsere Cousins, Cousinen und wir wurden alle mit weniger Hierarchie und Struktur erzogen als unsere Mütter.

Die liberal erzogenen Kinder aus unserer Familie, die inzwischen selbst Nachwuchs bekommen haben, haben eine Art Kehrtwende gemacht und beschlossen, als Reaktion auf die freiheitliche, kindzentrierte Erziehung, die wir bekamen, einige gesunde Grenzen und Strukturen aufzustellen. Zweifellos werden unsere Kinder das Gleichgewicht irgendwann wiederherstellen, wenn sie das für nötig halten. Kein Erziehungsansatz ist besser als der andere, alle haben Vor- und Nachteile. Wie unsere liebe psychoanalytische Tante Beni uns mal sagte: »Wie auch immer du deine Kinder erziehst – so oder so wirst du es vermasseln!«

Trotz der rauen Worte hinterließ dieser Satz bei uns eine große Erleichterung, weil er uns in unserer Überzeugung bestärkte, dass wir alle unser Bestes geben mit den Mitteln, die uns zur Verfügung stehen und die bei allen ganz unterschiedlich sind. Das ist völlig in Ordnung. Und es ist nicht nur in Ordnung, sondern auch genug. Es ist mehr als genug.

Geburt nach einem Verlust

In den Jahren, in denen wir weltweit Eltern unterstützt haben, konnten wir miterleben, wie persönlicher Verlust und Traumata einen Einfluss darauf haben können, wie Eltern über den Schlaf ihres Kindes denken. Die Abwesenheit der eigenen Mutter, eine traumatische Schwangerschaft oder Geburt, ein gnadenloser Weg zur Empfängnis oder eine Schwangerschaft nach einem Verlust können einen starken Einfluss auf den Schlaf haben. Der Schmerz der Eltern, die ein Baby verloren haben, führt oft dazu, dass sie es nicht ertragen können, wenn das Kind, das folgt, sich aufregt oder Probleme hat. Wie alle schwierigen Gefühle verschwindet auch die Trauer erst, wenn sie verarbeitet wurde. Sie wird auch weiterhin die Art verändern, wie Eltern ihre Gefühle und die ihres Kindes verarbeiten, denn der Schlaf kann der Trauer nicht entkommen.

Sie ist wie eine grau getönte Brille, die eine Bedeutung hinzufügt, wo sie nicht hingehört (mein Kind fühlt sich verlassen) und Angst, wo diese nicht willkommen ist (was soll ich tun, wenn es nicht aufwacht?). Wie der Produzent von »Doctor Who« Jamie Anderson treffend schreibt:

> Trauer, habe ich gelernt, ist wirklich bloß Liebe. Sie ist all die Liebe, die du geben willst, aber nicht geben kannst. All diese unverbrauchte Liebe sammelt sich in deinen Augenwinkeln, als Frosch in deinem Hals, im Hohlraum deiner Brust. Trauer ist bloß Liebe, die kein Ziel hat.

Gems Geschichte

Bei meiner dritten Schwangerschaft sammelte sich in den ersten drei Monaten, in denen das Baby in meinem Körper heranwuchs, viel Liebe in mir, bevor ich eine Fehlgeburt erlitt. Das war ein abruptes Ende, und ich wusste nicht wohin mit meiner ganzen Mutterliebe. Als ich nach zwei Fehlgeburten endlich meinen erstgeborenen Sohn Toby bekam, steckte ich meine ganze Liebe in ihn. Ich war überglücklich, ihn zu haben, sodass ich die schwierigen Phasen der Elternschaft leichter wegsteckte als bei meinen anderen Kindern, die ich nach ihm bekam. Ich erinnere mich noch ganz genau daran, dass ich immer große Schuldgefühle hatte, wenn ich mich abmühte. Immer wenn ein Gedanke aufkam, etwas ändern zu wollen, wurde er durch Schuldgefühle ersetzt und ausgelöscht. Der frühere Verlust eines Babys kann einen großen Einfluss auf unsere Elternschaftsreise haben. Zoe Clark-Coates, MBE, ist eine Bestsellerautorin, Trauer-Spezialistin und CEO der Wohltätigkeitsorganisation *Saying Goodbye*, die zum *Mariposa Trust* gehört. Zoe sagt:

> Was mir an *Schlaft schön!* gefällt, ist, dass die Autorinnen die Sorgen der Eltern nicht herunterspielen, und sie bieten auch keinen standardisierten Ansatz zum Thema Schlaf an. Sie hören zu, reagieren und passen in ihrer Eins-zu-eins-Betreuung ihre Ratschläge an die Situation der Familie an. Mit der richtigen Unterstützung und Gelassenheit ist erholsamer Schlaf auch für Familien möglich, die einen Verlust erlitten haben.

Der Verlust dauert an. Monate und manchmal sogar Jahre nach der Geburt eines neuen geliebten Babys kann die Freude und Begeisterung der Eltern immer noch von Trauer getrübt sein. Gefühle wie Leere, Schuld, Scham, Angst und ein Mangel an Selbstvertrauen können die Wahrnehmung der Eltern von sich und ihrer Fähigkeit, für ihr Kind sorgen zu können, beeinträchtigen. Diese oftmals unbewussten Zweifel können dazu beitragen, dass es Eltern besonders schwer fällt, es zuzulassen, dass sich ihr Kind selbstständig beruhigt, weil das eine Distanz schafft, und sie Angst haben, ihr Baby zu verlieren.

Auch ohne traumatische Vergangenheit waren Schlaf und Tod schon immer untrennbar miteinander verbunden. In der alten griechischen Mythologie war der Schlaf der Zwillingsbruder des Todes. Die erhöhte Wachsamkeit und das ständige Kontrollieren des Babys nach einem Verlust können zu erheblichen Schlafstörungen der ganzen Familie führen. Wenn Eltern den Anschein erwecken, als würden sie in einem Zustand der Alarmbereitschaft handeln, so als ginge es um Leben und Tod, dann deshalb, weil es buchstäblich um Leben und Tod geht. Wenn der Tod die Eltern traumatisiert hat, werden sie alles in ihrer Macht stehende tun, damit so etwas nie wieder passiert. Was ist das Gegenteil von Tod? Es ist ein Baby, das lebt. Und gibt es etwas Lebendigeres als ein waches Baby?

Eltern, die einen Verlust erlitten haben, erzählen uns oft, dass ihre Schlafreise nicht möglich gewesen wäre ohne das fürsorgliche und liebevolle »Händchenhalten«, das maßgeschneiderte Schlaf-Unterstützung bietet.

IVF-Babys

Ein weiterer klarer Zusammenhang besteht zwischen Babys, die erwünscht waren, und gestörtem Schlaf. Eltern, die Entbehrungen, Schmerzen und Schwierigkeiten erlebt haben, um ihr wunderschönes Baby überhaupt in den Armen halten zu dürfen, sind gegebenenfalls weniger geneigt es zuzulassen, dass sich ihr Kind abmüht. Viele IVF-Eltern haben den Mut gehabt, uns zu erzählen, wie ein besonders erwünschtes Kind noch zusätzlich Druck ausüben kann, jeden Moment zu genießen und Schwierigkeiten zu ertragen. Ein Follower kommentierte einen unserer IVF-Posts:

> Vielen Dank, dass ihr mich darauf aufmerksam gemacht habt. Ich habe diese unsagbaren Schuldgefühle erlebt, wenn ich mir eine schlaflose Nacht oder einen schwierigen Tag wegwünschte. Denn ich habe meine Kleine doch so sehr gewollt, also sollte ich jetzt lieber dankbar sein, dass sie da ist. Das hat dazu ge-

führt, dass ich alles so hingenommen habe, ohne etwas großartig ändern zu wollen.

Der Gedanke, es zuzulassen, dass dein Kind irgendeine Aufregung erlebt, nach all den Strapazen, die es gekostet hat, überhaupt auf der Welt zu sein, kann allein ausreichen, um viele Eltern, die dank IVF ein Baby bekommen haben, vom Schlafunterricht abzuschrecken. Ähnlich wie diejenigen, die einen Verlust erlitten haben. Aber das Bewusstsein darüber, was die Ursache der Angst vor dem Schlaf ist, reicht oft schon aus, damit sich Eltern davon befreien können. Unser Team ist gut gerüstet, um diese Probleme gemeinsam mit den Familien zu lösen. Wenn diese es wünschen, können sie Sitzungen mit unseren Therapeuten vereinbaren.

Mütterliche Ängste vor dem Loslassen

Es ist nicht immer nur das Baby oder Kind, das Probleme hat, sich von der Mutter zu trennen. Es kann auch umgekehrt sein. Die Angst der Eltern vor dem Loslassen wird von vielen Müttern und Vätern unterschiedlich stark erlebt und muss nicht immer Grund zur Sorge sein. Sie kann sich zu jeder Zeit während der Schwangerschaft oder in den ersten Jahren entwickeln und durch frühere Traumata oder psychische Probleme nach der Geburt ausgelöst werden.

Eine Mutter, die Angst hat, von ihrem Baby getrennt zu werden, hat mit höherer Wahrscheinlichkeit ein Kind, das unter Schlafstörungen leidet.[33] Ein Artikel, der im *Journal of Child Psychology and Psychiatry* veröffentlicht wurde, untersuchte den Zusammenhang zwischen mütterlichen Ängsten und

Schlafproblemen und stellte eine starke Korrelation fest. Je größer die Ängste der Mutter, desto häufiger wachte der Säugling nachts auf. Das ist nicht die einzige Studie, die einen Zusammenhang zwischen dem psychischen Wohlbefinden der Mutter und dem Schlafverhalten ihres Nachwuchses festgestellt hat.[34] [35] Eine Mutter, die die Trennung von ihrem Kind als schmerzhaft empfindet, wird nachts nicht gegen solche Gefühle immun sein. Im Gegenteil. Wie wir bereits erwähnt haben, kann Schlaf und die Trennung, die er mit sich bringt, die Angst der Eltern noch verstärken. Während sich diese Angst so darstellt, als ob sie etwas mit Schlaf zu tun hätte, ist das jedoch oft gar nicht der Fall. Die Angst durchzieht den Schlaf, aber eigentlich geht es darum, nicht loslassen zu können.

Sabines Geschichte

Sabine ist eine Mutter, die uns vor ein paar Jahren kontaktierte und uns bat, ihr beim Schlaf ihres zweieinhalbjährigen Sohnes zu helfen. Joseph brauchte immer viele Stunden, um nachts zur Ruhe zu kommen, und kam nachts in Sabines Bett. Keiner von beiden konnte schlafen. Dank unserer eingehenden Untersuchung konnten wir feststellen, dass Sabine unter mütterlicher Trennungsangst litt. Ihr fiel es schwer, Joseph in der Kita abzugeben, sie machte sich die ganze Zeit Sorgen um seine Sicherheit und rief sogar regelmäßig dort an, um sich zu vergewissern, dass es ihm gut ging. Sie erzählte uns, dass Joseph unter Trennungsangst leiden würde und sich schwertat, von ihr getrennt zu sein. Sie erzählte, dass er sehr anhänglich wäre.

Wir schickten sie zu einer Gesprächstherapie, damit sie zuerst ihre Gefühle verstand, bevor wir mit dem Schlaftraining anfingen. Nur wenige Wochen später, als Sabine den

Unterricht beendete, hatte sie einen glücklichen und sich sicher fühlenden Jungen, der die ganze Nacht schlief und sich innerhalb von 15 Minuten selbst beruhigte. Außerdem war sie jetzt auch in der Lage, zu erkennen, dass Josephs Trennungsprobleme in Wirklichkeit eher etwas mit ihr zu tun hatten als mit ihm. Ihm fiel die Trennung schwer, weil das Gleiche für Sabine galt. Sobald sie den Ursprung ihrer Emotionen verstanden hatte, konnte sie ihre Bedürfnisse und Gefühle von seinen trennen. Mutter und Sohn haben jetzt seit zwei Jahren festen Schlaf, und Sabine sagt, dass er selbstbewusster ist als je zuvor.

Es ist völlig normal, wenn Eltern während einer kurzen Trennung von ihrem Kind ein gewisses Maß an Sorge, Ängsten und Schuldgefühlen verspüren, aber wenn du regelmäßig schlimme Gedanken, akute Sorgen oder überwältigende Angst verspürst, solltest du dir Hilfe bei einem Arzt suchen.

Trennung als Auslöser

Das ultimative Ziel des Schlafunterrichts besteht darin, dass das Kind von selbst friedlich schläft. Aber ihm zu erlauben, diese bereits angeborene Fähigkeit auszuüben, könnte von einem Elternteil, der die Autonomie seines Nachwuchses als schmerzhafte Zurückweisung empfindet, zu viel verlangt sein. Für viele ist ein gesundes Loslassen das ultimative Ziel. Das heißt, ein Kind aufzuziehen, das begeistert ist, was die Welt ihm zu bieten hat und was es der Welt bieten kann. Aber für manche ist die Trennung einfach unerträglich. Schließlich ist es eine Form des Verlustes, der starke Gefühle auslösen kann.

Wenn ein Elternteil in der Vergangenheit einen Verlust oder eine Trennung erlebt hat, können alltägliche Trennungen problematisch und schmerzhaft sein. Die zusätzliche Bedeutung unserer eigenen Erfahrungen kann die Art und Weise verändern, wie wir Ereignisse im Leben unseres Kindes erleben. Wie wir uns beim Füttern fühlen oder wenn wir es in sein Zimmer bringen. Wie schnell wir ihm feste Nahrung geben. Wie wir schlafen. Wie wir uns fühlen, wenn es beginnt in die Kita zu gehen oder von anderen Menschen betreut wird. Wie wir uns fühlen, wenn wir wieder arbeiten gehen oder endlich den Urlaub machen, den wir schon so lange nötig haben. Wie wir über uns selbst denken, und wie wir unsere Lebenserfahrung verarbeitet haben, hat einen wesentlichen Einfluss darauf, wie wir unser Kind in seinem Verhalten und bei seinem Schlaf unterstützen.

Toris Geschichte

Als Tori uns kontaktierte, nachdem sie uns über ein Jahr auf Instagram gefolgt war, erzählte sie uns, wie sehr sie sich danach sehnte, dass ihr Zweijähriger in seinem eigenen Zimmer schlafen würde. Ihr Mann verbrachte die Nächte seit sechs Monaten auf dem Sofa, damit alle zumindest ein bisschen Schlaf bekamen. Doch selbst die Sachen, die früher funktioniert hatten (Fläschchen, ein sanftes Lied), klappten nicht mehr, und das Leben war eine Tortur. Als die Schlafprobleme jedoch innerhalb weniger Tage behoben waren, hatte Tori das Gefühl, als ob etwas Wichtiges fehlte. Wir fragten sie, ob sie alles wieder so haben wollte, wie es vorher gewesen war, und ihre Antwort war eindeutig. Sie wollte nicht zurück. Sie vermisste zwar ihren Sohn, wenn er schlief, aber erinnerte sich daran, wie sehr sie sich vorher danach gesehnt hatte, zumindest mal ein paar Stunden ungestört zu schlafen, bis er dann schließlich aus ihrem Bett auszog. Sie erkannte, dass ihre Ehe jetzt viel stärker war, weil sie und ihr Mann wieder das Bett miteinander teilten. Der Gemütszustand ihres Sohnes und seine Fähigkeit, mit Gleichaltrigen zu kommunizieren und zu interagieren, hatten sich stark verbessert. Dinge zu vermissen, bedeutet nicht, dass es gesund oder richtig ist, zu ihnen zurückzukehren.

Die »eine Person« sein oder lieben und loslassen

Wenn die Identität eines Elternteils hauptsächlich darin besteht, die einzige Person zu sein, die in der Lage ist, das Kind zu beruhigen, zu füttern, die Windeln zu wechseln, zu trösten, ihm Medikamente zu geben und zum Schlafen zu bringen, dann kann es beunruhigend sein, sich das Leben anders vorzustellen. Wenn Eltern nicht mehr so gebraucht werden wie früher, können sie Folgendes fühlen:

△ Bedauern (hätte ich mehr tun sollen?)
△ Erleichterung (warte mal, ich kann jetzt wirklich die ganze Nacht schlafen?)
△ Ungläubigkeit (das kann nicht wahr sein)
△ Angst (atmet es noch?)
△ Traurigkeit (das war also die letzte Nachtfütterung?)
△ Schuldgefühle (hätte ich länger durchhalten sollen?)
△ Freude (ja, ich kann jetzt zu diesem Junggesellinnenabschied gehen!!), gefolgt von allen anderen oben genannten Emotionen, wenn du bei der Feier angekommen bist!

Wenn ein Kind ein Elternteil weniger braucht als vorher – wenn es anfängt zu essen, zu laufen, zu lernen, zu schwimmen, zu fahren, zu leben und zu lieben, ohne dass wir immer an seiner Seite sind –, dann fragen sich Eltern vielleicht: Was bedeutet das für meine Rolle in der Welt meines Kindes, und was bedeutet es für die Art und Weise, in der ich von ihm gebraucht und geliebt werde?

Ob dein Kind nun sechs Monate oder sechzig Jahre alt ist – es braucht und vergöttert dich immer noch. Du bist weiterhin sein sicherer Zufluchtsort. Seine immer fließende Quelle bedingungsloser Liebe. Sein Leuchtturm, wenn Wolken am Himmel aufziehen. Wenn es dich im Laufe der Zeit etwas weniger braucht, dann hast du einfach das Liebevollste getan, das du tun konntest: Du hast es so sehr geliebt, dass es sich gut genug gefühlt hat, um es allein zu schaffen. Die gleiche tiefe Liebe, die dich dazu gebracht hat, es ganz nah bei dir zu halten, wird dich auch dazu bringen, es irgendwann loszulassen.

Gesundes Loslassen

Wenn man jemanden liebt, dann lässt man ihn gehen. Ist dieses Konzept auf den ersten Blick nicht furchtbar traurig?! Wenn du jemanden liebst, dann hältst du ihn doch für immer fest, oder etwa nicht?! Dennoch ist es essenziell, man selbst zu bleiben. Es ist ein wichtiger Bestandteil der normalen emotionalen und körperlichen Entwicklung eines Menschen. Es beginnt fast direkt nach der Geburt mit dem rituellen Durchschneiden der Nabelschnur, dem Trennen der physischen Verbindung zwischen Mutter und Kind. Dieser symbolische Schritt, der oft vom Vater durchgeführt wird, ist ein gefeierter und positiver Moment, der die Fähigkeit des Babys kennzeichnet, getrennt und außerhalb der Mutter überleben zu können. Von da an bringt jede Phase ihre eigene kleine Form der Trennung mit sich. Wenn unsere Babys von der Brust zum Becher, vom Fläschchen zum Schälchen, vom Schoß auf den Stuhl und von der Hüfte auf den Boden wechseln, dann sind sie dazu von Natur aus in der Lage und wollen ihre körperliche und emotionale Unabhängigkeit von der Mutter behaupten.

Es gibt vier Phasen in der Entwicklung eines Säuglings zu seinem eigenen Selbst.[36] Das auftauchende Selbst (Geburt bis zwei Monate), das Kern-Selbst (zwei bis sechs Monate), das subjektive Selbst (sieben bis 15 Monate) und das verbale Selbst. Wenn das Kind ein Gefühl für sein Kern-Selbst entwickelt, erlangt es Kontrolle über sein Tun und seine Gefühle. Ein Elternteil, der zu Beginn des Lebens eines Babys diesem emotional und körperlich stets zur Verfügung steht, baut eine Beziehung auf, die auf Verbundenheit und Vertrauen basiert, die dem Säugling hilft, allmählich zu lernen, für sich selbst zu sorgen. Die verlässliche Anwesenheit eines Elternteils ermöglicht dem Kind, sich sicher und geborgen zu fühlen, sodass es dieses Gefühl auch dann hat, wenn seine Eltern nicht anwesend sind.

Die intensive, überwältigende Vertrautheit, die eine Mutter und ihr Baby zu Beginn seines Lebens miteinander verbindet, weicht einem gesunden Loslassen, wenn die Mutter das zulässt. Der breitschultrige 18-Jährige, der selbstbewusst in seinem eigenen Auto herumfährt, um das Leben zu leben, auf das du ihn bestmöglich vorbereitet hast, ist derselbe Mensch, der all die Jahre zuvor seine kleinen Fingerchen um deine geschlungen hat und davon abhängig war, dass du all seine Bedürfnisse stillst. Der Prozess, den eine Mutter und ihr Kind durchlaufen, um von einer Lebensphase zur nächsten zu gelangen, erfordert ein hohes Maß an Anpassung und die Akzeptanz von Verlust und Gewinn. Deshalb ist es vielleicht nicht überraschend, dass die einfache Handlung, sein Baby schlafen zu legen, von der Mutter verlangt, sich physisch von ihrem Kind zu trennen, auch wenn es nur für ein paar Stunden ist. Das kann für einige Menschen schwieriger sein als für andere. Die Fähigkeit eines Babys zu schlafen, hängt zum Teil davon ab, ob es sich sicher genug fühlt, um getrennt von seiner Bezugsperson zu schlafen.

Mütterliche Depression

Etwas, das bei der Diskussion über mütterliche Depressionen scheinbar nicht berücksichtigt wurde, ist der Schlafmangel. In einer Studie wurde versucht, unruhigen Schlaf als Prädiktor für mütterliche Depressionen zu untersuchen. Dabei wurden 505 Frauen, die eine Woche nach der Geburt laut Edinburgh Postnatal Depression-Skala niedrige Testergebnisse hatten, untersucht. Die gleichen Frauen wurden vier und acht Wochen nach der Geburt erneut analysiert. Mütter mit einer schweren Depression berichteten häufiger, dass ihr Baby öfter weinte, regelmäßig aufwachte und weniger als sechs Stunden Schlaf in einem Zeitraum von 24 Stunden bekam. Die Ergebnisse deuten darauf hin, dass das Schlafverhalten von Säuglingen und die Erschöpfung bei Müttern in der Zeit nach der Geburt eng miteinander verbunden sind. Das ist kaum verwunderlich. Die heilende und erholsame Funktion des Tiefschlafs hilft Müttern, die physiologischen und emotionalen Wunden von Schwangerschaft und Geburt zu verarbeiten. Schlafmangel erhöht die Verletzlichkeit und verringert die emotionale Verfügbarkeit, was sich stark auf die Beziehung zwischen Mutter und Kind auswirkt. Im Jahr 2009 wurde festgestellt, dass mütterliche Depression der wichtigste psychologische Faktor ist, der mit den Schlafproblemen eines Kindes in Verbindung gebracht wird.[37] Frauen, die unter mütterlichen Depressionen leiden, fühlen sich möglicherweise in ihrem Leben fremdbestimmt (sie sind niedergeschlagen, weinerlich, gereizt, desinteressiert, haben wenig Energie und das Gefühl, nicht gut genug zu sein, sie sind hoffnungslos und fühlen sich schuldig) oder befinden sich in einem erhöhten Zustand der Erregung und extremen Wachsamkeit. Das kann zu mehr Leichtschlaf, zu weniger erholsamen Tiefschlaf und bruchstückhaftem REM-Schlaf führen, der in den Zyklus der Depression zurückführen kann. Aber wie können wir postpartale Depression und Schlafmangel unterscheiden, wenn sie sich so ähnlich sind?

Häufige Symptome von postpartaler Depression und Schlafmangel

Symptom	Postpartale Depression	Schlafmangel
Gereiztheit	✓	✓
Wut	✓	✓
Emotionale Unbeständigkeit	✓	✓
Stimmungsschwankungen	✓	✓
Überforderung	✓	✓
Schuldgefühle	✓	✓
Konzentrationsschwierigkeiten	✓	✓
Minderwertigkeitsgefühle	✓	✓

Symptom	Postpartale Depression	Schlafmangel
Schlafprobleme, auch wenn das Baby schläft	✓	✓
Häufige Weinanfälle	✓	✓
Sorgen, Angst- oder Panikattacken	✓	✓
Verlust des Interesses an Dingen, die dir normalerweise Spaß machen	✓	✓
Schwierigkeiten, Bindungen einzugehen	✓	✓
Appetitveränderung	✓	✓

Jemmas Geschichte

Während ich diese Worte niederschreibe, probiere ich online Kleidung an, während meine *Schlaft-schön!*-Babys ein Nickerchen halten. Aber meine Schlaf-Geschichte begann weit weniger glücklich. Als Ivy sechs Monate alt war, nahm ich Stimmungsstabilisatoren, und mein Mann hatte eine so schwere postnatale Depression, dass er suizidgefährdet war. Ich war überzeugt, dass Ivy eine Laktoseintoleranz hatte, aber die Ärzte ignorierten mich, und die Gesundheitsberaterin sagte mir, dass ich Ivy wichtige Nährstoffe vorenthalten würde, wenn ich auf Milchprodukte verzichtete (später stellte sich heraus, dass sie nicht nur gegen Milchprodukte, sondern auch gegen Eier allergisch ist). Manchmal wachte sie stündlich auf, in guten Nächten schlief sie vier Stunden.

Sie machte nie ein Nickerchen – weder im Kinderbettchen noch im Auto oder Kinderwagen. Gelegentlich schlief sie 45 Minuten in der Trage (Stichwort: täglicher Spaziergang von sieben Kilometern), aber als sie vier Monate alt war, funktionierte auch das nicht mehr. Ich bekam Herzklopfen, und mir wurde schwindelig durch die Erschöpfung, aber die Ärzte sagten mir, dass es für frischgebackene Mütter und Väter ganz normal sei, es schwierig zu finden, und dass die »Koliken« von allein vorbeigehen würden. Aber innerhalb eines Monats, nachdem wir mit dem Plan begonnen hatten, hatten wir unser Leben zurück. Und es schenkte mir so viel mehr als Schlaf – es gab mir zum ersten Mal in meinem Leben das Selbstvertrauen, meinen Instinkten zu vertrauen. Nachdem Ivy eine Woche gut geschlafen hatte, brauchte ich keine Medikamente mehr. Meine Tochter ist heute 22 Monate alt, und seitdem wir den Plan gemacht haben, schläft sie von 18.30 Uhr bis 6 Uhr morgens, außer wenn sie mal krank ist. Täglich hält sie ein anderthalb- bis zweistündiges Nickerchen. Sie kann es kaum abwarten, wenn wir sie hinlegen, und alle sagen, dass sie eine wahre Freude ist. In ihren verbalen und kognitiven Fähigkeiten ist sie weit fortgeschritten, was dem Schlaf zu verdanken ist. Ich weiß wirklich nicht, was mit meinem Mann passiert wäre, wenn wir dich nicht gefunden hätten. Und wenn man mal bedenkt, dass er zögerte, das Geld auszugeben!

Ist Jemmas Geschichte nicht bemerkenswert? Wie anders wäre ihre Erfahrung wohl gewesen, wenn sie sofort gefragt worden wäre, wie viel Schlaf sie bekommt? Wie anders könnte der Start ins Leben für Kinder und ihre Mütter auf der ganzen Welt sein, wenn allen Eltern Unterstützung beim Schlafen als vorbeugende Maßnahme gegen Depressionen angeboten werden würde?

Füttern und Schlafen

Um unsere Diskussion über die häufigsten Schlafhindernisse zu beginnen, bitten wir die »Füttern-um-zu-schlafen-Assoziation« auf die Bühne zu treten. Auf den ersten Blick scheint das Füttern eher ein physisches als ein psychologisches Schlafhindernis zu sein, aber das ist nie der Fall. Weil es beim Füttern um Hunger geht, ist es überhaupt kein Schlafhindernis, sondern ein Grundbedürfnis, das befriedigt werden muss! Beim Füttern, ob durch Stillen oder Fläschchen, geht es um viel mehr als um die Befriedigung des Hungers. Es geht um Vertrauen und Verbindung. Es geht um körperliche und emotionale Bindung und um Zuneigung. Es geht darum, Intimität, Nähe und Geborgenheit aufzubauen. Alle wichtigen menschlichen Bedürfnisse. Das Füttern ist eine der ersten Gelegenheiten für Eltern, um auf ihr Kind einzugehen. Die körperliche Vertrautheit und Nähe, die das Füttern mit sich bringt, ist für die Mutter-Kind-Beziehung wichtiger als die Nahrungsquelle.[38]

Bei den Familien, die sich an uns wenden, geht es beim Füttern nicht um Nahrung. Ab einem Alter von sechs Monaten kann die frühere nächtliche Fütterungsroutine dazu führen, dass das Kind nach wie vor aufwacht, weil es sich daran gewöhnt hat. Aber das Aufwachen für eine Fütterung bedeutet nicht immer, dass diese unbedingt nötig ist, sondern dass sie erwartet wird. Es ist leicht zu verstehen, wie diese Assoziation zustande kommt. Hunger ist eine tiefe und ursprüngliche Sorge einer Mutter. Der mütterliche Drang, das Baby durch Füttern am Leben zu halten, existiert wohl schon seit Anbeginn der Zeit. Wie viel und wie gut wir es füttern, ist letztendlich eine Frage von Leben und Tod. Wie »gut« wir es füttern, hängt auch stark von unserem Selbstwertgefühl ab. Wenn zu diesem Urtrieb noch eine starke Dosis Schlafmangel hinzukommt sowie ein Schuss Verletzlichkeit durch eine schwere Geburt oder eine besorgniserregende Schwangerschaft, anhaltende Zweifel aufgrund einer Diagnose einer »Gedeihstörung« und dann auch noch gut gemeinte, aber völlig widersprüchliche Ratschläge aus verschiedenen Quellen, dann kann man nachvollziehen, wie eine Mutter anfängt daran zu zweifeln, ob ihre Milch (beziehungsweise *sie selbst*) ausreicht.

Diese Zweifel können es einer müden Mutter sehr schwer machen, sich sicher zu sein, ob ihr Baby auch wirklich satt ist. Viele stillende Mütter interpretieren jedes nächtliche Aufwachen als Bedürfnis nach etwas zu essen. Aus diesem Grund wird die Brust schnell präsentiert (Hände hoch, schnelle Brustpräsentatorinnen – wir haben hier vier erhobene Hände!), und infolgedessen bekommen unsere Babys nie die Chance, das Einschlafen ohne sie zu üben. In den ersten Wochen und Monaten ist es völlig normal und notwendig, dass ein Säugling regelmäßig gefüttert wird und an der Brust oder Flasche einschläft. Daran ist auch nichts auszusetzen. Wenn die Natur gewollt hätte, dass Füttern und Schlafen voneinander getrennt sind, dann hätte sie Muttermilch nicht mit Prolaktin angereichert, was nicht nur die Milchproduktion fördert, sondern auch dazu beiträgt, dass das Kind schläfrig wird. Und das Füttern würde nicht die Freisetzung von Oxytocin auslösen, was Stress abbaut und zur Bindung zwischen Mutter und Kind beiträgt. Füttern und Schlafen sind also glückliche Partner, aber sie müssen sich nicht den Spaß verderben, indem sie heiraten!

Wir sagen, dass ein gesundes Baby von sechs Monaten und älter, das eine gute Bindung zu dir hat, nachts ohne Probleme elf bis zwölf Stunden auskommen kann, ohne dass es gefüttert werden muss (entweder Brust oder Fläschchen). Wenn eine zusätzliche Fütterung über diesen Zeitraum hinaus erfolgt oder wenn das Baby zu Beginn oder in der Mitte des Schlafs gefüttert wird, damit es weiterschläft, kann es irgendwann die Überzeugung entwickeln, dass es nur durch Füttern einschlafen kann. Wenn ein Baby oder Kind jedes Mal, wenn es aufwacht, gefüttert wird, kann es sehr gut passieren, dass es das dann bei jedem Aufwachen erwartet, was – wie wir durch die Struktur der Schlafzyklen bereits wissen – sehr häufig der Fall ist.

Wenn das Füttern der einzige Weg ist, damit es einschlafen kann, wird das für die Eltern oft zu einer sehr verzweifelten Situation. Die einzige Person zu sein, die die Mittel zum Schlafen hat, ist sowohl eine Last als auch eine Ehre.

Eltern werden vielleicht feststellen, dass Babys und Kinder, die mehr gefüttert werden, als sie brauchen, weniger daran interessiert sind. Es ist eine Art Teufelskreis. Eltern füttern ihren acht Monate alten Säugling nachts, weil er tagsüber kein Interesse an fester Nahrung hat. Er ist nicht hungrig genug. Also füttern sie ihn nachts. Dies könnte bei einer Mutter der Fall sein, die sagt, ihr Baby sei nicht an Frühstück interessiert, es ihm aber bereits eine Stunde nach der ersten Fütterung anbietet und es deshalb noch nicht hungrig war. Wenn man zuerst Milch gegen Nahrung austauscht (und die Milch erst vor dem Mittagsschlaf gibt), kann das einen großen Unterschied machen. Ein weiterer Grund, warum ein Baby vielleicht langsamer feste Nahrung annimmt, besteht darin, dass die Mutter es unbewusst als jünger betrachtet, als es in Wirklichkeit ist. Manchmal scheinen Mütter überrascht zu sein, was das Alter ihres

Kindes angeht, wenn sie es in Jahren und nicht in Monaten angeben sollen! Wenn Mütter, die sich an uns wenden, ihr fast dreijähriges Kind (33 Monate) in Monaten beschreiben, kann dies darauf hinweisen, dass sie sich an der Vorstellung festhält, es sei noch ein Baby (und nicht ein Kleinkind). Zu akzeptieren, dass es älter ist, könnte bedeuten, sich der Tatsache zu stellen, dass die Baby-Phase vorbei ist. Das kann komplizierte Gefühle bezüglich der Mutterrolle hervorrufen, wenn das Baby zum Kind wird. Das tatsächliche Alter zu akzeptieren, rückt Bereiche ins Scheinwerferlicht, die von Veränderungen profitieren könnten – Veränderungen, für die die Mutter vielleicht noch nicht bereit ist. Wenn das Alter eines über zweieinhalb Jahre alten Kindes in Monaten angegeben wird, achten wir immer darauf, ob die Mutter für Veränderungen bereit ist und welche Unterstützung sie braucht.

Eltern, die sich auf das Stillen als einzige Möglichkeit verlassen, damit ihr Baby schläft, kommen oft völlig hoffnungslos zu uns. Sie können es sich kaum vorstellen, dass Schlaf auch ohne die »Magie der Brust« möglich ist. Die Assoziation mit Säuglingen, die mit der Flasche gefüttert werden, kann genauso stark sein, außer dass sich das weniger verzweifelt anfühlt, weil auch jemand anderes die Nahrung geben kann. Die Sache, an die man sich erinnern sollte, ist: Wenn ein Baby durch das Füttern, Wiegen oder durch das Dableiben der Bezugsperson zum Schlafen gebracht wird, bringt es sich nicht selbst zum Schlafen, sondern wir. Wir erledigen das für unser Kind. Wir können nicht erwarten, dass es die Hilfsmittel hat, um selbstständig zu schlafen, wenn wir ihm nie die Gelegenheit dazu geben, es zu üben. Es ist nicht so, dass es nicht ohne vorherige Fütterung schlafen könnte, sondern es weiß nur noch nicht, wie es das tun soll. Aber das ist in Ordnung, denn genau das kannst du ihm mit einem Plan beibringen, durch den es lernt, sich selbst zu beruhigen. Wir könnten bis zum Sankt-Nimmerleins-Tag über das Füttern reden, das im Zusammenhang mit Schlaf steht, aber wir sind keine Stillberaterinnen. Wenn du hierbei Unterstützung brauchst, wende dich bitte an eine Stillberaterin, die dir alle Fragen beantworten kann.

Emotionale Faktoren

Wir bitten Familien darüber nachzudenken, wie es ihnen geht, bevor sie mit dem Schlaftraining beginnen. Damit meinen wir, sich alle Lebensereignisse in Erinnerung zu rufen, die sich auf das emotionale Wohlergehen des Kindes oder der Eltern aus-wirken. Dazu gehören zum Beispiel ein Umzug, die Geburt eines weiteren Babys, die Rückkehr an den Arbeitsplatz oder der Start in einer neuen Kinderbetreuungseinrichtung. Wir empfehlen den Eltern, nicht kurz vor so einem Ereignis mit dem Schlafunterricht zu beginnen, damit das Kind diese neue Art des Schlafens nicht mit solch einer Veränderung in Ver-bindung bringt. Ein Kleinkind, das nur eine Woche vor der Geburt des neuen Babys aus seinem Kinderbett und dem elter-lichen Schlafzimmer »vertrieben« wird, könnte sich zu Recht verdrängt fühlen. Es braucht Zeit und Raum, um diese enorme Veränderung in der Welt, wie es sie kennt, zu verarbeiten, be-vor andere Veränderungen vorgenommen werden.

Wenn eine Mutter in ihren Beruf zurückkehrt, ist das oft eine Zeit emotionaler Konflikte. Die kurze Aufregung und das Adrenalin bei dem Gedanken, etwas außerhalb des Hauses zu tun, werden oft durch die tiefsitzende Angst getrübt, wie die Dinge wohl gemacht werden, wenn du nicht da bist, um sie so zu erledigen, wie nur du es machen kannst. Gem und ich hatten starke Schuldgefühle. Solche Gefühle, die mit einer emotionalen Veränderung wie den oben genannten einhergehen, können oft die Ursache für eine Schlafregression sein. Wir haben ein schlechtes Gewissen, weil wir wieder angefangen haben zu arbeiten, also machen wir es (auch wenn unsere Kinder vielleicht gar kein Problem damit haben) vor dem Schlafengehen und in der Nacht wieder wett, indem wir gewisse Verhaltensweisen erneut zulassen oder sich diese unverhofft einschleichen, auch wenn wir sie vorher nicht toleriert hätten.

Wie Eltern den Schlaf stören

Der Prozess des selbstständigen Einschlafens ist eine natürliche, biologische Anpassung, die, wenn sie nicht gestört wird, normalerweise im Alter von vier bis fünf Monaten erfolgt.[39] Friedliches Einschlafen beinhaltet, dass ein Baby schläfrig, aber wach in sein Bett gelegt wird (und wir mögen doch alle ein schönes volles Bäuchlein), sodass es selbst friedlich einschlafen kann. Kinder werden mit der Fähigkeit geboren, ihre Schlafzyklen miteinander zu verbinden. Und wenn wir als Eltern das Vertrauen finden können zu warten und nicht sofort zu ihnen eilen, sobald wir glauben, dass sie dafür bereit sind, dann können wir die Magie walten und den natürlichen Lauf der Dinge einfach geschehen lassen.

Je »sicherer« der Bindungsstil der Mutter ist (wenig Angst), desto eher wird sie in der Lage sein, andere Wege zu finden, um ihr Kind zum Einschlafen zu bringen. Sie wird ihr Selbstvertrauen an den Säugling weitergeben und ihm dadurch ermöglichen, voller Selbstbewusstsein seine eigenen Schlaffähigkeiten zu entwickeln. Einer der lautesten Aufschreie der Anti-kontrolliertes-Weinen-Bewegung ist, dass wir reagieren müssen, wenn unsere Babys weinen. Und wir könnten dem nicht mehr zustimmen. Entscheidend ist aber, dass wir angemessen auf das Weinen reagieren. Manchmal heißt das, man sollte das Baby hochheben und füttern. Aber das ist sicherlich nicht immer der Fall. Eltern spielen eine größere Rolle beim Schlaf ihres Nachwuchses, als sie vielleicht denken. Sie können es entweder dabei unterstützen, was die Natur vorgesehen hat, und ihm erlauben, das zu tun, wozu es ohnehin in der Lage ist. Oder sie können gut gemeinte Schlafgewohnheiten und Assoziationen einführen, die sich allerdings festsetzen werden und später schwer zu durchbrechen sind.

Ängste, die von den Eltern verursacht werden

Die meisten Eltern sind überrascht, wenn sie feststellen, dass einige der Ängste, von denen sie glauben, dass die Kinder sie haben, eigentlich von ihnen selbst, also von den Eltern, eingeführt wurden. Zum Beispiel wird kein Kind mit Angst vor der Dunkelheit geboren. Der schützendste, sicherste und lebenserhaltendste Zufluchtsort – wo jeder von uns die ersten neun Lebensmonate verbringt – ist schließlich auch dunkel. »Angst« vor der Dunkelheit kann ganz leicht erzeugt werden, mit einem einfachen, harmlosen elterlichen Vorschlag, das Licht anzulassen. Vielleicht hatte der Elternteil früher selbst Angst vor der Dunkelheit und wusste, dass er sich besser fühlte, wenn das Licht brannte. Wenn Eltern Licht vorschlagen, dann tun sie das zur Beruhigung. Aber es suggeriert auch, dass es vielleicht beängstigende Dinge geben könnte, die ohne Licht nicht zu sehen sind.

Ein weiteres großartiges Beispiel für ein von den Eltern eingeführtes Konzept ist der Übergang vom Kinderbett zu einem etwas größeren Bett.

Stell dir das mal vor – du beschließt, dass es für dein zweijähriges Kind nun an der Zeit ist, in ein größeres Bett umzuziehen. Ein neues Baby ist auf dem Weg, das das Kinderbett benutzen wird, und dein älteres Kind kann mittlerweile schließlich auch allein aus dem alten Bett klettern, sodass es dort nicht mehr sicher ist. Aufgeregt triffst du die Vorbereitungen für die Veränderung. Vielleicht besorgst du neues Bettzeug für das neue Bett, sprichst mit deinem Kind darüber, da er jetzt schließlich ein großer Junge ist. Vielleicht gestaltest du sogar das Zimmer neu, um das nächste Kapitel des Schlafs anzukündigen! Alles läuft gut, bis … bis du ganz unschuldig etwas tust, das die meisten Eltern tun. Du machst ihm klar, dass er nicht aus dem Bett klettern soll, nur weil er das kann. Du gehst weiter, gehst noch mehr ins Detail. »Denk daran, du musst im Bett bleiben, Liebling. Komm nachts nicht in Mamas und Papas Zimmer. Bleib bis morgen früh in deinem Bett, okay?« Ohne es zu wissen, hast du gerade die Wahrscheinlichkeit erhöht, dass er aus dem Bett steigen und deinen – und seinen – Schlaf stören wird. Da er zuvor an einem Platz geschlafen hat, wo er nicht herauskommen konnte, ist ihm so etwas nicht mal in den Sinn gekommen. Deine gut gemeinten aufmunternden Worte haben das jedoch als eine neue und aufregende Möglichkeit eröffnet! Und so endet das, was seine erste friedliche und triumphale Nacht in einem größeren Bett hätte sein können, damit, dass er zu einer gottlosen Stunde auf deinen Vorschlag eingeht!

Dies zeigt, wie leicht eine »Angst« oder eine Vorstellung eingeführt werden können.

Das Gitterbett

Manche Eltern sind davon überzeugt, dass ihr Baby das Gitterbett hasst und es als Gefängnis betrachtet. Die »Gitter«-Assoziation ist jedoch eine von Erwachsenen und nicht die eines Säuglings oder Kindes. Es gibt keinen Grund für ein gesundes Kind mit einer guten Bindung, echte Angst oder eine Phobie vor dem Platz zu entwickeln, an dem es schläft. Vielleicht fürchtet es sich, dass seine Schlafsignale missverstanden werden, oder es weigert sich, an einem Platz schlafen gelegt zu werden, an den es sich noch nicht gewöhnt hat. Aber das ist eher Widerstand gegen das Gitterbett als eine Angst davor. Eltern, die besorgt zu uns kommen, weil ihr Baby oder Kind Angst vor seinem Bettchen hat, zögern deswegen oft, sich auf Schlafunterricht einzulassen. Wir stellen fest, dass diese »Gitterbett-Angst« oder die Abneigung dagegen ausgeschlossen werden können, sobald sich das Kind selbst beruhigen kann.

Claires Geschichte

Der 14 Monate alte Toby hatte, bis er 13 Monate alt wurde, immer gut geschlafen. Obwohl er nachts friedlich schlummerte, waren Mittagsschläfchen zu einem echten Problem geworden. Er hatte angefangen sich zu weigern, sein zweites Nickerchen zu halten. Er begann – wenn seine Mutter ihn die Treppe hochtrug, damit er sein zweites Nickerchen halten konnte – sich an sie zu klammern, so als ob er sich fürchten würde. Und Claire war davon überzeugt, dass er eine Angst vor seinem Kinderbett entwickelt hatte.

Wir erklärten ihr, dass sich ein Baby zwischen neun und 15 Monaten normalerweise bereits auf den Übergang zu einem einzigen Nickerchen vorbereitet, was dann im Alter von 15 bis 18 Monaten stattfindet. Toby hielt morgens immer so ein langes Nickerchen (anderthalb Stunden), sodass er nicht müde genug war, um noch ein zweites anzuschließen. Er klammerte sich an seine Mutter, um ihr dadurch klarzumachen, dass er noch nicht bereit war, wieder zu schlafen. Als sie von dem Nickerchen-Übergang erfuhr und wir ihr rieten, das Morgenschläfchen auf 45 Minuten zu verkürzen, damit er müde genug für ein zweites war, ließ er sich zur Nickerchenzeit wieder bereitwillig in sein Bettchen legen, rollte sich auf die Seite und schlief innerhalb weniger Minuten friedlich ein. Tobys vermeintliche Angst vor dem Kinderbett hatte in Wirklichkeit bedeutet, dass er seiner Mutter klarmachen wollte, dass sie seine Schlafenszeiten etwas verändern sollte.

Schmerzen

Schmerz ist ein weiteres Schlafhindernis, das viel Verwirrung und Unklarheit mit sich bringt. Während echter Schmerz natürlich den gesunden Schlaf unterbricht (das werden wir uns im nächsten Kapitel noch genauer ansehen), sind Eltern, die Schlafunterricht bislang vermieden haben, weil sie davon überzeugt waren, dass ihr Kind Schmerzen hat, oft überrascht zu hören, dass das Schmerzkonzept etwas sein kann, das sie selbst eingeführt haben. So etwas passiert sehr leicht. Wenn ein Kind zum Beispiel unruhig mit den Beinen zappelt, dann ist es ganz natürlich und verantwortungsbewusst, wenn Eltern es fragen, ob es Schmerzen hat. Das ist eine aufrichtige, gut gemeinte Frage, aber sie ist auch wichtig. Das Kind, das einen Grund und eine Bezeichnung für sein Unwohlsein sucht und braucht, weiß in der Regel, dass Schmerz auch Liebe und Aufmerksamkeit mit sich bringt, wenn alle erschrocken sind. Und deshalb könnte es die Frage durchaus bejahen. In diesem Fall ist der »Schmerz« aber eigentlich eher ein Unwille, wieder zu schlafen, und die damit verbundene Unruhe und Frustration kann sich durchaus als Schmerz tarnen. Dieser wird von den Eltern und dem Kind als Grund für den gestörten Schlaf akzeptiert. Je länger das andauert, desto größer wird das Problem, über das man irgendwann die Kontrolle verliert. Eine Mutter hatte die Beinschmerzen ihrer Tochter zwei Jahre lang als Grund akzeptiert, warum diese nicht schlafen konnte. Nach drei Stunden Schlafunterstützung sah die Mutter es als das an, was es in Wirklichkeit war: die Art ihrer Tochter, nach Aufmerksamkeit zu suchen, die, wenn der Schlaf möglich gemacht wurde und ihre Mutter nicht mehr so müde war, sie tagsüber ihrem Kind geben konnte. Und dadurch wurde sie nachts nicht mehr gebraucht.

In vielen Familien werden Kindern vor dem Schlafengehen regelmäßig schmerzlindernde Mittel verabreicht, auch wenn diese nichts an den wahrgenommenen »Schmerzen« oder an der Qualität des Schlafs ändern. Das kann zu einem erlernten Verhalten werden. Viele Kinder haben gelernt, für eine schnelle Verabreichung von beruhigenden Medikamenten aufzuwachen, so banal die Belohnung auch zu sein scheint. Wenn es um Schmerzen geht, sollten Eltern ihr Kleines allerdings lieber fragen, wie es ihm geht, und nicht, ob es Schmerzen hat.

Helens Geschichte

Schon in jungen Jahren musste Helen für sich selbst sorgen. Sie hatte sich oft ängstlich und allein gefühlt. Inzwischen war sie Mutter von zwei kleinen Mädchen, vier und sechs Jahre alt, und mit ihrem dritten Kind schwanger, als sie sich an uns wandte. Helen war davon überzeugt, dass ihre Töchter nicht schlafen konnten, weil sie Angst hatten. Sie besaßen ein eigenes Zimmer, aber es dauerte immer eine Ewigkeit, bis die beiden eingeschlafen waren. Das funktionierte allerdings nur, wenn Helen oder ihr Mann sich zu ihnen legte. Und selbst wenn die Mädchen eingeschlafen waren, blieben sie letztendlich nie in ihrem Bett liegen. Jede Nacht schliefen alle vier Familienmitglieder schlussendlich nebeneinander, nachdem die Mädchen wieder einmal ihr Zimmer verlassen hatten. Der Gedanke an ein Neugeborenes in diesem Durcheinander brachte Helen dazu, uns um Hilfe zu bitten. Ihre Töchter hatten sich schon lange über Wachstumsschmerzen beschwert, über unruhige Beine, Rückenschmerzen und dass sie Angst vor Monstern hätten.

Verständlicherweise ließen die Ängste ihrer Töchter Helen regelrecht erstarren. Sie wusste nicht, was sie tun sollte, und ließ es deshalb zu, dass es mit dem unruhigen Schlaf kein Ende nahm. Es war ein Teufelskreis, der über ein Jahr andauerte.

Als wir anfingen mit Helen zu arbeiten, brachten wir sie dazu, zunächst einmal darüber nachzudenken, welche Ängste zu ihr und ihrer Vergangenheit gehörten und welche eher die Ängste ihrer Kinder waren. Und dann ließen wir unsere Methoden für sich sprechen.

Helen war fassungslos, als die Mädchen, nachdem wir sie am ersten Abend 45 Minuten lang unterrichtet hatten, von offensichtlicher Aufregung (während wir uns kontinuierlich und liebevoll um sie kümmerten) dazu übergingen, Dinosauriergeräusche nachzuahmen, zu kichern und zu prusten. Eine Stunde später waren sie hysterisch am Lachen, und Helen und ich stimmten mit ein. Helens genauer Wortlaut war: »Nun, für mich hört sich das nicht nach zwei kleinen verängstigten Mädchen an!« Der Bann war gebrochen.

Es war wirklich schön zu sehen, wie Helen zu der Schlussfolgerung kam, dass keine der vermeintlichen Ängste ihrer Töchter real war. Sie projizierte ihre eigenen Kindheitsängste nicht mehr auf ihre Kleinen. Diese Ängste waren allerdings mit guten Absichten aufgetaucht, um ihre Liebsten davor zu schützen, sich nicht so zu fühlen, wie sie sich einst gefühlt hatte. Sie konnte innerhalb weniger Tage beobachten, wie die Mädchen jede Nacht friedlich in ihrem eigenen Bett einschliefen und elf bis zwölf Stunden später zufrieden aufwachten. Helen genoss drei Monate lang festen Schlaf und die Energie, die sie brauchte, um sich auf die Geburt ihres Babys vorzubereiten. Sie hat nie wieder zurückgeschaut.

Den Kreislauf transgenerationaler Traumata durchbrechen

Wir können die Erfahrungen, die wir als Kinder gemacht haben, nicht verändern, aber wir können versuchen, sie zu verstehen. Wir können beeinflussen, wie sich unsere vergangenen Erfahrungen auf die Art, wie wir leben und erziehen, auswirken. Eine schmerzhafte Kindheit muss nicht bedeuten, dass sich Muster wiederholen, wenn wir selbst Eltern werden. Im Gegenteil. Wenn wir uns bewusst machen, wie wir geprägt wurden, haben wir die Möglichkeit, einen Neuanfang zu machen. Tatsächlich bringt jeder Tag eine neue Chance für Eltern, die selbst nicht so erzogen wurden, wie sie es verdient hätten, die verletzenden Botschaften, die sie als Kind über sich erhalten haben, zu verstehen und zu beseitigen. Das bleibende Vermächtnis eines schädlichen Einflusses der Eltern kann sich in einer neuen Generation von Eltern widerspiegeln, die sich dafür entscheiden, ihre Kinder so zu lieben, wie sie es selbst verdient hätten. Um ihrem Nachwuchs das zu geben, was sie selbst nie hatten. Das ist keine leichte Aufgabe – sie verlangt von den Eltern, in sich zu gehen und dort, wo es nötig ist, harte Arbeit zu leisten. Wenn ein ehemals verletztes Kind irgendwann selbst Nachwuchs bekommt, hat es die wunderbare Gelegenheit, auf eine Art zu erziehen, die offener, liebevoller, mitfühlender und reicher an Weisheit und Einsicht ist und die durch seine Geschichte angetrieben wurde. Wir haben es selbst gesehen und erlebt. Liebe kann alles überwinden.

Wir können das Buch *Heile dich selbst* (Originaltitel: *How to Do the Work*) von Dr. Nicole Le Pera sehr empfehlen, wenn du in deinen vergangenen Schmerz eintauchen willst, damit du ihn in der Zukunft in etwas Schönes verwandeln kannst.

Jacinders Geschichte

Dank unseres ausführlichen Familieninformationsformulars, mit dem wir Eltern nach ihrer körperlichen und psychischen Vorgeschichte befragen, haben wir von Jacinders herzzerreißender Geschichte erfahren. Als Teenagerin wurde sie von ihrer Bezugsperson regelmäßig in einer Garage eingesperrt und dort weinend zurückgelassen, bis sie irgendwann verstummte. Das konnte manchmal viele Stunden dauern. Es überrascht also nicht, dass sie es nicht ertragen konnte, zu hören, wenn ihr Säugling aufgebracht war. Sie hatte dann immer das Gefühl, gar keine andere Wahl zu haben, als schnell herbeizueilen, ihr Baby in die Arme zu nehmen und alles wieder in Ordnung zu bringen. Sie tröstete es mit der Liebe, die ihr inneres Kind damals vermisst hatte. Das Resultat war, dass Jacinder nachts ständig aufwachte und immer in höchster Alarmbereitschaft war – Tag und Nacht. Selbst wenn ihr Baby schlief, konnte sie es nicht. Sie und ihr Kind waren total erschöpft. Aber es ging nicht nur darum, dass wir herbeieilten oder ihr einen einfachen Plan gaben. Wir mussten sie dabei unterstützen, ihrem Trauma eine Stimme zu geben, sodass sie ihre Gefühle von denen ihres Babys trennen konnte. Es war eine Ehre, miterleben zu dürfen, wie sie ihr Trauma schließlich durch den Schlafunterricht ihrer Tochter löste und dadurch das transgenerationale Trauma davon abhalten konnte, seinen zerstörerischen Lauf fortzusetzen. Das Ergebnis war wunderschön: eine befreite und ausgeruhte Mutter und ein fröhliches, zufriedenes Baby. Vor kurzem hatten wir wieder Kontakt mit Jacinder, ein paar Jahre nach dem Schlafunterricht. Sie erzählte uns, dass ihr der Schlaf ermöglicht hat, den Kopf wieder frei zu bekommen, um eine richtige Trauma-Arbeit zu machen, die sie weiter befreit hat.

Wenn du dieses Kapitel durchgehalten hast, dann danken wir dir, dass du es mit uns ausgehalten hast, als wir sagten, was wir für nötig hielten. Wir haben versucht, den schmalen und heiklen Grat zu beschreiten, indem wir das mit dir teilen, was Mütter und Väter wissen sollten, ohne dass wir den müden und verletzlichen Eltern weitere Vorwürfe machen wollen. Wie du siehst, geht es bei unserer Arbeit um viel mehr als um Schlaf.

KAPITEL ZEHN

GESUNDHEITLICHE SCHLAFHINDERNISSE (PHYSISCHER ART)

Von keinem Baby oder Kind (oder Erwachsenen) kann erwartet werden, dass er seinen besten Schlaf hat, wenn er sich nicht hundertprozentig gut fühlt. Krankheit und Schmerzen – sowohl leichte als auch chronische – können einen großen Einfluss auf den Schlaf haben, und die Hauptverantwortlichen sind möglicherweise nicht diejenigen, an die du als Erstes denkst. Wusstest du zum Beispiel, dass die meisten Eltern eine Erkältung für eine größere Bedrohung für den Schlaf halten als Magen- und Darmbeschwerden? (Besonders wenn das Baby sonst einen Schnuller benutzt, aber seine verstopfte Nase es nun unmöglich macht, daran zu saugen. Und wo wir gerade beim Thema sind: Das ist doch eine gute Gelegenheit, um den Schnuller loszuwerden!)

Es kann für Eltern sehr schwer sein zu erkennen, inwieweit der schlechte Schlaf ihres Kindes auf Krankheit und Schmerzen zurückzuführen ist. Und ob und wann man an dem Schlaf arbeiten oder lieber warten sollte, bis die Krankheit oder das Unwohlsein vorüber sind. Manche Eltern kämpfen monatelang (und manchmal sogar jahrelang) mit schlechtem Schlaf und schieben die Schuld auf die letzte Regression, Zahnen, Wachstumssprung, Krankheit oder was auch immer sie bei Google finden können. Während all diese Faktoren kurzzeitig Einfluss auf den Schlaf haben können, haben sie auch länger andauernde Auswirkungen. Wenn Eltern daran zweifeln, ob es ihrem Nachwuchs auch wirklich gut geht, mischen sie sich viel mehr in seinen Schlaf ein, wodurch die Kleinen weniger Möglichkeiten haben, das zu tun, wozu sie durchaus in der Lage sind, und zwar allein fest zu schlafen. Das Vertrauen der Eltern, ihr Kind selbst schlafen zu lassen, wird untergraben, wenn sie sich nicht sicher sind, ob es ihm auch *wirklich* zu 100 Prozent gut geht. Dies führt oft dazu, dass sie auf alte Methoden zurückgreifen, die sie über einen langen Zeitraum hinweg verinnerlicht haben. Besonders wenn die Beruhigung gar nicht nötig ist. Wenn wirklich etwas im Argen ist, braucht dein Kind natürlich zusätzliche Unterstützung beim Schlafen. Wir werden dir helfen, die häufigsten physischen Gesundheitsprobleme zu verstehen, mit denen Familien sich konfrontiert sehen. Und dann zeigen wir dir, wie du sie überwinden kannst. Sollen wir beginnen?

SOS

Wenn deine Familie von einem gesundheitlichen Problem betroffen ist, bedeutet das harte Arbeit – unabhängig davon, ob guter Schlaf bei euch sonst die Norm ist oder nicht. Wenn du dich daran gewöhnt hast, normalerweise durchzuschlafen, und dir das plötzlich genommen wird, kannst du dich müder fühlen als jemand, der sich bereits an unruhigen Schlaf gewöhnt hat. Wenn du schon seit einiger Zeit (länger als ein paar Monate) mit weniger Schlaf lebst, als du eigentlich bräuchtest, hast du dich schon daran gewöhnt. Deine geringere Energie, schlechtere Laune, verminderte Konzentrationsfähigkeit und Beeinträchtigung der Widerstandskraft von Körper und Geist sind zu deiner neuen Normalität geworden, und du hast deine Erwartungen an guten Schlaf bereits heruntergeschraubt. Du hast bereits vergessen, wie es sich angefühlt hat, ausgeruht zu sein. Unzählige Eltern »schlafwandeln« durchs Leben, ohne sich bewusst zu sein, in welch stark beeinträchtigtem Zustand sie sich befinden.

Wenn deine Familie früher schon mal unter Schlafentzug gelitten hat, bevor du festen Schlaf zu eurer neuen Norm gemacht hast, dann kann es sein, dass du Rückschläge beim Schlafen als besonders erschreckend empfindest. Wird der Schlaf aus gesundheitlichen Gründen oder aufgrund einer Veränderung der Schlafumgebung vorübergehend wieder schlechter (wenn du zum Beispiel im selben Zimmer wie dein Kind schlafen musst, wenn ihr unterwegs seid), kann es passieren, dass du von einer überwältigenden Angst ergriffen wirst, dass es mit dem Schlaf, der dir so wichtig geworden ist, wieder den Bach runtergeht. Es könnte sein, dass du schreckliche Gedanken hast wie zum Beispiel:

△ Und jetzt sind wir wieder ganz am Anfang!

△ Unsere ganze harte Arbeit war umsonst!

△ Was macht es für einen Sinn, wegzubleiben, wenn das den Schlaf stört?

△ Wir werden nie wieder schlafen!

Auch wenn das Eltern, die nicht erschöpft sind, sehr übertrieben vorkommen mag, glaub uns, wenn wir dir sagen, dass solche Gefühle absolut real sind. Wenn du so etwas schon mal erlebt hast, wirst du dich an die Toxizität der Erschöpfung erinnern, als wäre es erst gestern gewesen. Du wirst alles tun, um zu vermeiden, dass du jemals wieder in so eine Situation gerätst. Du befürchtest, dass du es nicht mehr schaffen wirst, wenn dir der Schlaf, den du erst möglich gemacht hast, wieder genommen wird. Das ist alles absolut verständlich. Aber hör uns zu, wenn wir dir sagen, dass deine Sorgen zwar nachvollziehbar sind, aber durch deine Angst vor dem »Was-wäre-wenn« noch verstärkt werden. Das Problem wird zu einer noch größeren Bedrohung für den Schlaf, wenn Panik oder Angst dazukommen, was langfristig Auswirkungen haben kann. Vielleicht stellst du auch fest, dass du schon regelrecht davon besessen bist, richtig zu schlafen. Du willst nie wieder in die Zeit zurückkehren, in der sich alles so falsch anfühlte. Das ist ein Zeichen dafür, dass der Schlaf bei dir immer noch von Angst begleitet wird. Es kann auch ein Zeichen dafür sein, dass es dir vielleicht helfen würde, mal mit einem Profi über deine Ängste zu sprechen (zum Beispiel mit einer unserer Therapeutinnen). Das hilft dir nicht nur, deine Gefühle besser zu verstehen, sondern verhindert auch, dass diese auf dein Kind übertragen werden und dass es Schlaf nicht als stressig und angsterfüllt empfindet. Wir wissen, das ist leichter gesagt als getan, aber versuche nicht, etwas zu überstürzen, wenn der Schlaf bedroht ist. Sich bewusst zu machen, dass man etwas negativ sieht, wird helfen. Du solltest dir darüber im Klaren sein, dass der Schlaf nicht wieder so sein wird, wie er einmal war. Es sei denn, du machst wieder das, was du vorher getan hast (die ganze Zeit oder über einen längeren Zeitraum hinweg!). Fester Schlaf ist wie Fahrrad fahren – ein Kind wird es nie verlernen, solange die Eltern nicht wieder die Stützräder anbringen!

Wenn du noch nie festen Schlaf hattest, stellt ein vorübergehendes gesundheitliches Problem wie ein Krankheitserreger eine ernste Bedrohung für das ohnehin schon dünne Eis dar, auf dem du dich bewegst. Eve erinnert sich daran, dass sie vor Angst immer wie erstarrt war, wenn sie hörte, dass ein Virus im Umlauf ist. Sie machte sich das Leben regelrecht zur Hölle, verbrachte oft Tage voller Angst (und zählte die Tage, bis ihre Kleinen keinen Kontakt mehr mit dem kranken Kind hätten). Heutzutage ist das keine große Sache mehr, weil fester Schlaf bei ihr zur Norm geworden ist. Auch wenn es natürlich etwas lästig ist und keiner gern krank ist, sind ein paar Nächte mit unruhigem Schlaf auch keine Katastrophe, wenn man weiß, dass man den Schlaf in ein paar Tagen nachholen kann. Gibt es kein Licht am Ende des Tunnels, hat man keine Chance auf eine Atempause und keine Möglichkeit, um den verlorenen Schlaf wieder nachzuholen, setzt oft Panik ein. Was ist die Antwort, wenn fester Schlaf die Ausnahme und nicht die Regel ist? Ändert es, meine Lieben!

Die Beruhigungsleiter

In unseren Plänen beziehen wir uns auf etwas, das wir die »Beruhigungsleiter« nennen. Wir nutzen diese »Leiter«, um den Eltern die unterschiedlichen Beruhigungslevels deutlich zu machen.

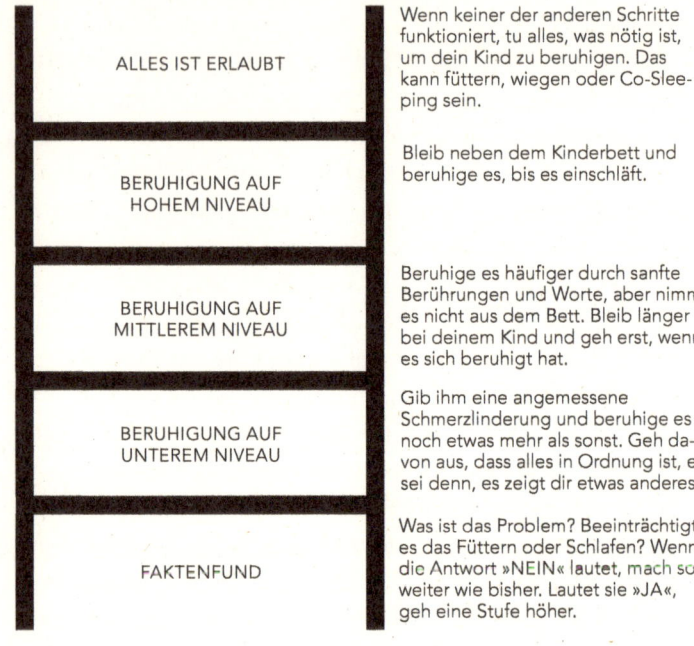

ALLES IST ERLAUBT	Wenn keiner der anderen Schritte funktioniert, tu alles, was nötig ist, um dein Kind zu beruhigen. Das kann füttern, wiegen oder Co-Sleeping sein.
BERUHIGUNG AUF HOHEM NIVEAU	Bleib neben dem Kinderbett und beruhige es, bis es einschläft.
BERUHIGUNG AUF MITTLEREM NIVEAU	Beruhige es häufiger durch sanfte Berührungen und Worte, aber nimm es nicht aus dem Bett. Bleib länger bei deinem Kind und geh erst, wenn es sich beruhigt hat.
BERUHIGUNG AUF UNTEREM NIVEAU	Gib ihm eine angemessene Schmerzlinderung und beruhige es noch etwas mehr als sonst. Geh davon aus, dass alles in Ordnung ist, es sei denn, es zeigt dir etwas anderes.
FAKTENFUND	Was ist das Problem? Beeinträchtigt es das Füttern oder Schlafen? Wenn die Antwort »NEIN« lautet, mach so weiter wie bisher. Lautet sie »JA«, geh eine Stufe höher.

Wenn ein Kind mit einem Schlafhindernis körperlicher Art konfrontiert wird – zum Beispiel Zahnen oder eine Erkältung –, würden wir ganz unten auf der Leiter beginnen. Als Erstes fragen wir die Eltern, ob das Problem das Füttern oder den Schlaf beeinträchtigt. Wenn das nicht der Fall ist, bitten wir dich, ganz normal weiterzumachen. Erwarte das Beste und bereite dich auf das Schlimmste vor, indem du deinem Nachwuchs einen Vertrauensvorschuss und alles gibst, was ihr brauchen könntet, wie zum Beispiel schmerzlindernde Mittel und Nasensauger! Wenn dein Kind dir Grund zur Annahme gibt, dass es Schlafprobleme hat, dann beruhige es, verabreiche ein angemessenes, schmerzlinderndes Mittel und schau erst mal, ob das hilft. Geh zu diesem Zeitpunkt davon aus, dass es ihm gut geht und es im Moment nicht mehr von dir braucht. Vertraue darauf, dass es dich wissen lassen wird, wenn dem nicht so ist. Aber sobald es das tut, zögere nicht, direkt die nächste Sprosse der Leiter zu erklimmen – die nächste Stufe der Beruhigung. *Beruhigung auf mittlerem Niveau* bedeutet, dass du dein Baby mehr tröstest, durch sanfte Berührung und Worte, und dass du ein bisschen länger bei ihm bleibst, bis es sich wieder beruhigt hat. Wenn es beim Verlassen des Zimmers noch nicht eingeschlafen ist, dann steige die Leiter hinauf zur *Beruhigung auf hohem Niveau*. Wie du unserem Beruhigungsleiter-Diagramm entnehmen kannst, steht ganz oben auf der Leiter *Alles ist erlaubt*. Das bedeutet: Wenn keiner der anderen Schritte funktioniert, kannst du alles tun, um dein Baby zu beruhigen. Das kann füttern, wiegen oder Co-Sleeping sein. Daran gibt es nichts auszusetzen, und es wird dich auch in Zukunft nicht in Schwierigkeiten bringen, solange du voller Zuversicht die Leiter hinuntersteigst, sobald sich dein Kind wieder besser fühlt.

Unsere Beruhigungsleiter ermutigt die Eltern, nicht sofort an die Spitze der Leiter zu stürzen und Dinge wie Co-Sleeping zu machen, das Baby zu wiegen oder zu füttern, damit es schläft, sobald wir vermuten, dass es ihm nicht so gut geht. Stattdessen empfehlen wir, am Fuße der Leiter anzufangen und sich dann Sprosse für Sprosse nach oben zu arbeiten, ohne zu zögern, das Beruhigen zu steigern, wenn es nötig ist. Allerdings solltest du versuchen, nicht zu einer Schlafassoziation zurückzukehren, die du mühsam überwunden hast, es sei denn, die Krankheit erfordert beispielsweise eine zusätzliche Flüssigkeitszufuhr, dann solltest du deinem Kind das natürlich geben! Experimentiere zunächst mit anderen Möglichkeiten, um es zu beruhigen. Die Rückkehr zu der Schlafassoziation, die früher das Einzige war, was funktionierte, kann ein wenig Arbeit erfordern, um diese später wieder loszuwerden.

Wir werden oft von Eltern gefragt, ob es in Ordnung ist, häufiger zu Beruhigungsmaßnahmen zu greifen, wenn es dem Baby nicht gut geht, und unsere Antwort ist immer die gleiche: Es ist wirklich wichtig, sich beim Beruhigen und Trösten nicht zurückzuhalten, aus Angst, den guten Schlaf zu stören, wenn es wirklich nötig ist. Es ist wahrscheinlicher, dass du den guten Schlaf kaputt machst, indem du versuchst, nicht nachzugeben, und einem kranken Kind Selbstberuhigung ermöglichen willst, das eigentlich stattdessen Trost braucht. Das ist zu viel von ihnen verlangt. Eltern sind oft überrascht, wenn wir über sicheres Co-Sleeping mit unseren Kindern sprechen, wenn sie krank sind: zum Beispiel nachts ein Getränk anbieten oder extra Liebe und Kuscheleinheiten. Das ist genau das, was wir empfehlen, wenn es unserem Baby nicht gut geht. Bei unserer Herangehensweise geht es darum, ein reaktionsfähiger Elternteil zu sein, sich auf die Bedürfnisse seines Kindes einzustellen und zu wissen, dass es in Ordnung (und wichtig) ist, dass du anders reagieren wirst, wenn das nötig sein sollte. Und es ist nicht alles verloren, wenn du mal ein paar Schritte zurückgehen musst. Schon bald geht's wieder vorwärts!

Häufige gesundheitliche Beschwerden bei Kindern

Zahnen

Zahnen ist wahrscheinlich das häufigste gesundheitliche Problem, das die meisten Eltern zweifeln lässt, ob ihre Kinder Schmerzen haben oder nicht. Das Zahnen beginnt normalerweise ungefähr im sechsten Monat, wenn die ersten Milchzähne hervorkommen, aber laut der *British Dental Association* können erste Anzeichen für das Zahnen auch schon im dritten Monat beginnen. Bei einigen Babys kommen die Zähne ohne Schmerzen oder Beschwerden, während andere Symptome wie wundes und gerötetes Zahnfleisch, gerötete Wangen, übermäßigen Speichelfluss und das Bedürfnis haben, auf Dingen herumzukauen. Es kann auch passieren, dass sie nicht mehr essen und etwas quengeliger sind als sonst. Zahnen geht oft mit Magenbeschwerden einher, aufgrund der übermäßigen Speichelansammlung in der Magengrube, was zu Durchfall und einem wunden Popo führen kann.

Mit drei Jahren haben die meisten Kinder alle Milchzähne. Von den sieben Kindern, die wir zusammen haben, haben einige beim Zahnen nicht mal mit der Wimper gezuckt, während andere leichte bis schwere Symptome hatten, die zu unruhigen Nächten und anstrengenden Tagen führten. Es ist wichtig, noch mal zu betonen, dass alle Kinder unterschiedlich auf das Zahnen reagieren. Deshalb ist es so entscheidend, dass wir uns auf unsere Babys und auf das, was sie uns mitteilen, einstellen. In den letzten zwölf Jahren haben wir eimerweise Schmerzmittel verbraucht. Zähne kommen oft paarweise, aber es gibt auch Kinder, bei denen viele Zähne schnell und schmerzhaft durchbrechen, was zu erheblichen Schlafproblemen führen kann. Gems Louis war eins dieser Babys. Mit 22 Monaten hatte er bereits alle Zähne, was ein »Heidenspaß« war!

Hier kann die Beruhigungsleiter, über die wir eben gesprochen haben, nützlich sein. Zunächst gehen wir davon aus, dass es unserem Kind gut geht. Wir geben ihm Mittel zur Schmerzlinderung und beginnen mit dem üblichen Maß an Beruhigung – und dann steigern wir es nach Bedarf.

Es kann sich so anfühlen, als ob dein Baby die ersten drei Jahre seines Lebens ständig zahnen würde, aber das ist nicht so. Jedes Zahnen sollte nicht länger als ein paar Tage dauern, es sei denn, es bekommt mehrere Zähne zur gleichen Zeit. Ein guter Indikator, um dir dabei zu helfen, das herauszufinden, ist zu beobachten, wie sich dein Kind in den Wachphasen verhält. Zeigt es einige der oben genannten Anzeichen, aber ansonsten scheint mit ihm alles in Ordnung zu sein? Verweigert es sein Essen? Ist es gereizt? Oder hast du das Gefühl, dass es sich durch irgendwas gestört fühlt? Mit deinem Bauchgefühl liegst du meistens richtig.

Oft benutzen Eltern das Zahnen als Ausrede, wenn ein Baby aufgebracht ist oder nicht schlafen kann. Unbewusst haben wir das alle schon mal gemacht. Es kann hilfreich sein, wenn wir uns bewusst machen, dass das Zahnen immer nur eine kurze Zeit andauert und es keinen Grund gibt, warum man zwischen diesen Phasen nicht herrlich schlafen kann. Wenn dein Kind schon seit einer gefühlten Ewigkeit zahnt, dann frag dich, ob es wirklich die Zähne sind oder ob du eigentlich gar nicht weißt, was es ist. Eine Bezeichnung wie »Zahnen« kann verunsicherten Eltern den Anschein von Kontrolle und einen klaren Grund für das Aufwachen geben. Wenn das auch auf dich zutrifft, könnte es einen Versuch wert sein, herauszufinden, was sonst noch hinter dem nächtlichen Aufwachen stecken könnte. Kann es sein, dass die Hilfen, die dein Kind zum Einschlafen braucht, sich irgendwie festgesetzt haben? Überleg mal, ob es deiner Familie nicht zugutekäme, diese Probleme ein für alle Mal loszuwerden.

Erkältung und Viren

Die Auswirkungen von Erkältungskrankheiten auf den Schlaf deines Kindes wurden bislang massiv unterschätzt. Zunächst einmal sind Ohren, Nase und Rachen so eng miteinander verbunden, dass eine verstopfte Nase und Unwohlsein die Sinne deines Babys stark beeinträchtigen können. Denk nur mal daran, wie schlecht du dich manchmal bei einer Erkältung fühlst. Bei unseren Kleinen ist das nicht anders. Wie bereits erwähnt, kann Schnupfen besonders problematisch sein, wenn es um das Füttern des Säuglings geht und wenn Schnuller benutzt werden, weil eine verstopfte Nase das Saugen unmöglich machen kann, was sowohl für die Eltern als auch für das Kind sehr anstrengend ist.

Wenn es ihm nicht gut geht und du dir Sorgen machst, musst du natürlich verstärkt auf seine Bedürfnisse eingehen und es gesund pflegen. Das können Kuscheleinheiten sein und viele andere gute Dinge wie ein Multivitamin und ein Probiotikum, die helfen können, das Immunsystem zu stärken, weil die Kleinen nach dem Kindergarten manchmal mit etwas mehr nach Hause kommen, als man erwartet hat (neben die vielen gemalten Bilder und Basteleien reihen sich dann auch noch »nette« Erkältungs- oder Grippeviren!).

Gem empfiehlt immer, die Füße nachts mit Wick VapoRub einzureiben, was eine starke Mischung aus Inhaltsstoffen wie Kampfer, Menthol, Eukalyptus, Zedernblattöl, Muskatnussöl, Thymol und Terpentinöl enthält. Zieh ein paar dicke Socken darüber, um die Wirkung zu verlängern. Paracetamol und Ibuprofen für Kinder können helfen, Symptome wie Hals- und Ohrenschmerzen zu lindern (bitte beachte die Hinweise auf der Packungsbeilage). Es kommt zwar selten vor, aber eine Erkältung kann ernste gesundheitliche Folgen haben wie zum

Beispiel viral bedingtes Keuchen, Brustinfektionen und andere Atemwegserkrankungen wie Krupphusten und Bronchiolitis. Wir empfehlen, immer einen Arzt zu konsultieren, wenn du dir Sorgen um dein Kind machst.

Krankheitskeime

Krankheitskeime sind die Inkarnation des Bösen – findest du nicht auch? Es gibt nichts Schlimmeres als dieses Gefühl der Angst, wenn dein Kind um drei Uhr nachts in dein Zimmer kommt und sagt: »Mama, mir ist schlecht.« Vorausgesetzt, es ist rücksichtsvoll genug, dich vorzuwarnen. Für den Bruchteil einer Sekunde ist es so, als ob ein Glockenschlag ertönen würde, der dein Ende ankündigt! Das Schreiben darüber reicht bereits aus, dass es mir kalt den Rücken runterläuft. Manchmal werden diese Ängste natürlich wahr, und es kann die ganze Familie erwischen. Heute können wir darüber lachen, aber wir haben es schon oft erlebt, dass unsere Kinder sich abwechselnd übergeben mussten. Und bei mehreren kann es ein paar Wochen oder länger dauern, bis es jeden in der Familie einmal erwischt hat. Es ist wirklich »lustig«, vor allem, wenn es so weit kommt, dass dein Kleiner nicht zu dem Event gehen kann, auf das er sich schon so gefreut hat, wie zum Beispiel die Party zum vierten Geburtstag von Eves Sohn Ted. Die Hüpfburg war schon aufgebaut, die Party-Tüten vorbereitet, das Essen stand bereit, und eine Stunde vor Beginn übergab er sich, was bedeutete, dass die Party abgesagt werden musste. »Hurra!«

Im Laufe der Jahre haben wir gelernt, weniger in Panik zu geraten, wenn unser Kind mal krank ist. Wir sorgen dafür, dass wir einfach nur da sind, reiben wenn nötig den Rücken und reden ruhig und zuversichtlich, um das Gefühl zu vertuschen, dass wir selbst auch die Hosen voll haben. »Es ist in Ordnung, mein Schatz. Ich bin hier. Du machst das sehr gut. Du hast es fast geschafft.«

Ein guter Rat ist eine Sache, die wir den »Lagen-Trick« nennen. Praktisch bei Übelkeit, aber auch beim nächtlichen Töpfchentraining. Lege eine Lage Einweg-Wickelunterlagen (oder Handtücher mit einem Müllbeutel darunter) und dann ein Laken darüber. Lege noch eine Lage darüber und wiederhole das bis zu drei Lagen. Wenn diese nachts gewechselt werden müssen, kannst du einfach eine Lage runternehmen und hast ein fertiges Bett darunter! Das erspart dir die »angenehme« Aufgabe, zu einer unchristlichen Uhrzeit Bettwäsche suchen und das Bett machen zu müssen.

Wenn deinem Kind schlecht ist, solltest du ihm mehr zu trinken geben. Füttere es häufiger, aber gib ihm weniger als sonst. Achte darauf, dass es ein zuckerhaltiges Getränk wie Saft bekommt, wenn es nichts isst. Eve musste mit ihrer Dreijährigen einmal ins Krankenhaus, damit sie intravenös Flüssigkeit bekam, nachdem Eve ihr auch weiterhin nur Wasser und keinen Saft gegeben hatte, weil sie glaubte, dass das gesünder sei! Nimm zudem jede Hilfe in Anspruch, die du kriegen kannst (Waschsalons sind sehr nützlich, wenn die ganze Familie von einem grässlichen Virus befallen ist).

Beruhige dein Kleines noch etwas mehr und tu, was du tun musst, damit alle etwas Schlaf bekommen. Gib deinem Kind zu essen, wenn es etwas will, aber fang mit wenig und mit etwas Trockenem an, wie zum Beispiel Cerealien oder unbelegtem Toast. Sobald es ihm besser geht, was normalerweise früher geschieht, als du denkst, und oft lange vorbei ist, bevor du dich selbst erholt hast, ist ein Probiotikum eine gute Idee, um die gesunden Darmbakterien wieder aufzubauen. Lästige Viren, verschwindet!

Die Krankheit sollte normalerweise innerhalb von ein bis zwei Tagen vorbei sein. Aber suche sofort einen Arzt auf, wenn

△ dein Kind Anzeichen von Dehydrierung zeigt und es zum Beispiel weniger uriniert als sonst oder sein Pipi dunkel/übelriechend ist, nach der Einnahme (oder Ablehnung) einer Rehydrationslösung

△ es aufhört zu essen

△ es ständig krank ist und Flüssigkeiten nicht bei sich behalten kann

△ die Krankheit nach zwei Tagen noch nicht vorbei ist

△ du dir Sorgen machst

Reflux

Reflux ist ein weiteres gesundheitliches Problem, das sich direkt und indirekt auf den Schlaf auswirkt. Es stellt nicht nur eine physische Schwierigkeit dar, sondern der erhöhte Bedarf an Beruhigung, die aufrechte Schlafposition und das oft erforderliche Co-Sleeping können dazu führen, dass der Schlaf auch noch lange nach dem Reflux gestört ist. Reflux wirkt sich sowohl auf die Nahrungsaufnahme als auch auf den Schlaf aus. Wenn dein Baby geboren wird, gibt es nichts Schöneres als die Zusammengehörigkeit und Vertrautheit, die beim Füttern entsteht – egal ob du es stillst oder ihm das Fläschchen gibst. Aber für manche Säuglinge kann Reflux ein ernstes Problem darstellen.

Leichter Reflux ist bei Babys üblich und kann auch ein Zeichen dafür sein, dass es genug gegessen hat. Bei Säuglingen ist die Speiseröhre kürzer und schmaler als bei älteren Kindern oder Erwachsenen, der Ringmuskel am unteren Ende verhindert, dass die Milch wieder zurück nach oben fließt, und ist auch noch nicht voll entwickelt. Darüber hinaus können die

Speiseröhren und Mägen von Erwachsenen sowie deren Auskleidung Säure vertragen. Babys hingegen haben diese Funktion noch nicht, was Schmerzen, Unbehagen und Erbrechen hervorrufen kann. Der gewöhnliche Reflux im Kindesalter bessert sich normalerweise von selbst, aber manchmal auch nicht! Wenn die Reflux-Symptome länger als zwei Wochen andauern (Hinweis: nicht im Alter von zwei Wochen), empfiehlt es sich, dass du deinen Arzt konsultierst.

REFLUX-SYMPTOME

△ Übelkeit oder Erbrechen während oder kurz nach dem Füttern

△ Husten oder Schluckauf während des Fütterns

△ Schlucken oder Würgen nach dem Füttern

△ Durchdrücken des Rückens

△ Untröstliches Weinen/Koliken, meistens am Abend (mehr Beschwerden/Schmerzen als sonst aufgrund von Blähungen)

△ Nahrungsverweigerung

△ Keine Gewichtszunahme

△ Unruhiger Schlaf

△ Verstopfung

△ Durchfall

△ Übelriechender Atem (verursacht durch Ketone beim Erbrechen)

△ In schweren Fällen von Reflux: Blut in Erbrochenem und Kot (sehr selten)

Stiller Reflux

Wenn Babys sich erbrechen, ist Reflux relativ leicht zu diagnostizieren, aber es gibt auch Säuglinge, die zwar Anzeichen von Reflux haben, aber nicht spucken. Das bezeichnet man als stillen Reflux, was viel schwieriger zu diagnostizieren ist.

SYMPTOME VON STILLEM REFLUX

△ Chronischer Husten
△ Brechreiz
△ Würgen
△ Verstopfte Nase
△ Atemaussetzer (Apnoe)
△ Zyanose (Blaufärbung der Lippen)
△ Lautes Atmen, einschließlich Keuchen und Heiserkeit

Für frischgebackene Eltern sind die ersten Monate ohnehin schon schwer genug. Wenn dann auch noch Reflux oder stiller Reflux dazukommt, wird es noch schwieriger. Diese Probleme zu überwinden, kann für Eltern unglaublich hart sein, nicht zuletzt, weil sich so viele unheimlich abmühen müssen, um überhaupt eine Diagnose zu bekommen. Und wenn sie eine bekommen haben, fühlen sie sich oft nicht unterstützt, weil ihre Erfahrungen als »ganz normal« abgetan werden und als etwas, aus dem ihr Baby noch herauswachsen wird. Das mag meistens wahr sein, aber es gibt auch andere Fälle, in denen das nicht so ist. Manche Kinder brauchen Medikamente, andere haben, von dem Reflux einmal abgesehen, noch eine Unverträglichkeit oder Allergie. Diese Eltern brauchen ein offenes Ohr und praktische sowie emotionale Unterstützung. Wenn sie sich an uns wenden, weil sie verwirrt sind, sich hin- und hergerissen und ungehört fühlen, dann werden wir sie immer ermutigen, sich selbstbewusst für ihr Kleines einzusetzen und weiterhin die Unterstützung und Anleitung zu suchen, die sie brauchen, auch wenn das bedeutet, dass sie hart kämpfen müssen. Du bist der Experte für dein Baby. Wenn dir dein Bauchgefühl sagt, dass etwas nicht stimmt, musst du darauf hören. Wende dich an einen Arzt, wenn du Unterstützung beim Reflux deines Kindes benötigst.

WIE DU DEINEM BABY BEI REFLUX HELFEN KANNST

Laut der Weltgesundheitsorganisation und UNICEF ist Muttermilch besser verträglich als Muttermilchersatznahrung und enthält Enzyme, die die Verdauung fördern. Deshalb ist das Reflux-Risiko bei Säuglingen, die gestillt werden, etwas geringer. Wenn du es mit Muttermilchersatznahrung fütterst, gibt es ein paar refluxfreundliche, einschließlich lactose- und milchfreie Produkte, die für Babys mit Reflux geeigneter sein können. Bei manchen Säuglingen kann abgepumpte Muttermilch und Muttermilchersatznahrung die Reflux-Symptome lindern. Erkundige dich bei einem Ernährungs- oder Gesundheitsberater, ob dies für dein Kleines eine geeignete Option ist. Bei Babys, die mit der Flasche gefüttert werden, kann es von Vorteil sein, wenn man ihnen wenig zu essen gibt, sie dafür aber häufiger und langsamer füttert, genau wie wenn du es häufig ein Bäuerchen machen lässt und eine halbe Stunde nach dem Füttern aufrecht hältst. In einigen, sehr seltenen Fällen kann ein chirurgischer Eingriff erforderlich sein, um die Muskeln zu stärken, damit Nahrung oder Milch nicht wieder nach oben gelangen. Wenn das nötig sein sollte, wird dir dein Arzt dazu raten.

In den fünf Jahren, in denen Gem Babys mit Reflux und Kuhmilchproteinallergie (KMPA) in London auf einer gastroenterologischen Station betreute, lernte sie viele Dinge kennen, die Babys mit Reflux helfen können. In dieser Zeit wurde sie auf einige der vielen fantastischen natürlichen Heilmittel aufmerksam, die es gibt, um die Symptome von Reflux zu lindern, darunter Organic Gripe Water (Kolikmittel), Heilmittel wie Calmosine (geniales Zeug) und ein sehr gutes milchfreies Probiotikum wie die milchfreie Version von Biocare. Wie schön, dass wir nach vielen Jahren, in denen nur Generika gegen Reflux verschrieben wurden, jetzt auch das größere, ganzheitliche Bild betrachten, um gute Nachrichten über die Heilmittel verbreiten zu können, die uns Mutter Natur zu bieten hat. Wir empfehlen dir, dich zu informieren. Es gibt so viel, das deinem Baby helfen und es beruhigen kann.

SCHLAF UND REFLUX

Reflux ist ein Hindernis für festen Schlaf, aber durchaus überwindbar! Gem und Lucy, unsere Kinderkrankenschwestern, haben langjährige Erfahrung in der Unterstützung von Familien beim Schlafen, deren Baby unter Reflux leidet. Es ist so bereichernd, einer Familie dabei zu helfen, endlich den Schlaf zu bekommen, den sie sich so sehr wünscht und den sie auch verdient hat, nach all den Herausforderungen mit einem Baby, das unter Reflux leidet. Also, für alle Reflux-Zombies da draußen: Kopf hoch und verliert nicht die Hoffnung! Alles kann und wird besser werden! Wir sind hier, um dir zuzuhören und um dir zu helfen.

Koliken

Sind Koliken nicht ein bisschen so wie ein Minenfeld? Babys mit Koliken werden jedenfalls als solche definiert, weil sie scheinbar ohne ersichtlichen Grund viel weinen. Ansonsten sind sie gesund (sie sind nicht hungrig), aber weinen sehr lange. Koliken können einige Wochen nach der Geburt beginnen und erreichen ihren Höhepunkt meistens zwischen der vierten und sechsten Lebenswoche. Normalerweise wachsen Babys im Alter von drei bis vier Monaten aus den Koliken heraus. Dennoch kann es Eltern, die so etwas erleben, eher wie Jahre als Monate vorkommen. Du verbringst viele Stunden mit deinem untröstlich weinenden Säugling, während du im Zimmer nervös auf- und ab läufst oder es um drei Uhr morgens im Auto herumfährst, nur damit es endlich aufhört zu weinen. Du betest, dass es endlich damit aufhört. Koliken sind eine Belastungsprobe für alle Eltern. Sie treten bei Babys auf, die

△ regelmäßig drei oder mehr Stunden untröstlich weinen, obwohl sie keinen Hunger haben

△ schwer zu beruhigen oder zu trösten sind

△ ihre Fäuste geballt haben

△ im Gesicht rot anlaufen

△ Blähungen haben/sich nicht wohl fühlen

△ ihre Knie zum Bauch hochziehen

Hier sind einige Dinge, die dir vielleicht helfen könnten:

△ Tropfen oder Medikamente gegen Koliken

△ Calmosine und das milchfreie Probiotikum Biocare (du kannst diese auch selbst einnehmen, wenn du stillst oder es in das Milchfläschchen geben)

△ führe ein Ernährungstagebuch, wenn du stillst (manche Mütter glauben, dass Milchprodukte die Koliken ihres Babys verschlimmern)

△ kraniale Osteopathie

△ mehr Körperkontakt, zum Beispiel durch das Tragen des Babys und sicheres Co-Sleeping

△ Halte dein Kind nach dem Füttern aufrecht

△ sorgfältiges Wickeln (es gibt ein paar tolle YouTube-Videos)

△ warme Lavendelbäder

△ wiegen und Bewegung

△ weißes Rauschen

Es gibt einige Kinderbetreuerinnen, die sich auf Koliken spezialisiert haben, falls es bei euch deiner Meinung nach besonders schwer ist. Kontaktiere uns, wenn du willst, dass wir dich weitervermitteln.

Verstopfung

Es gibt kein »normal«, wenn es darum geht, wie oft ein Baby Stuhlgang haben sollte. Ab einem Alter von sechs Wochen kommen gestillte Säuglinge manchmal mehrere Tage oder sogar eine Woche ohne Stuhlgang aus, ohne an Verstopfungen zu leiden. Wenn du dein Baby besser kennenlernst, wirst du dich schnell an seine Stuhlgang-Gewohnheiten gewöhnen, sodass du irgendwann erkennen kannst, was bei ihm normal ist und was nicht. Eine Verstopfung macht es für dein Baby schwieriger, Stuhlgang zu haben.

SYMPTOME EINER VERSTOPFUNG

△ seltener als dreimal pro Woche »groß« machen müssen

△ Anstrengung und Schwierigkeiten beim Stuhlgang

△ trockener, harter, klumpiger oder pelletartiger Kot

△ ungewöhnlich stinkende Blähungen und Kot

△ Nahrungsverweigerung oder wählerischer als sonst

△ leichte Blutungen, wenn beim Stuhlgang der Anus eingerissen wird

Bei Säuglingen können Verstopfungen durch eine Veränderung deiner Ernährung verursacht werden (wenn du stillst) oder weil es eine Änderung der Säuglingsnahrung gibt. Verstopfungen können auch auftreten, wenn du es an feste Nahrung gewöhnst, da sich sein Verdauungssystem noch daran anpassen muss. Wenn es schnell wieder vorbeigeht, gibt es keinen Grund zur Sorge – sein Körper lernt gerade nur, mit der Verdauung der neuen Nahrung zurechtzukommen. Verstopfungen können auch durch einen Mangel an Flüssigkeit verursacht werden. Das ist typisch, wenn Babys zahnen, was bedeutet, dass sie nicht so viel trinken wie sonst. Unnötig zu sagen, dass dies normalerweise vorbei ist, wenn sie gesund werden und wieder normal essen und trinken können. Bei älteren Kindern kann das physisch oder psychisch bedingt sein. Leere Kohlenhydrate können zu Verstopfungen führen – denk nur mal an Weißbrot, Cracker, Wraps. Und es kann auch emotional bedingt sein, wie Eve am eigenen Leib erfahren hat.

HEILMITTEL

△ Achte darauf, dass du während der Stillzeit genug Ballaststoffe zu dir nimmst (Äpfel, Birnen und Pflaumen sind besonders gut gegen Verstopfung. Gib sie auch deinem Kind zu essen, wenn es bereits feste Nahrung zu sich nimmt)

△ »Fahrradmassage« (wenn dein Baby liegt, nimmst du seine Knöchel und bewegst seine Beine so, als ob es Fahrrad fahren würde, um den Darm in Schwung zu bringen)

△ Babymassage

△ ein warmes Bad

△ ein gutes Probiotikum, zum Beispiel Biocare ohne Milch

Verstopfungen können den Schlaf kurzfristig stören. Wenn es sich um einen längeren Zustand handelt, kann das die Angst vor dem Alleinsein vergrößern (wenn der Stuhlgang schmerzhaft ist und die Eltern gerade nicht da sind). Der Magen ist der Schwerpunktbereich – sowohl für körperliche als auch für emotionale Probleme, sodass es bei Beschwerden jeglicher Art zu häufigem Aufwachen kommen und Sorgen hervorrufen kann. Zögere nicht, deinem Kind mehr Trost zu spenden, und tu alles, was in deiner Macht steht, um seine Symptome zu lindern, aber sei zuversichtlich genug, um zu wissen, dass du das auch wieder reduzieren kannst, wenn die Verstopfung verschwindet. Bei chronischen oder hartnäckigen Verstopfungen kann Homöopathie hilfreich sein. Eve hatte großen Erfolg mit der Homöopathie, die ihre sechsjährige Tochter von chronischer Verstopfung heilte, die zwei Jahre lang andauerte, obwohl sie die gleiche Ernährung wie ihre drei Geschwister erhielt und sie mehrere sehr teure Fachärzte aufsuchten! In Senas Fall stellte sich letztendlich heraus, dass sie sich an einigen emotionalen Dingen »festhielt«, und ihr Unterbewusstsein ahmte dies nach, indem es sich »an dem Stuhlgang festhielt«. Etwas, das sie kontrollieren konnte. Nach einer Behandlungskur mit homöopathischen Mitteln (die Sena so sehr mochte, dass sie ihre Mutter sogar selbst daran erinnerte, sie ihr dreimal täglich zu geben!) war sie wieder gesund und hat seit dem Tag nie wieder unter derartigen Problemen gelitten. Das ist jetzt zwei Jahre her. Ein guter Homöopath wird mit dir reden wollen und dir viele Fragen stellen, bevor er dir das richtige Mittel verschreibt. Für Diagnose und Behandlung hat Eve ungefähr 30 Pfund bezahlt.

Allergien und Unverträglichkeiten

Wir stellen fest, dass es eine steigende Anzahl von Babys und Kindern mit einer bestätigten Diagnose von Kuhmilchprotein-allergie (KMPA) oder Anzeichen und Symptomen einer Kuh-milch-Laktoseintoleranz gibt. KMPA und Laktoseintoleranz sind nicht dasselbe, werden aber oft miteinander verwechselt, weil sie durch denselben Faktor (Kuhmilch) ausgelöst werden. Der Unterschied besteht darin, dass KMPA das Immunsystem betrifft und Laktoseintoleranz nicht. Viele der Symptome sind gleich, jedoch können Kinder mit einer Allergie gegen Kuh-milchprotein schwerwiegende Symptome haben wie zum Bei-spiel juckenden Hautausschlag, Keuchen, eine laufende Nase und Husten. Diese können auch bei Laktoseintoleranz beob-achtet werden, sind aber möglicherweise nicht ganz so offen-sichtlich, was die Diagnose dieser Erkrankung oft erschwert. Bei einer Laktoseintoleranz kann das Verdauungssystem die Laktose (den in Milch enthaltenen Zucker) nicht vollständig verdauen. Anstatt verdaut und absorbiert zu werden, bleibt die Laktose im Darm und verursacht die Symptome der Laktose-intoleranz, die sich im Laufe der Zeit verschlimmern können.

GEMEINSAME SYMPTOME VON KMPA UND LAKTOSEINTOLERANZ

△ schmerzhafte Blähungen
△ Koliken (übermäßiges Weinen oder Aufgeregtheit)
△ aufgeblähter Bauch
△ Durchfall
△ Bauchschmerzen und Krämpfe
△ Blähungen
△ Übelkeit und Erbrechen
△ Verstopfung und eine ständig laufende Nase

△ Hautausschlag – leicht oder schwer
△ Rötung und Trockenheit der Haut
△ Nahrungsverweigerung

KMPA-SPEZIFISCHE SYMPTOME
△ Allergiesymptome (wie oben, aber können schwerwiegen-
der sein)
△ in schweren Fällen Anaphylaxie
△ Blut im Kot

Viele Babys weisen in den ersten Wochen und Monaten eine KMPA und eine Laktoseintoleranz auf und wachsen dann daraus heraus. In den letzten zehn Jahren haben wir eine positive Veränderung bei der Unterstützung von Familien mit Kindern, die an Allergien leiden, festgestellt. Wir hoffen, dass die gleiche Unterstützung und Anerkennung auch für Babys mit Unverträglichkeiten wachsen wird. Wir entwickeln uns ständig weiter und lernen immer mehr dazu. Manchmal muss man auf eine Begutachtung drängen. Bestehe darauf, wenn dein Bauchgefühl dir sagt, dass etwas nicht stimmt. Wahrscheinlich hast du Recht.

Bezüglich KMPA und Laktoseintoleranz ist es wichtig, daran zu denken, wie unwohl sich dein Kind möglicherweise fühlt. In diesem Fall würden wir natürlich empfehlen, den Beruhigungslevel zu erhöhen, bis die richtigen Untersuchungen durchgeführt werden. Bedenke, dass die meisten Babys mit Magenbeschwerden ganz unterschiedliche, sich ständig verändernde Bedürfnisse haben, zum Beispiel wie häufig sie gefüttert werden wollen und die Position, in der sie sich nach dem Füttern befinden müssen.

Es gibt andere häufige und seltenere Allergien bei Kindern. Wir haben uns hauptsächlich auf KMPA und KMPI in Bezug auf das Füttern und den Schlaf konzentriert, aber natürlich gibt es auch noch andere Allergien, die sich auf den Schlaf auswirken können. Sprich mit deinem Arzt, wenn du dir Sorgen über Allergien oder Unverträglichkeiten bei deinem Kind machst.

Schlafstörungen

Es ist nicht ungewöhnlich, dass Eltern vorsichtiger sind, ihrem Kind Selbstberuhigung zu ermöglichen, wenn es als kleines Baby unter Reflux gelitten hat oder schon viele Krankheiten hatte. Wie bereits erwähnt, sind Schlafstörungen, die auch nach dem Abklingen von Koliken bestehen bleiben, häufig darauf zurückzuführen, dass sich das Baby daran gewöhnt hat, dass du es nach dem Füttern aufrecht und eng an dich gedrückt hältst.

Wir haben auch viele Eltern unterstützt, die sich nicht um Hilfe bemühten, weil sie das Gefühl hatten, dass sie sich das alles selbst eingebrockt haben, weil sie wegen der Reflux oder anderer Magen-/Gesundheitsprobleme ihr Kind ein bisschen zu viel getröstet haben. Wir versichern ihnen dann immer, dass sie nichts falsch gemacht haben, weil sie mehr Trost spendeten, als ihr Kind das am meisten brauchte. Im Gegenteil – sie haben alles richtig gemacht! Wir sagen ihnen, dass wir ihnen das Gleiche empfohlen hätten, wenn wir sie damals schon betreut hätten. Und wir versichern ihnen, ohne zu urteilen, dass die Bedürfnisse ihres Babys zu befriedigen in dem Moment genau das war, was sie tun mussten. Und dass es auch der Grund ist, warum es jetzt, da es ihm besser geht, dazu in der Lage ist, mit der richtigen Unterstützung und Anleitung zu lernen, sich selbst zu beruhigen.

Andere physische Schlafhindernisse

Hier sind einige andere physische und umweltbedingte Faktoren, die sich auf den Schlaf auswirken können.

Schmutzige Windel

In den ersten Tagen und Wochen sind mit Mekonium gefüllte Windeln und häufiger Stuhlgang während der Nacht üblich. Und eine schmutzige Windel stört natürlich den Schlaf deines Kindes. Wenn du aus dem vierten Trimester kommst, werden die Stuhlgang-Gewohnheiten deines Babys gleichmäßiger sein, und es wird viel häufiger passieren, dass es tagsüber groß machen muss.

Sind die Windeln undicht, solltest du vielleicht die Marke oder Größe wechseln. Heutzutage erweisen sich Windeln als sehr saugfähig, und wenn es die richtige ist, kann dein Baby sie zwölf Stunden lang tragen. Ist das bei der Windel deines Kindes nicht der Fall, dann nimm eine Nummer größer. Überprüfe, ob sie richtig befestigt ist, wechsle die Marke oder denk darüber nach, zu welcher Tageszeit dein Baby trinkt. Für Kleinkinder und Kinder, die nachts pinkeln müssen oder mit einer nassen Windel aufwachen, solltest du Flüssigkeiten ab nachmittags reduzieren. Milch wird nach dem zwölften Monat nicht mehr als Getränk benötigt, kann aber natürlich trotzdem noch gegeben werden. Die Nährstoffe, die Milch liefert – Kalzium und Protein –, können leicht aus anderen Quellen zugeführt werden. Wenn dein Kind älter ist als zwölf Monate und du gern das Fläschchen loswerden würdest, du ihm aber trotzdem noch Milch geben möchtest, dann mach das rechtzeitig und nicht direkt vor dem Schlafengehen in einem geeigneten Becher (auf dem Markt gibt es einige hervorragende auslaufsichere Modelle). Ist dein Kind älter als zwölf Monate, putze ihm immer die Zähne, nachdem es Milch getrunken hat und vor dem Zubettgehen.

RAUMTEMPERATUR

Ist deinem Baby zu warm oder zu kalt, kann sich das sowohl auf seine Sicherheit als auch auf seinen Schlaf auswirken. Das Risiko für einen plötzlichen Kindstod ist bei Säuglingen größer, denen zu heiß ist. Die sicherste Schlaftemperatur für deinen Nachwuchs ist 16 bis 20 Grad Celsius mit leichter Bettwäsche oder einem Schlafsack. Lass im Sommer die Fenster geöffnet oder verwende einen Ventilator, um die Raumtemperatur zu regulieren. Stillende Mütter möchten bei heißem Wetter möglicherweise häufiger stillen als sonst, um sicherzugehen, dass ihr Kind genug Flüssigkeit bekommt. Mütter, die ihrem Baby das Fläschchen geben, können zwischen den Fütterungen gekühltes, abgekochtes Wasser geben. Ein guter Tipp, um festzustellen, wie warm oder kalt dein Baby ist, seinen Nacken zu berühren. Hinweis: Seine Hände und Füße sind immer kühler. Wenn sich die Haut zu heiß oder verschwitzt anfühlt, entferne eine Lage Kleidung oder Bettwäsche. Wenn es sich nicht wohlfühlt, braucht es weniger und nicht mehr Bettwäsche. So erhältst du einen guten Anhaltspunkt bezüglich der Körpertemperatur deines Kindes, zusammen mit dem Raumthermometer, falls du eins hast, wobei wir nie eins besaßen. Auch das Wechseln des Schlafanzugs und des Schlafsacks/der Bettdecke je nach Jahreszeit sollte helfen.

Schlaf und Krankheit

Nachdem es deinem Baby schlecht ging, willst du bestimmt auch so schnell wie möglich wieder schlafen, nicht zuletzt wegen der heilenden Wirkung. Wenn es wieder ganz gesund ist, kann (und will) es wieder richtig schlafen. Während manche Eltern es kaum erwarten können, wieder in ihren geregelten Alltag zurückzukehren, können andere die Krankheit ihres Kindes als Anlass nehmen, um die intensivere körperliche und emotionale Nähe beizubehalten, auch wenn es nicht mehr nötig ist. Daran ist zwar an sich nichts auszusetzen (Eltern haben das Recht, so viel Trost zu spenden, wie sie wollen), aber es kann hilfreich sein, wenn sie ihre eigenen Bedürfnisse erkennen und diese von denen ihres Kindes trennen. Das Gedicht von Eve am Ende des Buchs könnte dir dabei helfen.

Du solltest wissen, dass die meisten Babys erst circa fünf Tage nachdem sie gesund sind, wieder normal schlafen können. Also gehe sanft mit ihm um. Besonders wenn es eine chronische Erkrankung hat, die es den Eltern schwer macht, zu erkennen, ob die Schlafprobleme etwas mit der Krankheit zu tun haben (in diesem Fall solltest du Zugeständnisse machen) oder ob es nur Schwierigkeiten hat, sich selbst zu beruhigen. Unserer Erfahrung nach gibt es keine chronische Erkrankung, die nicht von den heilenden Eigenschaften eines besseren Schlafs profitieren würde. Mit einer gründlichen Beurteilung unseres Teams aus Kinderkrankenschwestern können Familien, die mit gesundheitlichen Beschwerden zu kämpfen haben, ehrliche, vorurteilsfreie Unterstützung und Kommunikation in Anspruch nehmen. Auf diese Weise lässt sich der Schlaf wirklich verändern. Deinem Kind kann stets geholfen werden, und es gibt immer Hoffnung!

Hoffnung auf bessere Tage

Denk daran, dass jedes Kind anders auf Krankheiten und Zahnen reagiert. Manche haben eine recht hohe Toleranzgrenze und zucken nicht mal mit der Wimper, während andere stärker betroffen sind. Genau wie wir Erwachsene eine unterschiedliche Immunität und Schmerztoleranz haben. Das bringt uns zurück zu der Erkenntnis, dass *du* der Experte für dein Kind bist und weißt, wie es mit diesen Problemen umgeht und was seine Norm ist, damit du entsprechend reagieren kannst, um seinen Bedürfnissen gerecht zu werden. Das Wichtigste ist, dein Selbstvertrauen zu wahren. Wenn das Leben dir Hindernisse in den Weg stellt, die den Schlaf stören, dann denk daran, dass friedlicher, erholsamer Schlaf trotzdem möglich sein kann. Du bist die Person, die dein Kind voller Zuversicht zu der Ruhe führen wird, die es braucht und zu der es fähig ist.

Es ist auch wichtig zu erkennen, dass während wir uns vielleicht Sorgen machen, wie furchtbar ihr Schlaf sein wird, wenn es ihnen nicht gut geht, sie selbst nicht so weit in die Zukunft blicken. Gems Erfahrungen diesbezüglich als Kinderkrankenschwester in den letzten 18 Jahren hat sie gelehrt, dass alle Kinder auf ihre eigene Weise auf gesundheitliche Hindernisse und Traumata reagieren. Und wie der Erwachsene damit umgeht, beeinflusst natürlich auch das Kind. Auf der Kinderkardiologie, auf der Gem arbeitete, wo Kinder am offenen Herzen operiert wurden, liefen sie bereits am nächsten Tag mit Drainagen und Schläuchen auf der Station herum, voller Freude über den Frühling und bereit für einen festen Schlaf in der Nacht. Wenn sie sich schlecht fühlen, dann erzählen sie es uns. Und wenn es ihnen besser geht, erzählen sie es uns auch. Wir müssen uns nur darauf einstellen. Lass dich vom Genesungstempo deines Kindes leiten.

KAPITEL ELF

FEHLERBEHEBUNG

In diesem Kapitel werden wir die Schlafprobleme besprechen (und beheben), die Eltern am meisten Kopfschmerzen bereiten. Aber bevor wir darauf eingehen, behandeln wir einige sehr einfache *Schlaft-schön!*-Grundlagen, damit wir alle am gleichen Strang ziehen. Los geht's!

Schlaft-schön!-Grundlagen

Abstände zwischen den Nickerchen (nicht Nickerchenzeiten)

Beginnen wir damit, dass du deine Uhr wegwirfst. Okay, wir bitten dich nicht ernsthaft darum, weil das albern wäre. Aber wir bitten dich, sie auf eine andere Weise zu nutzen. Denn du wirst nie von uns hören, dass du dein Baby zu einer bestimmten Zeit schlafen legen sollst.

Warte mal, wie bitte?! Es gibt keine Routine, an die man sich halten soll? Nein, in unseren Plänen ist kein einziger Zeitpunkt angegeben.

Einmal wurden wir von einer Mutter kontaktiert, die ihr Geld zurückverlangte, als sie feststellte, dass ihr bei unserer Methode nicht genau gesagt wurde, wann sie was tun sollte. Sie sagte, sie sei auf der Suche nach Schlaf und wie um alles in der Welt solle sie das denn ohne eine feste Routine hinkriegen? Die begeisterte Bewertung, die sie uns fünf Tage später schickte, zeigte uns, wie erstaunt sie war, dass ihr 17 Monate alter Junge nicht mehr zwei Stunden brauchte, um einzuschlafen, sondern sich nun auf »wundersame« Weise innerhalb von fünf Minuten beruhigte. Innerhalb von sechs Tagen wachte er nicht mehr dreimal pro Nacht auf, sondern schlief zwölf Stunden pro Nacht! Die Mutter erklärte, dass ihr nicht klar gewesen war, wie befreiend es war, mit den zur Verfügung gestellten Hilfsmitteln ihre eigene Routine zu schaffen. Sie hatte immer geglaubt, dass Schlaf nur mit einer strengen Routine möglich sei. Unnötig zu erwähnen, dass sie die Rückerstattung nicht mehr haben wollte!

Diese Mutter war nicht die Einzige, die uns erzählte, wie befreiend es für sie war, ein Hilfsmittel-Set zu bekommen, um ihrem Kind dabei zu helfen einzuschlafen, anstatt ein Regelbuch, mit dem sie sich nur abquälen würde. Viele der Eltern, die zu uns kommen, nachdem sie bereits andere und strengere Methoden ausprobiert haben, berichten uns, dass sie sich wie Versager fühlen, wenn sie die vorgegebenen Zeitpläne nicht einhalten können. Der Versuch, unruhigen Schlaf zu beheben, wenn man nicht in der Lage ist, den Zeitplan einzuhalten, erzeugt Gefühle der Unzulänglichkeit, dem Ganzen nicht gewachsen zu sein und sich nicht an den Plan halten zu können. Solche Eltern haben das Gefühl, dass sie selbst das Problem sind und nicht, dass es unmöglich ist, die Anweisungen zu befolgen. Wir haben keine Ahnung, wie es möglich sein soll, sich an bestimmte

Uhrzeiten zu halten, wenn das echte Leben dazwischenfunkt, wie das beim Kinderschlaf oft der Fall ist. Besonders wenn es noch andere Geschwister gibt. Zum Beispiel wenn dein sechs Monate altes Baby normalerweise um 9 Uhr morgens ein Nickerchen hält, aber dann einmal um 6 oder 8 Uhr aufwacht anstatt wie sonst um 7 Uhr. Oder wenn es eine wirklich unruhige Nacht hat – wie soll es dann funktionieren, dass es trotzdem um 9 Uhr schläft? Oder was ist, wenn dein Baby schon Stunden vor der Nickerchenzeit wieder schlafen will? Lange bevor es das eigentlich sollte? Ignorierst du einfach, was es dir mitteilen und zeigen möchte, und lässt es nicht schlafen? Oder legst du es auch hin, selbst wenn es noch nicht müde ist? Natürlich nicht. Der Schlaf deines Kindes entwickelt sich ständig weiter und dementsprechend musst du auch damit umgehen. Wenn du anpassungsfähig bist und das Bedürfnis ignorierst, seinen Schlaf kontrollieren zu wollen, wirst du dich viel kontrollierter fühlen, weil du dann den Schlaf nie »falsch« machen wirst. Du willst das Gefühl haben, dass du mit und nicht gegen den Strom schwimmst. Anstatt zu versuchen, die Schlafgewohnheiten deines Kindes in ein Schema zu pressen, wollen wir dich dazu ermutigen, nicht mehr auf die Uhr zu schauen, sondern stattdessen dein Baby zu beobachten. Das wirkt Wunder.

Konzentriere dich auf die Abstände zwischen den Nickerchen, also auf die Wachzeit anstatt auf die Schlafzeit. Schau, was es dir zeigt, was es braucht, anstatt dich darauf zu fokussieren, was es tun soll. Das ist vielleicht die stressfreieste Entscheidung, die du als Elternteil treffen kannst. Schließlich wird dein kleiner Mensch letztendlich nach seiner eigenen Pfeife tanzen und nicht nach deiner. Widerstand ist zwecklos!

ABSTAND ZWISCHEN NICKERCHEN

Wenn wir über Abstände zwischen Nickerchen sprechen, meinen wir die Zeit, in der dein Baby tagsüber zwischen den Schlafphasen wach ist. Aufgrund einer ganzen Reihe widersprüchlicher Informationen und weitverbreiteter, aber schlechter Ratschläge lassen die meisten Eltern, die sich an uns wenden, ihr Kind für ihr Alter viel zu lange wach bleiben. Familien sind oft erstaunt, wenn sie feststellen, wie wenig Zeit ihr Baby eigentlich tagsüber in einem zufriedenen Zustand verbringt, bevor seine Stimmung kippt. Und sie sind unheimlich erleichtert, wenn sie hören, wie einfach die Antwort ist, die das ganze Gejammer, die Launen, die anstrengenden Nickerchen und die Konflikte vor dem Zubettgehen erklärt. Ihr Kind ist einfach zu müde, um zu schlafen! Das gibt den Eltern das Gefühl, dass sie es doch noch schaffen können! Zu erfahren, wie oft dein Kind tagsüber Nickerchen halten und nachts trotzdem schlafen kann, kann eine echte Offenbarung sein. Es wird nicht lange dauern, bis du erkennst, dass der gute Nachtschlaf, der gutem Tagesschlaf folgt, nicht *trotz* der geruhsamen Nickerchen, sondern *wegen* ihnen möglich ist! Man muss frühere Regeln oder Ansätze verlernen, damit neue gute, viel einfachere Informationen eindringen und sich durchsetzen können.

Den Abstand zwischen Nickerchen zu verstehen, hat eine sich langsam ausbreitende Wirkung. Egal, ob dein Kind drei Wochen oder drei Jahre alt ist – wenn du herausfindest, wie viel Wachzeit für es am besten ist, wird sich das auf so ziemlich alle Bereiche positiv auswirken. Du kannst davon ausgehen, dass dann alles besser wird: die Stimmung, die Dauer der Nickerchen, wie friedlich und schnell dein Kleines einschläft und der Nachtschlaf. Es wird auch dein Vertrauen in deine eigenen Fähigkeiten stärken, die Schlafsignale deines Kindes zu erkennen und seine Bedürfnisse zu erfüllen. Das hat zur Folge, dass du es besser verstehst und deine Elternrolle beherrschst.

Der kleinste Abstand zwischen Nickerchen beginnt mit dem jüngsten Alter, wie du in der Schlafbedarf-Tabelle sehen kannst. Bei einem einen Monat alten Baby beträgt der Abstand gerade mal 45 Minuten. Das bedeutet, dass es 45 Minuten, nachdem es aus dem letzten Schlaf aufgewacht ist, wahrscheinlich schon wieder schlafen will. Alles, was vor dem Schlaf erledigt werden muss wie Windeln wechseln, füttern oder wickeln, muss in dieser Zeit stattfinden.

Wir sind uns durchaus bewusst, dass einem diese Zeit lächerlich kurz vorkommen kann. Das liegt vor allem daran, weil es ja auch so ist! Aber versuch es mal so zu sehen: Alle 45 Minuten bekommst du eine kleine Pause, selbst wenn es nur 20 Minuten sind. Wenn dein Kleines schläft, hast du vielleicht die Möglichkeit, dich auszuruhen (das steht immer ganz oben auf der Liste), Wäsche zu waschen (meistens zuletzt), die Füße hochzulegen (ich bin zu 100 Prozent dafür zu haben!), vorzukochen, ungestört zu duschen oder groß zu machen, »begeistert« den Putzfeudel zu schwingen (das steht nie auf Eves Tagesordnung) oder Zeit mit einem anderen Kind zu verbringen, wenn du mehrere hast. Es liegt ganz allein an dir, ob das Glas für dich halb voll oder halb leer ist. Das kann eine bewusste Entscheidung sein, die du täglich triffst. (Tipp: fester Schlaf trägt dazu bei, dass es sich so anfühlt, als sei dein Glas randvoll!)

Im ersten Lebensjahr verlängert sich der Abstand zwischen den Nickerchen jeden Monat um circa 15 Minuten. Im Alter von zwei Monaten beträgt der Abstand zwischen den Nickerchen eine Stunde, mit drei Monaten eine Stunde und 15 Minuten, mit vier Monaten anderthalb Stunden und im Alter von sechs Monaten etwa zwei Stunden.

Verstehe die Schlafbedürfnisse deines Kindes

Die Eltern, denen wir helfen, sagen uns, dass unsere Schlafbe-darf-Tabelle sehr clever ist. Und wer sind wir denn, dass wir dem widersprechen würden?! Die Tabelle soll dir einen Ausgangswert geben, mit dem du arbeiten kannst. Wenn du erst einmal die Grundlagen für die Schlaf- und Fütterungsbedürfnisse eines gesunden Kindes in jedem Alter verstanden hast, wirst du auch das Selbstvertrauen entwickeln, um auf dein Bauchgefühl zu hören und deinen eigenen Rhythmus zu finden, der für dich funktioniert. Die Tabelle gibt dir Auskunft über das Schlafbedürfnis eines gesunden Kindes, bei Tag und Nacht, von der Geburt bis zum sechsten Lebensjahr. Sie gibt dir Auskunft über die Abstände zwischen den Nickerchen (die Wachzeit tagsüber zwischen den Schläfchen), die Anzahl der tatsächlich benötigten Nickerchen (falls dein Baby mal eins ausfallen lässt) und den durchschnittlichen Gesamttagesschlaf sowie die Anzahl der benötigten nächtlichen Fütterungen. Eltern haben die Tabelle als »ein Geschenk des Himmels«, »einen echten Augenöffner« und als eine »radikale Veränderung« bezeichnet, wenn es darum geht, den Schlaf zu verstehen. Was uns sehr freut! Wir hoffen, du kannst einem dieser Sätze zustimmen.

Unsere Tabelle ist dafür da, um dir zu dienen und um dich anzuleiten, nicht um dir Vorschriften zu machen, was du wann tun sollst. Es spielt keine Rolle, ob dein Baby häufiger oder seltener schläft, als wie in der Tabelle angezeigt wird. Wichtig ist nur, dass du und dein Kind den Schlaf bekommt, den ihr braucht. Du wirst wissen, ob es genug schläft, indem du beobachtest, wie glücklich und zufrieden es zwischen den Schlafzeiten ist.

Schlafbedarf-Tabelle – Neugeborenes – 18 Monate

Alter (Monate)	Wachzeit	Tages-schlaf (Std.)	Nicker-chen	Nacht-schlaf (Std.)	Nächt-liche Füt-terungen
1	45 min	6–8	6–7	8–12	nach Bedarf
2	1 Std.	5–7	5–6	9–12	nach Bedarf
3	1 Std. 15 min	4,5–5,5	4–5	11–12	2–3
4	1 Std. 30 min	4–5	4	11–12	1–2
5	1 Std. 45 min	4–5	3	11–12	bis 1
6	2 Std.	4	3	11–12	0
7	2 Std. 15 min	3,5–4,5	2–3	11–12	0
8	2 Std. 30 min	3,5–4,5	2	11–12	0
9	2 Std. 45 min	3–4	2	11–12	0
10	3 Std.	2,5–3,5	2	11–12	0
11	3 Std. 15 min	2,5–3.5	2	11–12	0
12	3 Std. 30 min	2,5–3,5	2	11–12	0
18	4–5 Std.	1,5–3	1	11–12	0

Schlafbedarf-Tabelle – 1,5 bis 6 Jahre

Alter (Jahre)	Wachzeit	Tages-schlaf (Std.)	Nicker-chen	Nacht-schlaf (Std.)	Nächt-liche Füt-terungen
1,5	4–5 Std.	1,5–3	1	11–12	0
2	4,5–5 Std.	1–2,5	1	11–12	0

Alter (Jahre)	Wachzeit	Tages-schlaf (Std.)	Nicker-chen	Nacht-schlaf (Std.)	Nächt-liche Füt-terungen
3	5–6 Std.	0–1,5	0–1	11–12	0
4	12 Std.	0	0	11–12	0
5	12 Std.	0	0	11–12	0
6	12 Std.	0	0	11–12	0

ANZEICHEN, DASS DEIN BABY GENUG RUHE BEKOMMT

Dein Baby

△ ist zwischen den Schlafzeiten größtenteils zufrieden

△ sieht ausgeruht und frisch aus (keine dunklen Ringe unter den Augen, rosige Wangen)

△ ist emotional sicher, selbstbewusst und hat eine gute Bindung zu dir

△ wacht meistens zufrieden aus dem Tag- und Nachtschlaf auf

△ schläft meistens innerhalb von fünf bis 15 Minuten friedlich ein

△ schläft nachts in 95 Prozent der Fälle ziemlich fest

△ wacht zu einer vernünftigen Tageszeit auf (bei uns ist das ab 6 Uhr morgens)

Wenn du das Gefühl hast, dass der Schlaf für dich und dein Baby funktioniert, brauchst du unsere Tabelle vielleicht gar nicht. (Versuch nichts zu reparieren, das nicht kaputt ist!) Vielleicht möchtest du dein Kind häufiger füttern, als unsere Tabelle vorschlägt. Das ist natürlich auch in Ordnung. Schließlich ist es dein Baby und deine Entscheidung. Solange es sicher ist und es ihm gut geht, hast du jedenfalls unseren Segen, den

Schlaf so zu handhaben, wie du möchtest. Unsere Tabelle beschreibt, wie viele Fütterungen ein gesundes, heranwachsendes Kind braucht, aber wenn dir eine qualifizierte medizinische Fachkraft den Rat gegeben hat, es nachts häufiger zu füttern, als wir empfohlen haben, weil es ein niedriges Gewicht hat und es ihm nicht gut geht (oder wenn du es einfach willst), dann tu das bitte. Aber denk daran, dass wenn du dein Baby häufiger fütterst, als es braucht, das dazu führen kann, dass es dann nachts häufiger aufwacht als nötig. Eltern, die das tun, stellen möglicherweise fest, dass sie einen Punkt erreicht haben, an dem sie sich entscheiden müssen, was sie mehr fördern wollen: das zusätzliche Füttern oder den zusätzlichen Schlaf. Es gibt keine richtige Antwort auf diese Frage.

ANZEICHEN, DASS DEIN BABY NICHT GENUG RUHE BEKOMMT

Dein Baby

△ fühlt sich erschöpft oder sieht so aus

△ kann seine Wachzeit nicht wirklich genießen

△ reibt sich ständig die Augen oder gähnt

△ kämpft gegen den Schlaf an

△ hält zu kurze Nickerchen (30 Minuten oder weniger)

△ wacht weinend aus dem Schlaf auf

△ ist sehr anhänglich, unsicher oder anstrengend

△ weigert sich, Nickerchen zu halten oder abends zu schlafen

△ wacht nachts ständig auf, obwohl es älter als sechs Monate ist

△ wacht meistens vor 6 Uhr morgens auf

△ wird regelmäßig aus dem Tagesschlaf aufgeweckt

VERWENDUNG DER SCHLAFBEDARF-TABELLE

Unsere Empfehlungen der Schlafbedarf-Tabelle beziehen sich auf Babys und Kinder, die eine ganze Nacht durchschlafen (elf bis zwölf Stunden) und lange, erholsame Nickerchen halten. Unnötig zu erwähnen, dass die meisten Eltern erst auf die Tabelle stoßen, wenn der Schlaf bei ihnen zu Hause nicht funktioniert. Wenn dein Baby bereits ein Schlafdefizit hat, musst du wahrscheinlich die angegebenen Zeiten verkürzen. Nach einer unruhigen Nacht oder einem frühen Aufstehen ignoriere den Abstand zwischen den Schlafphasen und bringe es ins Bett, sobald es müde ist. Lass es entweder so lange schlafen, wie es will, oder wecke es nach 45 Minuten, um dadurch die nächste Schlafphase zu verlängern. Du musst experimentieren und deine Intuition nutzen, um zu entscheiden, was für euch an diesem Tag am besten funktioniert. Wir nennen Schlaf, der früher als gewöhnlich stattfindet, einen »Nachholschlaf«, aber das ist dann weniger ein Nickerchen, sondern eher eine Verlängerung des verkürzten Nachtschlafs. Ein Nachholschlaf kann manchmal schon ausreichen, um den Tagesschlaf wiederherzustellen und um dich wieder auf Kurs zu bringen. Mit Ausnahme des Katzenschlafs (drittes Nickerchen, das bis zum Alter von etwa sieben Monaten stattfindet und normalerweise zwischen 20 und 45 Minuten lang ist) dauern erholsame Nickerchen in der Regel zwischen 45 Minuten und zweieinhalb Stunden.

INTUITION

Außerdem sollte man daran denken, dass die Tabelle eher eine Orientierungshilfe ist als eine datenbasierte Vorlage. Deshalb wollen wir dich darum bitten, sie zusammen mit einem erweiterten Bewusstsein für die besonderen Schlafsignale deines Kindes zu nutzen. Lass es nicht zu, dass etwas, das wir (oder jemand anderes) über Schlaf sagt, deine Intuition außer Kraft setzt. Der Abstand zwischen den Nickerchen ist fließend und kann sich von Tag zu Tag ändern. Wenn dein sechs Monate altes Baby, das normalerweise einen Abstand von zwei Stunden zwischen seinen Nickerchen hat, eine wirklich schlechte Nacht hatte, will es vielleicht nach weniger als einer Stunde nach dem Aufwachen schon wieder ins Bett. Ist es völlig erschöpft, zögere den Schlaf nicht hinaus, nur weil es laut Schlafbedarf-Tabelle noch zwei Stunden wach sein sollte. Wenn es müde ist, leg es hin. Und wenn es genug geschlafen hat, bring es dazu aufzustehen!

Zum anderen solltest du darauf vorbereitet sein, den letzten Abstand zwischen dem Nickerchen und dem Schlafengehen zu verlängern (manche finden, dass der letzte Abstand eine Stunde länger sein sollte). Wenn das Einschlafen länger als 15 Minuten dauert, lass dein Kind aufstehen und versuch es später noch mal. Wenn es ein Nickerchen ausfallen lässt oder andere Meilensteine früher als seine Altersgenossen erreicht, dann braucht es vielleicht längere Abstände zwischen den Schläfchen und (gegebenenfalls) weniger davon. Achte darauf, was es dir zeigt, was es braucht. Beim richtigen Nickerchen dreht sich alles um Versuch und Irrtum, wobei man die Schlafbedarf-Tabelle als Orientierungshilfe nutzt.

ÜBERMÜDUNG

Wenn dein Kind müde ist, lass es schlafen. Klingt einfach, oder? Aber wegen all der widersprüchlichen Ratschläge herrscht große Verwirrung darüber, wann man ein Baby oder Kleinkind schlafen legen sollte. Verständlicherweise können Eltern das Gefühl haben, das von ihnen Unmögliches verlangt wird, wenn man ihnen sagt, dass sie ihr Baby nicht zu müde werden lassen sollen (das führt oft dazu, dass ängstliche Eltern ihr Kind hinlegen, bevor es müde genug ist), während ihnen aber gleichzeitig gesagt wird, dass sie es richtig müde werden lassen sollen! Während körperliche Anstrengung, Tageslicht und soziale Interaktion immer gut sind, müssen Babys nicht müde sein, um zu schlafen. Ein neuer Mensch zu sein, der sich blitzschnell entwickelt, ist schließlich schon anstrengend genug! In den ersten drei Lebensjahren bildet ein Kind mehr als eine Million neuronale Verbindungen pro Sekunde. Das reicht, damit es erschöpft ist. Übermüdung ist nichts, wovor man Angst haben muss, aber man sollte sich dessen bewusst sein. Babys müssen nicht müde sein, um zu schlafen. Wenn sie das sind, ist es sogar viel unwahrscheinlicher, dass sie schlafen werden. Wenn die Wachzeit zu sehr überschritten wird, bekommt dein Kind einen Adrenalin- und Cortisol-Schub, der sich über den Blutkreislauf im Körper ausbreitet, wodurch es

△ ihm schwerer fällt, sich selbst zu beruhigen

△ wahrscheinlicher ist, dass es ein kürzeres Nickerchen hält

△ wahrscheinlicher ist, dass schlechter Tagesschlaf eine schlechte Nacht bedeutet

Manchmal kann es schwierig sein, zu sagen, ob dein Kind übermüdet ist, weil sie oft so wirken, als wären sie putzmunter, hellwach und aufgedreht. Aber ein Baby, das nicht müde genug zu sein scheint, um zu schlafen, ist in Wirklichkeit oft sogar *zu* müde. Genauso wichtig ist es, nicht besessen davon zu werden, Übermüdung zu vermeiden. Das andere Extrem ist, es hinzulegen, bevor es dazu bereit ist, wodurch es länger braucht, um sich zu beruhigen. Das kann zu einem unglücklicheren Baby und Elternteil führen. Das ist Schlafunterricht, wo kein Schlafunterricht nötig ist! Wenn du verschiedene Abstände zwischen Nickerchen ausprobierst, versuch offen dafür zu sein, was dein Baby dir zeigt, was es will und braucht. Wenn es zufrieden aufwacht, hat es wahrscheinlich genug geschlafen. Wenn nicht, ist es vermutlich zu müde und muss das nächste Mal früher hingelegt werden.

Überstürze nichts

Vielleicht findest du es hilfreich, nicht sofort herbeizustürmen, wenn dein Baby aufwacht, ob nun beim Nickerchen, einem frühmorgendlichen »Weckruf« oder in der Nacht.

Viele Eltern, die die *Schlaft-schön!*-Methode nutzen, haben festgestellt, dass wenn sie sich zurückhalten, ihr Kind zufrieden ist und nach einem Nickerchen langsam und natürlich aufwacht. Oft gurrt und brabbelt es bis zu einer halben Stunde fröhlich vor sich hin, bis es geholt werden will. Wir haben unsere Kleinen meistens erst mal noch in ihrem Bettchen gelassen, damit sie in ihrem eigenen Tempo zu sich kommen konnten. Sie wachten dann fast immer zufrieden auf, weil sie die nötige Ruhe erhielten: Es war so schön zu sehen und zu hören, wie sie ausgeglichen und friedlich zu sich kamen. Es verschaffte uns nicht nur ein bisschen mehr Zeit, bevor wir uns wieder in unsere Mutterpflichten stürzten, sondern es bedeutete auch, dass sie jeden Tag selbstbewusst ihre Fähigkeiten ausbauten, um verschiedene Schlafphasen allein zu bewältigen. Ganz schön clever, oder?!

Oft raten wir Eltern, sich nachts ebenfalls zurückzuhalten. Anstatt dem Drang zu folgen und zu retten, einzugreifen und den Prozess zu beschleunigen, ermutigen wir sie, sich zu beherrschen. Wir geben ihnen die Möglichkeit, sich selbst zu helfen. Das kann sich zunächst kontraintuitiv und frustrierend anfühlen. Warum sollten wir abwarten und uns das Le-

ben schwerer machen, indem wir unser Kind vollständig aufwachen lassen und dadurch alle länger wach halten, wenn wir
doch wissen, dass ein kurzes Füttern, Streicheln oder Wiegen
ausreichen würde? Aber wir lernten schon bald, dass die Investition von etwas mehr Zeit am Anfang bedeutete, dass es
die Gelegenheit bekam, die es brauchte, um die Fähigkeiten zu
üben, zu denen es absolut fähig war. Was im Laufe der Zeit die
Male, wenn es aufwachte, verringerte/eliminierte. Wir hatten
uns zuerst für die einfachere Möglichkeit entschieden, aber
letztendlich war es nicht einfacher, sondern nur in dem Moment. Die anstrengendere Option bedeutete langfristig einen
besseren Schlaf. Wenn du deinem Baby die Zeit gibst, es zu verarbeiten (greife immer erst ein, wenn Frustration in Wut um-
schlägt), hat es die Möglichkeit, diese wichtigen Fähigkeiten
zur selbstständigen Selbstberuhigung zu entwickeln. Die Investition ist die Mühe auf jeden Fall wert. Wenn du dir erlauben kannst, ihm diese kleinen Gelegenheiten zu geben, wirst du
bald ein Baby haben, das auch zufrieden ist, wenn es sich selbst
überlassen wird und sich sicher sein kann, dass seine Bedürfnisse erfüllt werden. Wir glauben, dass es für dich ein Vergnü-
gen sein wird, es in diesem wunderbaren Zustand nach dem
Schlaf zu beobachten, indem alles, was von ihm verlangt wird,
darin besteht, einfach nur zu sein. Das bedeutet auch, dass es
nach einem natürlichen Aufwachen die Fähigkeit hat, wieder
einzuschlafen, was eine echte Offenbarung sein kann! Wenn du
beim ersten Mal, wenn es aufwacht, sofort ins Zimmer gehst,
um es zu holen, kann das seinen Schlaf unterbrechen. Es kann
das Nickerchen verkürzen, das viel länger gedauert hätte, wenn
du dich getraut hättest, noch ein bisschen zu warten und das
Wunder zu erleben, wie es seinen eigenen Weg geht.

Bewusstes Füttern

Es dauerte bis zu ihrem dritten Kind, bis Eve ihr »Mantra« entwickelt hatte, das ihr letztendlich den Verstand rettete. Ihre ersten beiden Babys hatte sie immer gestillt, wenn ihnen kalt oder heiß war, wenn sie glücklich, traurig, ängstlich oder gelangweilt waren. (Oh, und natürlich, wenn sie Hunger hatten!) Die schweren Geschütze (ihre Brüste) wurden zu jeder Zeit – Tag und Nacht – aufgefahren, ohne darüber nachzudenken, ob es gerade wirklich nötig war. Eves Übereifrigkeit resultierte in verdammt viel beschissenem Schlaf und wunden Brustwarzen, sodass sie beim dritten Kind fest entschlossen war, einen anderen Weg einzuschlagen, um selbst auch Schlaf zu bekommen. Was war denn der Sinn von Fehlern, wenn man nichts daraus lernte?!

Bewusstes Füttern kann immer noch Hand in Hand gehen mit dem Füttern nach Bedarf. Es geht darum, objektiv zu füttern und zu überlegen, ob dein Baby wirklich nach Nahrung verlangt oder nach etwas anderem. Das heißt natürlich nicht, dass du einem hungrigen Kind nichts zu essen geben sollst, sondern es bedeutet nur, dass du dich vorübergehend von dem zombifizierten Autopiloten verabschiedest und zuerst kurz nachdenkst. Wenn dir dein Kleines signalisiert, dass es gefüttert werden möchte, aber erst vor 40 Minuten eine große Mahlzeit hatte, solltest du dich fragen, ob es vielleicht auch etwas anderes sein könnte. Sucht es vielleicht Trost, weil es einen wunden Popo hat oder sich unwohl fühlt? Oder könnte es sein, dass es einen Tapetenwechsel braucht oder reizüberflutet ist? Möchte es dir vielleicht sagen, dass ihm zu heiß oder zu kalt ist? Könnte es sein, dass es müde ist und einfach nur schlafen will? Wenn du dir eine Minute Zeit nimmst, um darüber nachzudenken, könntest du vielleicht daraus folgern, dass Müdigkeit mit im Spiel ist. Meistens ist das so. Wenn dem so ist, möchtest du vielleicht versuchen, dein Kind nach der Fütterung hinzulegen. Aber wenn du alles andere ausschließen kannst und es wirklich hungrig ist, dann füttere es!

Häufiges Füttern

Sei nicht beunruhigt, wenn dein gestilltes Baby bis spät in den Abend gefüttert werden möchte. Viele Säuglinge wollen ihrer Mutter ganz nah sein und vom frühen Abend bis tief in die Nacht gefüttert werden (in den ersten Lebensmonaten unseres Kleinen schien 23 Uhr seine Schlafenszeit zu sein). Wenn es häufig gefüttert werden muss, um nachts länger durchschlafen zu können, ist das völlig normal und kein Grund zur Sorge. Möchtest du ausschließen, dass Hunger der Grund für das häufige Füttern ist, solltest du ihm vielleicht das Fläschchen mit abgepumpter Muttermilch oder Muttermilchersatznahrung geben, was dir sehr schnell klarmachen wird, ob Hunger wirklich den Grund darstellt. Wir hatten beide Babys, die bis zur zehnten Woche häufig gefüttert wurden. Einige bekamen zusätzlich Muttermilchersatznahrung. Andere nicht. Es hatte keinen Einfluss darauf, wie lange sie weiter gestillt wurden.

Aufgrund des häufigen Fütterns hatte Eve am Ende eines langen Tages weniger Milch und war völlig ausgelaugt. Und schließlich gab es ja auch noch drei andere kleine Menschen unter sechs Jahren, um die sie sich kümmern musste. Den besten Rat, den sie (von unserer lieben Mutter) bekam, um mit ihrem Milchvorrat besser hauszuhalten, war, jede zweite Fütterung durch ein Glas Wasser zu ersetzen. Uns beiden wurde auch geraten, uns einen Vorrat mit dem natürlichen Kraut Bockshornklee anzulegen, das dafür bekannt ist, dass es die Milchbildung ankurbelt. Für Stillberatung und -unterstützung empfehlen wir dir, eine der vielen freundlichen, aufgeschlossenen und vorurteilsfreien Stillberaterinnen aufzusuchen, die dir helfen, dir Mut machen und sichergehen werden, dass du so lange stillst, wie du das möchtest. Glaube keinen Moment lang, dass du dich zwischen Stillen und Schlafunterricht entscheiden musst. Wir haben aufgehört zu zählen, wie oft jemand sein längeres Stillen auf den Schlafunterricht zurückgeführt hat (weil Ruhe an den Platz des Ärgers getreten war).

Einführung des Fläschchens

Wenn du stillst und zusätzlich ein Fläschchen einführen möchtest (Eves Meinung nach war das die beste Fütterungserfahrung bei all ihren vier Kindern), empfehlen wir dir zu überlegen, nach drei oder vier Wochen ein Fläschchen einzuführen, sobald sich das Stillen etabliert hat. Wartest du zu lange damit, könnte es sein, dass dein Baby das Fläschchen ablehnt. Wir fanden Stillen am angenehmsten und flexibelsten, wenn unsere Partner die letzte Fütterung übernahmen, bevor sie ins Bett gingen, was immer später war als unsere Schlafenszeit. Das bedeutete, dass wir, wenn wir nach der letzten Fütterung gegen 19 oder 20 Uhr ins Bett gingen und unsere Partner die 22-Uhr-Fütterung übernahmen, wir bereits sehr früh am Anfang der Nacht herrliche sechs Stunden Schlaf bekamen. Eine radikale Änderung!

Füttern ist das Beste

Während wir beim Thema Füttern sind, denken wir, dass dies ein wunderbarer Zeitpunkt ist, um dir zu sagen, dass es besser ist zu füttern. Das kommt von zwei Müttern, die gestillt haben. Aber lass dir trotzdem von niemandem Schuldgefühle einreden, dass du eine schlechte Mutter bist, wenn du nicht stillen kannst oder willst. Das schließt jeden ein, der dir ein schlechtes Gewissen macht: die »wohlmeinende« Schwiegermutter, eine Freundin, das Mitglied einer Mama-Gruppe und sogar diesen direkten, passiv-aggressiven Social-Media-Tastaturkrieger.

Eves Geschichte

Ich schäme mich nicht zuzugeben, dass ich nur einen Schritt davon entfernt war, eine dieser Muttermilchersatz-Gegnerinnen zu werden. Damals war es mir nicht klar, aber ich war sehr selbstgefällig, weil es mir so leichtfiel, meine ersten beiden Babys zu stillen, und ich viel Milch auf natürliche Weise produzierte. Aufgrund meiner eigenen Erfahrung dachte ich, dass es jeder anderen genauso ginge, wenn sie sich nur genug Mühe geben würde. (Ich weiß, ich weiß. Mich schaudert's ja auch!) Wenn du wie ich das Glück hattest, dass Stillen für dich ein Kinderspiel war, versuch daran zu denken, dass nicht jede so eine Erfahrung macht. Bevor du eine Mutter verurteilst, die mit Fläschchen füttert, solltest du bedenken, dass es viele Gründe geben kann, warum eine Frau nicht stillen kann, zum Beispiel

△ eine Krankheit, die Strahlentherapie oder Medikamente erfordert, die für Babys schädlich wären, wenn sie gestillt werden würden

△ Hypoplasie der Brust, auch bekannt als unzureichendes Drüsengewebe (IGT)

△ eine traumatische Geburt oder postnatale Phase, die das Stillen schwierig oder unmöglich macht

△ wenn die Mutter ein Opfer eines Gewaltverbrechens war, was durch das Stillen getriggert wird

△ die Rückkehr zu einer Arbeitsstelle, die keine »Abpump-Pausen« zulässt

△ fehlende Unterstützung beim Stillen

△ postpartalen Stress oder Ängste, die das Stillen zu einem hohen Problemberg machen, den man nicht erklimmen kann

△ geringes Selbstwertgefühl

Obwohl ich das Stillen meiner ersten drei Kinder als eine Leichtigkeit empfand, wurde ich bei meinem vierten eines Besseren belehrt. So sehr ich mich auch bemühte, mein Körper weigerte sich. Ich war viel zu erschöpft, um mich vernünftig um die drei anderen kleinen Kinder zu kümmern. Ungefähr sechs Wochen später verweigerte mein Körper die Zusammenarbeit. Ich erinnere mich noch an den Tag, an dem ich »aufgab« (merkst du, wie bedrückt wir klingen, wenn wir über das Thema Stillen sprechen?). Ich fütterte mein Neugeborenes im Badezimmer, während ich mit meiner Ältesten das Einmaleins übte und ihr dabei die Haare wusch. Ich behandelte gleichzeitig die Haare meiner Fünfjährigen gegen Läuseeier, während ich meinem Kleinkind den Hintern abtrocknete, nachdem er aus Versehen auf dem neu gekachelten Boden ausgerutscht war. Als das Baby trotz vierwöchiger Unterstützung durch eine Stillberaterin der La Leche Liga vor Hunger und Frustration mal wieder zu brüllen begann, traf ich die qualvolle Entscheidung, mit dem Stillen aufzuhören: Ich hatte schon lange keine Ruhepausen (bei vier Kindern unter sechs Jahren existiert so etwas nicht) und nicht mehr genug Milch; keine natürlichen Nahrungsergänzungsmittel und kein nächtliches Abpumpen brachte sie zurück. Ich fühlte mich wie eine totale Versagerin, weil ich mein viertes nicht mehr stillen konnte, und hatte ein schlechtes Gewissen, weil er im Vergleich zu seinen Geschwistern, die ich bis zum Alter von zwei Jahren gestillt hatte, den Kürzeren zog. Jetzt, sechs Jahre später, bin ich dankbar, dass ich auch die andere Seite der Medaille kennengelernt habe, weil es mir die Möglichkeit gab, Mitgefühl und Empathie für ein Thema zu entwickeln, das sich mir vorher ziemlich einseitig darstellte. Zum Glück habe ich rechtzeitig gelernt, dass es niemals in Ordnung ist, eine andere Mutter zu verurteilen oder zu beschämen, sodass sie das Gefühl hat, nicht das Beste für ihr Kind getan zu haben, bevor ich begann, eine ganze Reihe von unterschiedlichen Müttern zu unterstützen. Nebenbei bemerkt ist Ted – das Baby, das von allen meinen Kindern am wenigsten Muttermilch bekam – der gesündeste, stärkste, immunste und zufriedenste Sechsjährige. Er schläft und isst gut (der kleine Spinner mag Sushi, Radieschen und Rollmops), hat jede Menge Energie und eine liebenswerte, sanfte Seele! Es ist herzerwärmend, sein Selbstvertrauen und seine Fähigkeiten zu beobachten. Unsere Bindung ist stark, und wir sind uns sehr nah.

Aber nicht nur die Mütter, die Muttermilchersatz füttern, brauchen Unterstützung. Alle, die ihr Baby füttern, werden mit Widrigkeiten und Urteilen konfrontiert – egal auf welche Weise. Auch stillende Mütter müssen Kritik, Verurteilung und Scham wegen ihrer Ernährungsentscheidung über sich ergehen lassen. Aber sie sind genauso würdig und brauchen ebenfalls Unterstützung und Verständnis. Da ich in einer körperbewussten Familie aufwuchs, war ich gut gewappnet, als mir in einem Restaurant ein Mann mittleren Alters sagte, ich solle mein Baby doch bitte auf dem WC stillen. Schäumend vor Wut rief ich die Kellnerin und bat sie – in Hörweite des Mannes —, seinen Teller zu nehmen und zu den Toiletten zu bringen, damit er dort sein Mittagessen einnehmen könnte, weil er mich gebeten hatte, mein Kind an einem Ort zu stillen, an dem sich andere entleeren. Lass dich von niemandem beschämen, wie, wo und wie lange du dein Kind stillst. Du bist nicht dafür verantwortlich, wie andere auf deine Ernährungsentscheidungen reagieren. Wende dich von denjenigen ab, die dich beschämen, und sei selbst auch keiner von ihnen!

Traumfütterung

Vielleicht findest du es hilfreich (und möglicherweise auch irgendwie magisch), deinem Säugling eine Traumfütterung zu geben. Diese wird circa drei bis vier Stunden, nachdem du es schlafen gelegt hast, gegeben, normalerweise ist das zwischen 22 und 23 Uhr. Sie wird von einem Elternteil oder einer anderen Betreuungsperson – und nicht von dem Baby – initiiert und geschieht normalerweise, während es schläft. Das hat mehrere Vorteile:

△ die längste Schlafphase deines Babys ist im Einklang mit deiner (damit die entscheidenden ersten fünf Stunden deines Schlafs gewahrt werden)

△ jemand anderes kann das erledigen

△ es gibt dir die Gewissheit, dass dein Baby für mindestens drei Stunden nicht hungrig sein wird (also frühestens um zwei Uhr morgens. Wenn du seit 21 Uhr geschlafen hast, sind das mindestens fünf volle Stunden)

Es ist klug, deine erste Schlafphase parallel zu der deines Kindes zu pflegen, weil unser Gehirn so konzipiert ist, dass es die erholsamste Schlafphase in den ersten Schlafzyklen der Nacht priorisiert. Es sind die ersten fünf Stunden, die fest sein müssen. Deshalb fühlt man sich auch, wenn man vorher geweckt wird, richtig schlecht. Eine Traumfütterung ist der beste Weg, um diese ersten Stunden des Schlafs zu schützen (es wäre gut, wenn jemand anderes in dieser Zeit die Fütterung übernimmt, damit du früher ins Bett gehen kannst). Viele Familien schwören auf die Traumfütterung. Eine Studie mit 125 Familien ergab, dass Babys, die so eine Fütterung erhielten, nachts länger schliefen. Man sollte jedoch auch erwähnen, dass die Familien, die eine Traumfütterung machten, zudem auch 20 andere Ratschläge für »guten Schlaf« befolgten wie zum Beispiel die Verwendung von weißem Rauschen. Und sie gaben ihrem Baby ebenfalls die Möglichkeit, sich selbst zu beruhigen. Deshalb können wir nicht mit absoluter Sicherheit sagen, was letztendlich für die positive Veränderung verantwortlich war. (Aber zumindest wissen wir, dass die Veränderung wirklich ausnehmend positiv war!) In einer viel kleineren Studie[40], baten Forscher 13 Familien, drei Praktiken zu befolgen:

1. Füttere dein Neugeborenes zwischen 22 Uhr und Mitternacht

2. Verlängere allmählich die Abstände zwischen den nächtlichen Fütterungen, indem du Alternativen ausprobierst, wie zum Beispiel die Windel wechseln, das Baby herumtragen oder wickeln

3. Mache den Unterschied zwischen Tag und Nacht deutlich, indem du soziale Stimulation und künstliches Licht in der Nacht reduzierst)

Acht Wochen nach der Geburt berichteten alle 13 Familien, die diese drei Praktiken ausprobierten, dass ihr Baby ruhig und friedlich schlief – und zwar jede Nacht zwischen Mitternacht und 5 Uhr morgens. Für uns klingt das wie ein Sieg, damals hätten wir in der achten Woche für so einen Schlaf alles gegeben!

Diese vollen fünf oder sechs Stunden Schlaf zu bekommen, ist absolut lebensverändernd! Als Eve das mit ihrem dritten Baby praktizierte (ab einem Alter von drei Wochen), war das die beste Erfahrung nach der Geburt, die sie je gemacht hatte. Nach der Fütterung um 19 oder 20 Uhr schlafen zu gehen und erst um 2 Uhr morgens wieder gebraucht zu werden, nachdem sie ungefähr sechs Stunden geschlafen hatte (und sich ihre Brüste wieder auffüllen konnten), war ein Segen. Den Leuten fiel auf, dass sie immer aufmerksam war, aber noch wichtiger war, dass sich Eve nach der Geburt ihres Babys geistig und körperlich stärker fühlte als je zuvor.

TRAUMFÜTTERUNG – WIE GEHT DAS?

Betrete leise den Raum, um dein Baby schlafen zu lassen. Nachts musst du keine Windel wechseln, außer sie ist sehr dreckig. Wenn dein Kind sehr schwer zu wecken ist, kann das Windelnwechseln vielleicht genau das Richtige sein, um es wach genug zu bekommen, um es zu füttern. Bei manchen Babys reicht es aus, ihm eine Brustwarze oder Sauger in den Mund zu stecken, um den Saugreflex zu stimulieren. Das muss in einer sicheren Fütterungsposition in deinen Armen geschehen, es darf nicht flach liegen. Es ist selten nötig, es zu wickeln, aber tu es, wenn du es für richtig hältst. Wenn es die einzige Flaschenfütterung des Tages ist, die entweder Muttermilchersatznahrung oder abgepumpte Muttermilch enthält, kann es hilfreich für dich sein, wenn jemand anderes (als die stillende Mutter) das macht. Ist es möglich, direkt aus der »lebensspendenden Quelle« zu trinken, werden sich nur sehr wenige Babys für die umgefüllte Variante entscheiden! Wird die »magische Quelle« nicht mehr gesehen und gerochen, ist das Fläschchen eine viel ansprechendere Option. Es bedeutet auch, dass du mehr Schlaf bekommen wirst. Und dein Partner fühlt sich ebenfalls involvierter und gebraucht. Eine Win-win-Situation!

Lass schlafende Babys liegen

Wenn dein Säugling krank ist, ein niedriges Geburtsgewicht hatte, sich nicht gut entwickelt oder dir ärztlich dazu geraten wurde, dann musst du ihn nachts oder während eines Nickerchens nicht aufwecken, um ihn zu füttern. Erlaube deinem Kind, dir zu zeigen, wozu es im Schlaf fähig ist, und versuche es, wenn möglich, nicht zu unterbrechen. Babys sind clever programmiert – sie wachen auf, wenn sie hungrig sind oder wenn sie dich brauchen. Sie können nicht schlafen, wenn sie Hunger oder Schmerzen haben. Gib deinem Kind einen Vertrauensvorschuss und beobachte, wie viel mehr es kann, als du ihm zugetraut hast. Schöne Dinge passieren, wenn du das Vertrauen findest, dich zurückzuhalten, und dein Baby einfach machen lässt, wozu es von Natur aus in der Lage ist.

SCHLAF ERZEUGT SCHLAF

Ein weiterer Ratschlag, der Eltern immer wieder überrascht, ist dieser: Wecke dein Baby oder Kleinkind nicht während des Nickerchens auf, es sei denn du weißt, dass es sonst zukünftigen Schlaf stören wird. Dieser Rat stößt in der Regel auf Unglauben. »Wie soll mein Kind nachts schlafen, wenn es am Tag schon so viel schläft?« Aber die Realität sieht so aus: Abgesehen von den sehr wenigen Fällen, in denen das Aufwecken eine gute Idee ist, was wir später noch erklären werden, brauchen Babys tagsüber genügend Schlaf, um nachts optimal schlafen zu können. Übermüdete Säuglinge sind schwerer zu beruhigen, haben einen hohen Adrenalinspiegel, sind hyperaktiv, sehr schlafresistent, wachen nachts öfter auf und sind früher wach (vor 6 Uhr morgens).

Normalerweise brauchen Babys und Kleinkinder aber mehr Schlaf und nicht weniger. Schlaf erzeugt Schlaf. Versuche, den Tagesschlaf nicht zu reduzieren, außer wenn es absolut nötig ist. Es gibt nur vier Anlässe, um ein Kind aufzuwecken. Den Rest der Zeit lassen wir es 2,5 bis 3 Stunden schlafen. Die vier Gründe, ein Kind zu wecken, lauten:

1. **Wenn es später als 7.30 Uhr ist.** Niemand liebt Ausschlafen mehr als müde Eltern, aber wenn sie ihrem Baby erlauben, länger zu schlafen, macht das den Tag meistens »schief« (wie unsere Mutter sagt), was die Schlafenszeit und den Nachtschlaf durcheinanderbringen kann (und das ist es nicht wert!).

2. **Wenn sich das Nickerchen langsam auf drei Stunden verlängert.** Die Begrenzung des Tagesschlafs auf drei Stunden trägt dazu bei, dass die längeren Schlafphasen nachts stattfinden.

3. **Wenn die Zubettgehzeit dadurch negativ beeinflusst wird.** Das geschieht normalerweise nur bei Kindern ab zwei Jahren. Wenn es zur Schlafenszeit noch nicht müde genug ist, musst du den Abstand zwischen dem letzten Nickerchen und dem Zubettgehen verlängern (oder das Nickerchen komplett ausfallen lassen). Wir empfehlen, das Nickerchen zu verkürzen und es jeden zweiten Tag oder nur ein paar Mal pro Woche zu machen, bevor du es dann ganz aufgibst.

4. **Wenn sich die Anzahl der Nickerchen reduziert** (du erfährst gleich mehr darüber in unserem Abschnitt »Widerstand gegen Nickerchen«)

Schlafprobleme und Lösungen

Nicht in der Lage sein, sich selbst zu beruhigen/ zur Ruhe zu kommen

Jede Woche wenden sich erschöpfte Eltern an uns, die verzweifelt versuchen zu verstehen, warum ihr Kind nicht schlafen will. Meistens sind sie völlig ratlos. Viele haben das Gefühl, alles versucht zu haben. Sie glauben, eine gute Routine gefunden zu haben und alle »richtigen Dinge zu machen«. Sie verstehen nicht, warum ihnen das bezüglich des Schlafs so schwerfällt. Oft sind die Kinder von ihren Eltern abhängig, damit sie schlafen können. Vielleicht »müssen« sie gefüttert, gewiegt, gehalten, gefahren, geschoben oder es muss mit ihnen Co-Sleeping gemacht werden, damit sie einschlafen oder weiterschlafen können. Wenn das der Fall ist, ist wahrscheinlich schon die ganze Familie zu der Überzeugung gekommen, dass es wirklich keine andere Möglichkeit mehr gibt. Der Gedanke an Schlaf ohne Brust/Schnuller/Kinderwagen/Co-Sleeping fühlt sich unmöglich an. Wenn wir den Eltern sagen, dass ihr Kind diese Dinge gar nicht braucht, glauben sie zunächst, wir nehmen sie auf den Arm! Sie sind verzweifelt, weil etwas, das früher einmal funktioniert hat, nicht mehr funktioniert. Sie wollen, dass ihr Kind schlafen kann, aber wissen nicht, was sie tun sollen.

Die gute Nachricht ist, dass wir es wissen. Vielleicht erinnerst du dich, dass wir früher über Dinge gesprochen haben, mit deren Hilfe ein Kind besser schlafen kann und dass auch die Art, wie man es hinlegt, einen direkten Einfluss darauf hat. Wenn es nachts in einen leichten Schlaf fällt (was, wie wir früher bereits festgestellt haben, regelmäßig vorkommt), braucht es wieder das, mit dessen Hilfe es einmal eingeschlafen ist, damit es weiterschlafen kann. Entweder ist sein Schlaf stark von deiner Anwesenheit abhängig oder nicht. Sobald es sich selbst friedlich ins Schlummerland zurückziehen kann, wird es durch seine Schlafzyklen schweben und ist in der Lage, auch ohne deine Hilfe zu schlafen. Diese Lebenskompetenz zuzulassen und zu ermöglichen, führt geradewegs zu friedlichen Nächten (und glücklicheren Tagen) für dein Baby und dich!

WOHER WEISST DU, OB SICH DEIN BABY SELBST BERUHIGEN KANN?

Alle Säuglinge und Kinder, die länger als 45 Minuten am Stück schlafen, können sich selbst beruhigen. Sie haben oft einen leichten Schlaf. Wenn sie also selbst überhaupt einen Schlafzyklus durchlaufen, können sie es schaffen! Aber wenn du meistens in den Schlaf eingreifst und es für dein Kind erledigst, wirst du vermutlich feststellen, dass es, egal was du tust, nicht mehr allein schlafen kann. Für die meisten Familien, die sich an uns wenden, muss eine der folgenden Bedingungen erfüllt sein, damit das Baby schlafen kann:

△ ein Fläschchen oder die Brust
△ gewiegt oder gewippt werden
△ Bewegung, zum Beispiel im Kinderwagen oder Auto
△ Nickerchen mit Körperkontakt

Es ist leicht zu erkennen, wie derlei Assoziationen entstehen. Normalerweise sind sie Teil eines wunderbar fürsorglichen Starts ins Leben deines Babys im vierten Trimester. Daran war (und ist) nichts auszusetzen. Aber das heißt nicht, dass sie nicht zu den Dingen werden können, die irgendwann zwischen dir und der Ruhe stehen, die du brauchst. Bedenke, wie wir als Kinder Muster und Verhaltensweisen entwickeln, die uns dienen. Später werden wir neue Wege der Bewältigung und des

Lebens finden müssen. Wir müssen die Mechanismen verlernen, die uns früher einmal dienten, es heute aber nicht mehr tun. Das ist eine gesunde Entwicklung. Ein natürliches, respektvolles Ablegen von Verhaltensweisen, die uns nicht mehr nutzen. Ein Neugeborenes zu wiegen ist etwas Schönes, aber einen Dreijährigen zu wiegen, nicht mehr so sehr.

Alles, das du benutzt, damit dein Baby schläft, bedeutet, dass es zum Einschlafen *gebracht wird*, anstatt dass es sich selbst dazu bringt. Während es sich zunächst noch wie die kontinuierlichste und natürlichste Sache der Welt anfühlt, wenn du dein Kind anfangs zum Schlafen bringst, wird dadurch jedoch die Selbstberuhigung zu einer inaktiven Fähigkeit, wenn die Möglichkeit, selbst einzuschlafen, nie geübt oder erlaubt wird. Denn wer rastet, der rostet!

Nehmen wir ein acht Monate altes Baby, das immer gefüttert wurde, um zu schlafen – und zwar in jeder Schlafnacht und an jedem Schlaftag, seitdem es geboren wurde. Das bedeutet, dass es ungefähr 4000-mal die Botschaft erhalten hat, dass es nur auf diese Weise schlafen kann. Dass es die Brustwarze/den Sauger als Eintrittskarte ins Schlummerland braucht. Daran ist auch nichts auszusetzen, wenn es zu einem brillanten Schlaf für euch alle führt. Aber die meisten Eltern erzählen uns, dass es auch bedeutet, dass der Schlaf nicht anders möglich ist und sie das Gefühl haben, als wären ihnen die Hände gebunden. Ein Baby, das immer gefüttert wird, um zu schlafen, ist nicht unfähig, sich selbst zu beruhigen, es hatte nur noch nie die Möglichkeit, zu lernen oder zu üben, wozu es eigentlich schon immer in der Lage war. Es liegt an dir, das möglich zu machen. Du kannst es dazu bringen, besser zu schlafen. Du musst nur wissen wie.

Lösung

Selbstberuhigung kann vom Lebensanfang an sanft eingeführt werden. Wenn sich der Zeitpunkt für dich richtig anfühlt (für einige Familien kann das zwischen der 6. und 16. Woche sein), kannst du, anstatt es so schlafen zu legen wie bisher, es stattdessen hinlegen, wenn es müde, aber noch wach ist. Wir empfehlen, das zu einer guten Tageszeit auszuprobieren, vielleicht während des Nickerchens, gegen das sich dein Baby am wenigsten zu wehren scheint (oft ist es das Morgenschläfchen). Aber mach dir keine Gedanken, wenn das nicht sofort klappt. Selbst ein Nickerchen alle paar Tage wäre für den Anfang schon unglaublich! Finde mithilfe unserer Schlafbedarf-Tabelle den richtigen Abstand zwischen den Nickerchen und lege dein Baby mit vollem Bauch in die Wiege (wir füttern es immer kurz vor dem Nickerchen). Versuche, es müde, aber noch wach hinzulegen. Es ist völlig in Ordnung, wenn du es vorher wiegen, streicheln oder mit ihm kuscheln möchtest, um ihm dabei zu helfen, der Ziellinie näher zu kommen. Sobald es schläfrig, aber noch nicht richtig eingeschlafen ist, lege es sanft in sein Bettchen. Eine Freundin schwor darauf, zuerst eine Wärmflasche reinzulegen, weil sie davon überzeugt war, dass es der Übergang von warm und gemütlich zu kalt und leer war, der ihr Kleines immer aufwachen ließ. Gib ihm bis zu 20 Minuten, damit es selbst einschlafen kann, und greife nur ein, wenn es dir deutlich zeigt, dass es unglücklich ist. In diesem Fall nimm es hoch, beruhige es und versuch es dann noch einmal. Du musst nicht eingreifen, wenn es frustriert brabbelt oder unruhig zappelt, das bedeutet nur, dass es gerade alles verarbeitet. Es ist nicht bekümmert. Trotzdem kann es sich unmöglich anfühlen, einfach nur zuzusehen und das nichtstuend zuzulassen. Höchstwahrscheinlich wirst du den starken

Drang verspüren, es schnell wieder zuzudecken/es in eine andere Position zu bringen/zu füttern/einen Blick in die Windel zu werfen/es zu wickeln/die Jalousien zu schließen und so weiter. Aber all das ist unnötige Aufregung, für die man keine Zeit hat, vor allem, wenn man noch andere, ältere Kinder hat, denen man den Hintern abwischen, den Maisflip aus dem Nasenloch ziehen oder die von ihnen verschmierte Paste vom Sofa wischen muss, bevor dein Partner wieder nach Hause kommt. Es ist kein Zufall, dass Babys im Laufe der Zeit immer besser zu schlafen scheinen. Das liegt daran, weil sie später weniger gestört werden!

Sobald es in seinem Bettchen liegt, halte dich zurück. Widerstehe dem Drang, sofort herbeizueilen, um es zu »retten«. Wenn dich das quält, lenk dich mit etwas anderem ab. Denk daran, dass dein Kind dich nicht darum gebeten hat, gerettet zu werden. Es schreit nicht, weil es in Lebensgefahr schwebt. Es macht gerade nur eine Veränderung durch und verarbeitet das, was es dich hören und sehen lässt. Glaub uns, wenn wir dir sagen, dass dein Baby es dich schon wissen lassen wird, wenn es dich braucht. Lass es das auch tun.

Wenn du es geschafft hast, dass es sich selbst zum Einschlafen gebracht hat, dann feiere das, auch wenn das Nickerchen nicht das längste gewesen ist! Dein Kleines hat es gerade geschafft, ganz allein einzuschlafen, auch wenn das nur zehn Minuten gedauert hat! Indem du ihm das erlaubst, hast du schon mal das Fundament gelegt. Und Rom wurde ja schließlich auch nicht an einem Tag erbaut, oder?! Und wenn es dieses Mal nicht geklappt hat, dann ist das auch kein Drama. Versuche, das Nickerchen auf eine Art zu verlängern, die für dein Baby funktioniert, wie zum Beispiel durch ein Nickerchen mit Körperkontakt oder eins im Buggy. Erlaube dir, einfach ein anderes Mal voll Zuversicht das selbstständige Selbstberuhigen auszuprobieren. Wenn das tagelang nicht klappt, mach dir deshalb keinen Stress oder kämpfe auch nicht stundenlang. Hol dein Kind aus dem Bett oder hilf ihm, ein bisschen mehr zu schlafen, und betrachte das als einen Schritt auf dem Weg. Die Möglichkeit, sich selbst zu beruhigen, kannst du ihm jederzeit anbieten. Wenn du glaubst, dass es müde ist oder noch ein bisschen schlafen möchte, versuche nicht, sofort herbeizueilen, sobald es aufwacht, um nachzusehen, ob es wieder einschlafen wird. Wenn es das tut, dann wird das wahrscheinlich innerhalb von 20 Minuten passieren.

Wenn du selbstständiges Schlafen nicht sofort versuchen möchtest, kannst du auch zuerst die Hilfe, die du deinem Kind beim Schlafen gibst, nach und nach reduzieren. Wenn du es normalerweise 15 Minuten lang wiegst, bis es eingeschlafen ist, mach das beim nächsten Mal zehn Minuten und schau, was passiert, wenn du es sanft in sein Bettchen legst. Wähle wieder eine gute Tageszeit, um das zu versuchen – vielleicht eine Zeit, die für dich und dein Kind weniger stressig ist und in der ihr am wenigsten Druck habt. Eine Gelegenheit ohne Druck und Erwartungen ist ein wunderbarer Weg für deine Familie, um die Grundlage für festen Schlaf ganz sanft zu schaffen.

Aber selbst wenn du nie dazugekommen bist, ihm beizubringen, wie es sich selbst beruhigen kann, ist es nie zu spät dafür. Wir arbeiten mit Kindern bis zum Alter von sechs Jahren, und es gibt andere Fachleute, die mit Kindern ab sechs Jahren und mit Teenagern arbeiten. Es ist nie zu spät, deinem Nachwuchs festen Schlaf zu ermöglichen, und es lohnt sich immer! Es ist ein weitverbreiteter Irrglaube, dass je älter das Kind ist, desto schwieriger ist es, es zu unterrichten. Kinder im Alter von 18 Monaten bis 2 Jahren sind oft unkompliziertere Fälle, weil sie bereits sagen können, wie sie sich fühlen, und wir dadurch Hunger und andere Dinge, die im ersten Lebensjahr auftreten, ausschließen können, wie zum Beispiel Reflux. Diese Altersgruppe unterstützt Eve am liebsten, während Gem die Arbeit mit den ganz Kleinen (bis 18 Monate) bevorzugt.

Wenn du in der Vergangenheit schon mal das Selbstberuhigen ausprobiert hast, aber die Ergebnisse schlecht waren oder wenn du das Gefühl hast, alles ausprobiert zu haben, aber ohne Erfolg und du dir nicht sicher bist, ob es für dich und dein Baby überhaupt funktionieren kann, dann solltest du dich mit uns in Verbindung setzen und vielleicht können wir dir helfen. Wir werden dir unsere Pläne nur empfehlen, wenn wir glauben, dass wir dadurch deinen Schlaf verändern und verbessern können. Und wenn wir denken, dass unser Ansatz nicht zu dir passt oder dass es aus welchem Grund auch immer nicht der richtige Zeitpunkt für dich ist, werden wir dir das ebenfalls ganz ehrlich sagen. Der sicherste Weg, um zu eruieren, ob wir dir helfen können, ist, Fragen zu stellen. Um herauszufinden, welcher Plan deiner Familie den nötigen Schlaf verschaffen kann, mach hier unsere zweiminütige Selbsteinschätzung: www.calmandbright.co.uk/find-my-plan.

Widerstand gegen Nickerchen

Laut Sods Gesetz wird eine Sache immer schiefgehen, wenn sie schiefgehen kann. Demnach wird dich dein Baby in der Minute, in der du glaubst, du hättest seine Nickerchen-Routine durchschaut, eines Besseren belehren. Das kann sich darin äußern, dass es früher aufwacht oder länger als sonst braucht, um einzuschlafen. Oder es widersetzt sich dem Schlaf zu einer bestimmten Tageszeit. Oder es weigert sich, ein zweites Nickerchen zu halten, woraufhin manche Eltern fälschlicherweise glauben, dass es jetzt bereit ist, das zweite wegzulassen! Eltern finden sich oft in einer Art »Nickerchen-Albtraum« wieder, der häufig im Alter von neun bis 14 Monaten auftritt. Alle genannten Dinge sind Anzeichen dafür, dass der Tagesschlaf deines Babys deine Aufmerksamkeit erfordert. Mit den richtigen Hilfsmitteln wirst du das Ganze leichter durchschauen. Es ist einfach, wenn man die Antwort kennt!

Lösung

Das Allererste, was wir empfehlen, um Nickerchen lang, vorhersehbar und stressfrei zu machen, ist sicherzugehen, dass dein Kind sich selbst beruhigen kann. Darüber hinaus raten wir davon ab, es aus dem Nickerchen aufzuwecken, es sei denn, es handelt sich um einen der oben genannten Fälle. Einer davon ist, wenn die Schläfchen reduziert werden. Dies passiert ungefähr im neunten bis 14. Monat, wenn ein Baby von zwei Nickerchen zu einem übergeht. Das endgültige Wegfallen des Mittagsschlafs erfolgt im Alter von circa 15 bis 18 Monaten, aber die Kleinen bereiten sich monatelang darauf vor (manche Babys sogar zehn Monate lang!). In der Übergangszeit zu nur noch einem Nickerchen kann es vorkommen, dass dein Baby mit Folgendem beginnt:

△ Frühes Aufwachen nach dem ersten oder zweiten Nickerchen

△ Widerstand oder Verweigerung des zweiten Nickerchens

△ Es scheint nicht müde genug für das zweite Nickerchen zu sein

Das kann auf beiden Seiten zu Frustration führen, weil klar ist, dass es noch müde ist, aber trotzdem nicht schlafen will. Sehr ärgerlich! Wenn das passiert, bereitet es sich vielleicht auf ein

Nickerchen vor, ist sich aber eigentlich nicht ganz sicher, ob es das nicht vielleicht lieber doch wegfallen lassen möchte. Die früheste Umstellung auf nur noch ein Nickerchen, von der wir je gehört haben, geschah mit elf Monaten, aber meistens passiert so etwas zwischen 14 und 21 Monaten.

Um dein Baby darauf vorzubereiten, ein langes Mittagsschläfchen zu halten, begrenze sein Morgennickerchen auf 45 Minuten – verwende dabei die drei »F« (Frische Luft, Freude und Füttern) – und leg es später für sein Nachmittagsschläfchen mit vollem Bauch hin. Lass ihm innerhalb dieser Drei-Stunden-Grenze so viel Zeit, wie es möchte (es sei denn, es geht ihm nicht gut, dann gib ihm so viel Zeit, wie es braucht, auch über die drei Stunden hinaus. Aber nur als einmalige Ausnahme). Das sollte dazu führen, dass es auch weiterhin zwei Nickerchen machen kann, bis es dazu bereit ist, auf eins komplett zu verzichten. Du wirst wissen, wann der richtige Zeitpunkt gekommen ist, um ein Nickerchen wegfallen zu lassen, wenn es trotz des Verkürzens des ersten Nickerchens das zweite verweigert oder wenn es anfängt, das erste zu verweigern. Wenn du das Gefühl hast, dass du kein Nickerchen in deinen Zeitplan integrieren kannst, dann ist das so, weil es wirklich nicht geht! Dann ist es an der Zeit, eines wegfallen zu lassen.

Die Schlafenszeit kann jederzeit zwischen 18.30 Uhr und 19.30 Uhr sein (und in Notfällen wie einem zu späten Nickerchen oder einem übermüdeten Kind auch schon um 18 Uhr oder um 20 Uhr!). Vielleicht möchtest du unsere Schlafbedarf-Tabelle verwenden, um die ungefähre Anzahl der Abstände zu ermitteln, die dein Kind zwischen den Schlafphasen braucht, und dann von dort aus weitermachen. Nehmen wir an, du willst, dass dein zehn Monate altes Baby um 19 Uhr im Bett ist. Damit alles gut klappt, beginnst du zwölf Stunden früher. Drei

Stunden nach 7 Uhr morgens ist es 10 Uhr. Wenn dein Kind 45 Minuten schläft, dann will es gegen 14 Uhr vielleicht wieder ins Bett und schläft ein paar Stunden, was bedeutet, dass es um 19 Uhr bettfertig für die Nacht ist.

Versuch dir aber nicht zu viele Gedanken zu machen, wann du die Nickerchen reduzieren willst. Wähle einfach einen Tag aus, an dem dein Baby nachts gut geschlafen hat, schaffe dann einen längeren Abstand vor dem einzigen Nickerchen und lege es ungefähr vier oder fünf Stunden nach dem Aufwachen mit vollem Bauch hin. Wenn du zum ersten Mal mit einem einzigen Nickerchen beginnst, könnte dies gegen 11 Uhr morgens sein (weil es nicht länger durchhalten kann), was bedeutet, dass sein Mittagessen entweder vor oder nach dem Nickerchen gegeben werden muss. Aber mach dir keinen Stress, weil das Mittagessen nicht zu einer »normalen« Zeit stattfinden muss, sondern auch um 11 Uhr oder um 15 Uhr sein kann. Es spielt keine Rolle, wie du das Essen nennst, das du ihm vor oder nach dem Schläfchen gibst, es geht lediglich darum, es mit einem schön vollen Bauch hinzulegen, damit es später nicht aufwacht, weil es hungrig ist.

Die Verweigerung des Mittagsschläfchens kann auch physische Gründe haben (siehe Kapitel Zehn). Wenn sich das ausschließen lässt, überlege dir, ob sich vielleicht die Schlafbedürfnisse geändert haben könnten, indem du unsere Schlafbedarf-Tabelle als Anhaltspunkt verwendest. Wenn es lange Zeit seine Nickerchen immer auf die gleiche Weise gemacht hat, braucht es mit Sicherheit eine Umstrukturierung. Das Schöne und Einfache, an das man sich immer erinnern sollte, wenn sich etwas an den Nickerchen ändern soll, ist, dass es meistens dadurch behoben werden kann, indem man das Kind ein bisschen länger wach bleiben lässt. Wenn du denkst, dass du etwas an den Abständen zwischen den Nickerchen ändern musst, dann versuch zunächst den Abstand um eine halbe Stunde zu verlängern. Wenn das nicht funktioniert, probier erst mal ein bisschen herum, bis es irgendwann »Klick« macht. Manchmal muss der Abstand zwischen den Nickerchen kürzer werden, besonders wenn dein Baby in letzter Zeit ständig früher aufgewacht ist oder es ihm nicht gut ging. Denk daran, dass wenn du das Gefühl hast, dass die Nickerchen zeitlich nicht mehr so gut passen, es an der Zeit ist, eines zu streichen! Mach dir keine Sorgen, dass die Nickerchen jetzt kürzer sind und nicht ausreichen werden, wenn dein Kind nur zwei hält – sie sind nur kurz, weil es vorher zu viele gemacht hat und deshalb nicht müde genug war. Du wirst bald feststellen, dass sie wieder länger werden, wenn es die richtige Anzahl von Nickerchen für sich gefunden hat.

Wenn dein Baby wieder ohne Probleme Nickerchen hält und sich in seiner gewohnten Zeit hinlegt, eine gute Schlafdauer hat, erfrischt aufwacht und relativ zufrieden zwischen den Schlafphasen ist, hast du den richtigen Abstand gefunden! Mach weiter so, bis dir dein Kind zu verstehen gibt, dass es etwas anderes will.

Die Vier-Monats-Schlafregression

Wir haben die Vier-Monats-Schlafregression bereits früher in diesem Buch angesprochen, aber es ist so wichtig für den Schlaf deines Kindes, dass wir hier etwas tiefer gehen werden. Die Vier-Monats-Schlafregression ist ein Entwicklungsereignis, von dem wir glauben, dass es die größte Beeinträchtigung für den Schlaf deines Babys ist. Während es sich so anfühlen kann, als wäre man in die Zeit zurückversetzt worden, als es noch ein Neugeborenes war, ist es in Wirklichkeit eine Weiterentwicklung. Die Beeinträchtigung entsteht durch die sich weiterentwickelnden Schlafstrukturen deines Babys. Im Gegensatz zu den unregelmäßigen Schlafmustern in den ersten vier Lebensmonaten ermöglicht das Gehirn deines Säuglings mit vier Monaten, dass der Schlaf dynamisch wird. Es wird anfangen, die gleichen Schlafzyklen wie das Gehirn eines Erwachsenen zu durchlaufen, wodurch es in der Lage ist, viel länger zu schlafen (sofern es die Fähigkeit hat, sich selbst zu beruhigen). Die neuen 45-minütigen Schlafzyklen können für Babys, die sich noch nicht selbst beruhigen können, ein Problem darstellen, denn an diesem Punkt wird gefestigt, wie sie gelernt haben zu schlafen. Säuglinge in unserem Null-bis-Fünf-Monate-Plan, die sich bis zur Vier-Monats-Marke selbst beruhigen können, leiden selten unter einer Schlafregression. Säuglinge, die von irgendetwas abhängig sind, um einschlafen zu können, werden es an diesem Punkt schwer haben, ohne es einzuschlafen.

Lösung

Die Selbstberuhigung wird aus gutem Grund als der »Heilige Gral« bezeichnet. Ein Baby, das sich selbst beruhigen kann, ist in der Lage, seine Schlafzyklen miteinander zu verbinden, wenn diese schreckliche Vier-Monats-Schlafregression ansteht. Erreichst du die Vier-Monats-Marke, ohne deinem Kind bislang die Selbstberuhigung ermöglicht zu haben, ist das allerdings auch kein Weltuntergang. Wir haben mit unseren Kindern bis nach der fünften oder sechsten Monatsmarke gewartet, bevor wir die Hilfsmittel fanden, um zu lernen, wie wir die Schlafregression vermeiden können.

Wenn du mitten in der Vier-Monats-Schlafregression steckst, solltest du wissen, dass dein Baby in wenigen Wochen (bis zur Fünf-Monats-Marke) mit ziemlicher Sicherheit in der Lage sein wird, elf bis zwölf volle Stunden mit nur einer einzigen Nachtfütterung durchzuschlafen, wenn du das wünschst.

Konflikte vor dem Schlafengehen

Sobald sich ein Kind selbst beruhigen kann, sind Konflikte vor der Schlafenszeit normalerweise Eltern vorbehalten, deren Nachwuchs zwischen anderthalb Jahren oder älter ist. Solche Schwierigkeiten entstehen als Reaktion auf etwas, das in deinem Kind oder seiner Umgebung vor sich geht. Die Ursache könnte entwicklungsbedingt sein, wenn es eine neue Fähigkeit erlernt oder seinen Tagesschlafbedarf anpasst. Es kann auch an einer Veränderung »seiner Welt« liegen: ein neues Geschwisterchen, eine neue Kinderbetreuung, der Beginn der Kita oder ein Umzug. Konflikte vor dem Zubettgehen haben nicht viel mit der Schlafenszeit zu tun, aber entstehen dann, weil sie zwei wichtige Umstände mit sich bringt. Der erste ist die Eins-zu-eins-Zeit mit den Eltern (vielleicht die erste des Tages) und die zweite die unvermeidliche Trennung von ihnen für die Nacht.

Ein Kind, das tagsüber nicht viel Aufmerksamkeit oder Qualitätszeit bekommen hat, könnte sich vielleicht auffällig verhalten. Manchmal scheint Eins-zu-eins-Zeit unmöglich zu sein. Vielleicht hattest du einen hektischen Arbeitstag, ein Neugeborenes, um das du dich kümmern musst, höllische Menstruationsbeschwerden oder du bist einfach nur total erledigt. Was auch immer der Grund ist, die Zubettgehzeit ist oft die Zeit, in der dein Kind versucht, mehr von dir zu bekommen und die Trennung hinauszuzögern. Genauso gut kann es sein, dass es den besten Tag überhaupt hatte oder aber, dass es nicht genug von dir bekommen hat. Die schönsten Tage sind manchmal schwerer zu beenden! Es gibt keine Mutter, die nicht schon eine Mischung aus beidem erlebt hat.

Was auch immer die Gründe deines Kindes für die Konflikte vor dem Zubettgehen sind – nach einem langen Tag kann sich das wie der Sprint am Ende eines Marathons anfühlen. Und viele Eltern scheitern an dieser Hürde: Sie beginnen ruhig, aber verlieren schon bald die Beherrschung und fühlen sich deswegen schließlich schuldig. Vielleicht hast du den Tag im Streit mit deinem Kind beendet und dir geschworen, dass die nächste Nacht anders verlaufen wird, aber nur um dann wieder die gleichen Muster zu wiederholen? Jedenfalls wissen wir, dass uns so etwas schon passiert ist.

Vielleicht amüsiert es dich, von einigen lustigen Schlafenszeit-Streichen zu hören (weil es viel witziger ist, wenn es dabei nicht um *dein* Kind geht), die wir im Laufe der Jahre mitbekommen haben. Zusammen als Team haben wir schon Kinder erlebt, die

△ jede Schublade im Raum entleeren

△ sich in Schränken verstecken (ein Kind verschließt diesen von innen!)

△ das Licht an- und ausschalten

△ Knoten ins Kabel machen

△ sich hinter Vorhängen verstecken (in den 20 Sekunden, in denen wir sie nicht finden konnten, war das allerdings alles andere als lustig)

△ ihren Eltern sagen, dass sie hungrig, durstig, müde, nicht müde sind, groß machen müssen, noch eine Decke oder ein Getränk brauchen

△ im Hochsommer zwei Stunden lang aus vollem Hals Weihnachtslieder singen

△ den Bademantelgürtel an die Türklinke binden, damit sie die Tür vom Bett aus öffnen können. (Die Eltern stürmten herein und dachten, es vor der Tür zu finden, fanden es stattdessen aber im Bett. Es grinste von einem Ohr zum anderen, weil es sie überlistet hatte. Das bringt uns heute immer noch zum Schmunzeln.)

Lösung

Der erste Schritt, um Konflikte vor dem Zubettgehen zu lösen, besteht darin, herauszufinden, worum es dabei wirklich geht. Wie bereits erwähnt, handelt es sich in der Regel um eine Art Test, um zu prüfen, ob es sicher ist und ob du konsequent bist. Manchmal kann es jedoch auch etwas Tiefergehendes sein. Zum Beispiel können sich Eltern schuldig fühlen, die tagsüber arbeiten und deshalb nicht verfügbar sind, und darum glauben, dass sie ihr Kind nachts dafür entschädigen müssen. Die Schuldgefühle können auch mit etwas weniger Aktuellem zu tun haben. Möglicherweise hast du unterschwellig das Gefühl, dass du zu einem bestimmten Zeitpunkt nicht für dein Baby da gewesen bist (vielleicht irgendwann in der Zeit nach der Geburt), was Einfluss darauf haben kann, wie du dich heute fühlst.

Wenn es dir schwerfällt, deinem Kind vor dem Schlafengehen gesunde Grenzen zu setzen – was dazu führt, dass alles immer viel länger dauert als nötig (und du nur selten einen Abend für dich hast) –, könnte es vielleicht eine gute Idee sein, herauszufinden, was hinter diesen Schwierigkeiten wirklich steckt. Unser Kapitel über psychische Schlafhindernisse wird dir dabei helfen. Eves Gedicht ist ebenfalls ein hilfreicher Denkanstoß.

Wenn du tagsüber sogenannte »goldene Zeit« mit deinem Kind verbringst, wird dir das dabei helfen, jegliche Schuldgefühle zu lindern, die nachts deine Sichtweise trüben. Goldene Zeit ist sehr beliebt bei unseren *Schlaft-schön!*-Familien. Es handelt sich dabei um ein tägliches Zeitfenster von zehn bis 20 Minuten, die du ausschließlich deinem Kind widmest. Du kannst es so bezeichnen, wie du willst, vielleicht findest du einen anderen Ausdruck passender. Wir haben schon von »Superhelden-Zeit«, der »besonderen Mama-und-Papa-Zeit« und dem potenziellen Favoriten – der »Familienspaß-Zeit« – gehört. Mach diese Zeit unantastbar. Behandle sie mit der gleichen Wichtigkeit wie den Geschäfts- oder Arzttermin, den du in deinem Telefon und Terminkalender vermerkt hast. Vielleicht hast du es sogar mit einem Textmarker umrandet, falls du noch einen mit aufgesetzter Kappe finden konntest! Gehe sicher, dass dein Kleines, wenn ihr eine »goldene Zeit« habt, für diese wenigen Minuten am Tag deine volle Aufmerksamkeit hat. Geh respektvoll mit ihm und eurer gemeinsamen Zeit um, indem du sicherstellst, dass euch kein Telefon oder etwas Ähnliches stören wird und dass du absolut präsent bist. Beschäftige, wenn möglich, deine anderen Sprösslinge. Lass dein Kind wissen, dass diese Zeit wichtig für dich ist und du dich darauf freust. Lass es entscheiden, was während dieser »goldenen Zeit« passiert. Vielleicht will es ruhig und entspannt mit dir kuscheln. Vielleicht spielt es vor dem Schlafengehen gern an deinem Haar herum oder mag es, wenn man sanft seinen Arm kitzelt. Falls ja, ist das jetzt ein guter Zeitpunkt dafür. Vielleicht will es aber lieber etwas Kreatives machen (malen, töpfern, zeichnen). Oder ihr seid körperlich aktiv, indem du es jagst, Flugzeug oder Pferdchen spielst. Die »goldene Zeit« hilft deinem Kind, zu verstehen, dass tagsüber die Zeit für Kuscheln, Zuneigung, Spaß, Toben und eure Bindung ist. Die Nachtzeit ist, wenn die liebevolle Zubettgehzeit vorbei ist, zum Schlafen da.

Versuche, dem Drang zu widerstehen, bei der »goldenen Zeit« die Führung übernehmen zu wollen und sie zu etwas zu machen, das *du* tun möchtest. Lass es die Zeit des Tages sein, in der dein Kind bestimmt, wo es langgeht. Erliege nicht der Versuchung, einen besseren Vorschlag zu machen oder seine Idee für dich passend zu gestalten. Als Erwachsene haben wir die ganze Zeit das Sagen. Das ist jetzt die Gelegenheit für dein Kind, mal die Kontrolle zu haben und mitzubestimmen, wie es seine Zeit mit dir verbringen möchte. Wir finden, dass nach dem Abendessen eine gute Zeit für die »goldene Zeit« ist, wenn dein Kind noch voller Energie ist. Versuch es aber nicht ganz bis zum Ende des Tages aufzuschieben, wenn alle erschöpft sind. Die »goldene Zeit« kommt nicht nur deinem Kind zugute, sondern hilft auch dir, einen weiteren Punkt auf der »Schuld-Liste« abzuhaken. Zu wissen, dass du deinem Kleinen eine bestimmte Menge an Zeit gewidmet hast, wird dir dabei helfen, das nagende Gefühl loszuwerden, dass du nicht genug getan hast. Das trägt dazu bei, dass du dich sicherer fühlst, wenn die Schlafenszeit kommt.

Wenn es um Konflikte vor der Schlafenszeit geht, ist es hilfreich, die Forderungen deines Kindes im Voraus zu verneinen. Bevor ihm eine Ausrede einfällt, warum es nicht ins Bett gehen kann, komme ihm zuvor und verlasse dann den Raum. Zum Beispiel:

»Hier ist dein Getränk. Damit du Mami und Papi nachts nicht wecken musst, wenn du Durst hast.«

»Du kannst kurz vor dem Schlafengehen noch mal Pipi machen, damit du vor morgen früh nicht noch mal aufs Klo musst.«

»Ich weiß, dass dir manchmal kalt wird und du mich um eine weitere Decke bittest, also hier ist eine schöne, warme an deinem Fußende, die du leicht hochziehen kannst, weil du so clever und geschickt bist!«

Wenn dein Kind in der Nacht Forderungen stellt, bei denen du das Gefühl hast, dass es dadurch nur versucht, das Einschlafen hinauszuzögern, geh entweder gar nicht erst darauf ein oder wiederhole eine banale Schlafphrase wie: »Es ist jetzt Zeit zum Schlafen. Ich liebe dich, und wir sehen uns morgen früh.« Wenn es dich bittet, noch mal aufs Klo gehen zu dürfen, solltest du vielleicht nur auf die Toilette zeigen, schweigend warten, während es aufs Klo geht, dann eine Minute mit ihm herumalbern und es schließlich sanft, aber bestimmt zurück ins Bett bringen. Du kannst darauf wetten, dass es in neun von zehn Fällen eigentlich gar nicht aufs Klo musste und dies nur ein weiterer Köder war, um zu sehen, ob du anbeißt. Zusammenfassend lässt sich sagen: Bei Konflikten vor dem Zubettgehen geht es meistens weniger darum, dass sich dein Kind tatsächlich aufregt, sondern es ist eher so, dass es dies aus Spaß macht und austestet, ob es innerhalb der von dir gesetzten Grenzen wirklich sicher und geschützt ist. Durch sein Handeln sagt es dir: »Ich bin unsicher. Kannst du mir zeigen, dass du das nicht bist?«

Tipps für die ersten Schritte

Wir empfehlen, nachdem dein Kind im Bad war und wieder im Bett liegt, bis zum Morgen wegzubleiben. Vielleicht findest du es hilfreich, Dinge in einer regelmäßigen und vorhersehbaren Art und Weise zu tun. Versuche, dich nicht zu sehr vor dem Widerstand deines Kindes zu fürchten, wenn du dich dazu entscheidest, etwas zu verändern. Fange früh an, um etwas »Protest-Zeit« zu ermöglichen, wenn du das von ihm erwartest. Es wird ihm sehr helfen, wenn du dich bemühst, dich nicht zu sehr vor seinem Widerstand zu fürchten, so unangenehm es sich auch anfühlen mag. Eltern sind zu Recht darauf programmiert, das Leben ihres Nachwuchses so glücklich und stressfrei wie möglich zu machen, und die kurze Aufregung, die mit dem Schlaftraining einhergeht, kann sich so anfühlen, als stünde es im Widerspruch mit unseren Pflichten. Aber lass dir eins gesagt sein: Die schwierigen Momente (und es sind wirklich nur Momente im großen Ganzen) sind die goldenen Schlüssel, um die Tür zu einem erholteren Leben aufzuschließen. Nur wenn du diesen kurzen Konflikt hinter dir lässt, wirst du den Prozess als das sehen, was er wirklich ist: eine Lektion, wie du dein Kind befähigen und ermächtigen kannst, etwas zu tun, das ihm im Leben noch sehr weiterhelfen wird. Es ist sicherlich eine der größten Paradoxien, dass die wichtigsten Lektionen im Leben am schwierigsten zu vermitteln sind.

Auch wenn es keiner hören will, dass sich sein Kind aufregt, ist es auch nicht unsere Aufgabe, dass immer alles reibungslos verläuft. Wenn wir immer alles in Ordnung bringen, welche Mittel hat es dann, wenn es in der Kita oder in der Schule, bei einem Vorstellungsgespräch oder in einer schwierigen Situation allein zurechtkommen muss? Die Umdeutung von Weinen und Aufregung, bevor du mit dem Schlafunterricht beginnst, kann sowohl dir als auch deinem Kind wirklich helfen. (Wir haben viele Quellen zu diesem Thema auf unserer Instagram-Seite und Website.) Ein kurzer und schnell abklingender Protest ist ein weitaus geringeres Problem als endlose Erschöpfung. Unsere Kinder verdienen es, Eltern zu haben, die nicht ständig angespannt sind. Dein Kind und du habt etwas Besseres verdient!

Träume und Albträume

Träume und Albträume kommen bei Kindern zwischen drei und sechs Jahren sehr häufig vor, ungefähr die Hälfte von ihnen hat regelmäßig welche. Bei den Kindern zwischen sechs und zwölf Jahren erleben circa zwei von zehn Albträume.[41] Diese treten normalerweise während des REM-Schlafs auf (der letzten Phase des Schlafs). Das bedeutet, dass sie am häufigsten mitten in der Nacht oder in den frühen Morgenstunden vorkommen. Albträume tauchen oft erst im Vorschulalter auf, wenn sich die Welt des Kleinen verändert und es herausfordert. In dieser Zeit verarbeitet es viele verschiedene Emotionen, während es neue Bindungen und Vertrauen zu Menschen außerhalb der Familie aufbaut. Diese zusätzliche Stimulation des Körpers und Geistes kann die wunderbare Vorstellungskraft und Denkprozesse der Kinder auf Hochtouren bringen, was zu lebhaften Träumen und manchmal eben auch zu Albträumen führt. Es kann sein, dass einige vor dem Schlafengehen eine zusätzliche Beruhigung brauchen, und ein Kind kann nachts auch aufwachen, weil es sich an einen Traum oder Albtraum erinnert hat und deshalb zusätzliche Beruhigung und Trost benötigt, bis es sich sicher genug fühlt, um wieder einzuschlafen. Einige Dinge, die ihm bei Albträumen wirklich helfen können, sind:

△ viel zusätzliche Bindungszeit zu Hause

△ Sorgenpuppen oder -krieger – ein wunderbares Hilfsmittel, das als Teil einer Schlafenszeit-Routine eingesetzt werden kann, um Kindern dabei zu helfen, ihre Gedanken und Gefühle zu verbalisieren und zu verarbeiten. Dank ihrer Arbeit als Kinderkrankenschwester schwört Gem darauf. Sorgenpuppen können im Onlineshop deiner Wahl gekauft werden

△ ein schöner Spritzer Lavendelduft auf dem Kopfkissen oder ein selbstgemachtes, beruhigendes Spray, das vor dem Schlafengehen im Raum versprüht werden kann

△ Rollenspiele, bei denen sich das Kleine stark und fähig fühlen kann. Du oder eins seiner Spielzeuge kann Angst haben, und dein Kind kann dir oder dem Spielzeug dabei helfen, sich wieder zu beruhigen. Das wird es entspannen

Denk daran, dass Träume und Albträume sehr häufig vorkommen und ein ganz normaler Teil der Entwicklung von Drei- bis Zwölfjährigen sind.

Nachtängste

Nachtängste unterscheiden sich stark von Albträumen. Zunächst einmal werden sie von weitaus weniger Kindern erlebt – nur bei etwa drei bis sechs Prozent. Normalerweise treten sie im Alter von drei bis acht Jahren auf und sind Episoden absoluter Panik und Angst. Man geht davon aus, dass sie zum Teil durch Übermüdung ausgelöst werden. Einige Kinder zeigen ein völlig untypisches Verhalten. Sie können schreien, brüllen, schwitzen, scheinen verängstigt zu sein, sind untröstlich und befinden sich in einem tranceartigen Zustand. Für Eltern ist das sehr belastend, auch wenn es für sie viel schlimmer ist als für ihren Nachwuchs – Nachtängste haben keine bleibenden psychischen Auswirkungen. Normalerweise finden sie während der ersten Hälfte der Nacht statt[42] und dauern in der Regel bis zu 15 Minuten. Das kann auch Schlafwandeln und Sprechen beinhalten. Der Hauptunterschied zwischen Nachtängsten und Albträumen besteht darin, dass das Kind Nachtängste erlebt, während es schläft (obwohl die Augen geöffnet sind), und sich am nächsten Tag nicht mehr daran erinnern kann. Der schnellste Weg, um zwischen einem schlechten Traum und Nachtängsten zu unterscheiden ist, es am nächsten Tag zu fragen, ob es sich noch daran erinnern kann.

Wenn es unter Nachtängsten leidet, können folgende Dinge helfen:

△ Warte geduldig und ruhig, bis die Nachtangst vorbei ist, weil du weißt, dass es vorübergeht. Aber bleib in der Nähe deines Kindes

△ Sorge dafür, dass es sicher ist und sich nicht verletzt, falls es um sich schlagen sollte

△ Wecke es nicht und versuche auch nicht, mit ihm zu reden. Wenn du das tust, ist es wahrscheinlich desorientiert und verwirrt, was seine Unruhe noch verstärken kann

△ Kinder beruhigen sich normalerweise und schlafen innerhalb weniger Minuten von selbst wieder ein

Es gibt keine Behandlung für Nachtängste, aber du kannst sie verhindern, indem du eine entspannte Schlafroutine einführst und auf die emotionalen Bedürfnisse deines Kindes in der Wachzeit eingehst. Sorge dafür, dass es die Ruhe bekommt, die es braucht, indem du sicherstellst, dass es nachts die vollen elf bis zwölf Stunden Schlaf bekommt. Unsere Empfehlungen, was du gegen Albträume tun kannst, können auch gegen Nachtängste helfen. Wenn dein Kind unter wiederkehrenden

Nachtängsten leidet, empfehlen wir dir, dich an deinen Hausarzt zu wenden, der dich möglicherweise an eine Schlafklinik überweisen wird. Um Unterstützung und Beratung zu erhalten, kannst du dich auch an die Schulkrankenschwester wenden.

KAPITEL ZWÖLF

DER SCHLAF UND DU

Als du auf dieses kleine Buch gestoßen bist, hattest du vielleicht schon Monate oder sogar Jahre unruhigen Schlaf hinter dir. Oder der Schlaf deines Kindes ist seit einer Weile wieder normal, aber du hast dich von der langen Zeit in Alarmbereitschaft immer noch nicht erholt. Vielleicht erfüllt dich der Schlaf deines Nachwuchses mit solcher Angst, dass du wirklich besorgt bist, nie wieder richtig schlafen zu können. In diesem Kapitel werden wir dir zeigen, was dir hilft und was deinen Schlaf unterstützen kann. Wir werden mit dir über die Achterbahn der Gefühle sprechen, die du durchleben könntest, wenn dein normalerweise nicht schlafendes Baby plötzlich durchschläft. Über Selbstakzeptanz und darüber, wie es dir hilft, andere besser zu bemuttern, wenn du das auch bei dir selbst tust. Wir sagen dir von ganzem Herzen, dass du einen erholsamen, wiederherstellenden Schlaf verdient hast – genau wie deine Kinder. Wir helfen dir, dich mit deiner neuen, besseren Realität zu arrangieren. Wir werden uns ein wenig mit Verletzlichkeit und elterlichen Schlafstörungen beschäftigen und erklären dir, wie du es selbst in der Hand hast, den Schlaf bei euch zu Hause zu verbessern. Wir werden auf Schlafhygiene eingehen und dir alle Hilfsmittel geben, die wir haben, damit du auch deinen Schlaf verbessern kannst. Denn was nützt es, wenn dein Kleines schläft, aber du es nicht kannst?!

Gefühle

Auch wenn jeder seine eigenen Erfahrungen mit dem Schlafunterricht macht, sind die Gefühle, mit denen Familien währenddessen konfrontiert werden, auffallend ähnlich. Aber es hat Eltern geholfen zu wissen, dass andere ähnliche Gefühle haben. Wir haben einige der häufigsten davon aufgelistet, mit denen sie konfrontiert wurden, samt echter Kommentare von echten Eltern – vor, während und nach dem Schlafunterricht.

Vorher

verletzlich – *ich weiß nicht, wem ich vertrauen kann oder welchen Weg ich gehen soll*

verzweifelt – *ich habe die Hoffnung aufgegeben*

ängstlich – *was ist, wenn es nicht funktioniert?*

hoffnungslos – *uns ist nicht mehr zu helfen*

hilflos – *mein Kind wird niemals schlafen*

schuldig – *es ist meine Schuld*

ängstlich – *ich bin besessen vom Schlaf und davon, was ich falsch mache*

überwältigt – *ich weiß nicht, wo ich anfangen soll*

skeptisch – *versprechen mir diese Leute alles Mögliche, nur um an mein Geld zu kommen?*

unsicher – *vielleicht klappt es bei anderen, aber bestimmt nicht bei uns*

verzweifelt – *ich kann so nicht weitermachen*
verwirrt – *vielleicht sollte ich es einfach noch mal versuchen,*
schließlich hat das doch schon mal funktioniert
verloren – *woher soll ich wissen, was ich tun soll?*

Währenddessen

fassungslos – *hat mein Baby eben wirklich elf Stunden durch-*
geschlafen?
ungläubig – *das kann nicht wahr sein*
überwältigt – *das ergibt doch keinen Sinn*
hoffnungsvoll – *könnte es tatsächlich sein, dass wir wieder*
schlafen werden?
ängstlich – *was ist, wenn es nicht anhält?*
misstrauisch – *es ist noch zu früh, es kann immer noch nach*
hinten losgehen
vorsichtig – *ich will mich noch nicht allzu sehr freuen*
zögernd – *wir hatten erst vier Nächte mit festem Schlaf, da*
kann noch so einiges schiefgehen
nervös – *was ist mit den Nickerchen, wenn wir unterwegs*
sind?
begeistert – *ich bin eben ganz von allein aufgewacht!*
hoffnungsvoll – *das Leben fühlt sich jetzt besser an*
erleuchtet – *alles fügt sich zusammen*

Danach

erstaunt – *wir sind sprachlos!*
hocherfreut – *ich fühle mich pudelwohl*
stolz – *ich habe es geschafft. Ich habe ihr beigebracht, wie sie*
den Schlaf bekommt, den sie braucht!
erleichtert – *wir müssen nicht mehr so leben wie bisher*
erstaunt – *ich muss mich immer wieder kneifen*

voller Energie – *ich habe mich eben für den örtlichen Fünf-Ki-lometer-Lauf angemeldet, den ich schon immer machen wollte*

kompetent – *mit meinem Kind und seinen Bedürfnissen fühle ich mich jetzt viel verbundener*

entspannt – *wir werden es später herausfinden*

verspielt – *wer hat Lust auf eine Fahrt mit dem Mama-Zug?*

klar im Kopf – *ich fühle mich viel mehr mit dem verbunden, wer ich bin und was ich mit meinem Leben anfangen möchte*

präsent – *schau dir diese Farben am Himmel an!*

verbunden – *ich habe mich mit meinem Kind noch nie so verbunden gefühlt*

fröhlich – *das Leben ist GUT*

dankbar – *wir können nicht glauben, dass das unsere Realität ist*

Gemischte Gefühle

Wie du siehst, kann sich eine Vielzahl von Emotionen entfalten, wenn du dich auf den Weg zu einem besseren Leben machst. Das ist einer der Gründe, warum wir eine Eins-zu-eins-Unterstützung anbieten. Neben unseren Ratschlägen, wie du mit gewissen Situationen besser zurechtkommst, sind wir da, um dir dabei zu helfen, große Gefühle besser zu verarbeiten. Bei einer Handvoll von Eltern entwickeln sich die Gefühle nicht in der oben beschriebenen Reihenfolge. Manchmal kommt es vor, dass sie einige aus dem Abschnitt »vorher« noch spüren, obwohl sich der perfekte Schlaf bereits durchgesetzt hat. Das liegt daran, dass sie immer noch von den Überbleibseln der Ängste und Sorgen geplagt werden, die sie früher erlebt haben. Bei der ersten (oder fünften) Zwölf-Stunden-Nacht sind sie noch nicht hellauf begeistert. Sie sind einfach noch zu erschöpft von dem, was vorher war. Obwohl diese Eltern in der Minderheit sind, ist es wichtig, auch über sie zu sprechen, denn sie brauchen länger, um zu akzeptieren, zu glauben und zu hoffen. Als wir vor all den Jahren mit unserer Arbeit begannen, hatten wir weder die Erfahrung noch die fortschrittlichen, emotionalen Mittel, die wir brauchten, um zu verstehen, warum Eltern sich manchmal so fühlten. Oberflächlich betrachtet war es schwer zu verstehen. Sie hatten jetzt einen festen Schlaf und das, was sie von uns wollten. Warum waren sie nicht überglücklich? Aber schon bald erfuhren wir es.

Seit dem Beginn unserer Arbeit haben wir für jedes Gefühl der Eltern Raum geschaffen. Keine Emotion ist unwillkommen oder fehl am Platz. Es ist ein Prozess. Eltern, die erst später Freude empfinden, haben oft ein schlechtes Gewissen und denken: »Ich sollte mich doch freuen, warum tu ich das nicht? Ich dachte, es würde sofort alles besser sein, sobald der Schlaf bei uns geregelt ist.« Aber Freude kann manchmal aus gutem Grund erst später einsetzen. Je länger der Schlafmangel andauert, desto mehr Unheil vermag er anzurichten. Wir haben bereits über die Auswirkungen gesprochen, die so etwas auf unser Gehirn und unseren Körper hat, was nicht innerhalb weniger Tage überwunden ist.

Manchmal brauchen Eltern einfach länger, um sich zu erholen. Sie müssen sich selbst davor schützen, dass sie nie wieder dorthin zurückkehren, wo sie einmal waren. Sobald fester Schlaf möglich gemacht wird, muss man sich darüber im Klaren sein, dass man auch verletzlicher wird. Wenn Eltern es wagen, an ihre neue Norm zu glauben, bedeutet das, dass es noch mehr wehtut, wenn es ihnen wieder genommen wird. Geht alles schief, werden sie noch tiefer fallen.

Aber es passiert selten, dass alles schiefgeht. Tatsächlich geschieht so etwas praktisch nie. Sicher, Eltern werden auch in Zukunft mit Schlafproblemen zu kämpfen haben, denn diese gehören zum Leben einfach dazu. Aber sobald fester Schlaf erst mal möglich gemacht wurde, kann er sich zwar wie eine alte Eiche im Sturm etwas neigen und verschieben, aber nicht gebrochen werden. Die Wurzeln reichen zu tief.

Wir möchten, dass du weißt, dass es in Ordnung ist, niedergeschlagen zu sein, wenn eine Phase endet und eine neue beginnt. Traurig darüber zu sein, was einmal war, bedeutet nicht, dass das, was ist, nicht richtig ist. Es ist völlig normal, wenn ein Teil von dir wehmütig ist, wenn dein Baby oder Kleinkind dich nicht mehr rund um die Uhr braucht. Und es bedeutet auch nicht, dass du in diese Zeiten zurückkehren willst. Schlafentzug ist beschissen. Es ist so, als würdest du einen Ex vermissen, der nicht gut für dich war. Er hat vielleicht tolle Spaghetti gemacht, aber ansonsten war es unmöglich, mit ihm zu leben. Aber als Elternteil erlebst du mit deinem Kind viele schöne kleine Dinge. Wenn sich eine Tür schließt, öffnet sich eine andere. Wir können den Verlust jeder flüchtigen Phase betrauern, während wir den Beginn einer neuen feiern.

Es wird von selbst besser

Am Lebensanfang unseres Babys rechnen wir alle mit unruhigen Nächten. Die ersten Wochen und Monate der Elternschaft bestehen aus kurzen Schlafphasen, so wie es ja auch sein soll. Aber schon bald ist unser Säugling ein halbes Jahr alt und schläft immer noch nicht. Dann wird er ein Jahr alt. Immer noch kein Schlaf. Zu diesem Zeitpunkt bekommt er schon seit ein paar Monaten feste Nahrung, aber die unruhigen Nächte zeigen immer noch ihr hässliches Gesicht. Du redest dir ein, es sei nur eine Phase/Wachstumsschub/Zahn/irgendetwas, um dir einen Grund und den Anschein von Kontrolle zu geben. Dann ist es 18 Monate alt. Anderthalb Jahre. Ein Kleinkind. Du redest dir ein, dass es besser wird, sobald es krabbelt/läuft/ in die Kita kommt/in sein eigenes Zimmer zieht oder in ein größeres Bett. Dann nähert es sich dem Vorschulalter, und der Schlaf ist immer noch nicht fest. Bevor manche Eltern das Wort »Schlafmangel« überhaupt aussprechen können, erkennen sie, dass ihr »Baby« im September schon eingeschult wird und immer noch keine einzige Nacht durchgeschlafen hat!

Geringes Selbstwertgefühl

Wenn du dich auf die Reise zu festem Schlaf begibst, liegt der Fokus normalerweise auf deinem Baby, das den Schlaf bekommen soll, den es braucht. Einigen Eltern, besonders denjenigen, die aufgrund der Erschöpfung unter einem geringen Selbstwertgefühl leiden, fällt es schwer zu glauben, dass das auch für sie gilt. Ist es nicht viel einfacher, etwas Gutes für sein Baby zu tun als für sich selbst? Viele haben es versäumt, ihre eigene Erholung in den Vordergrund zu stellen. Sie haben sich selbst an das Ende der Liste gesetzt. Aber die meisten von ihnen wissen tief in ihrem Inneren, dass sie nicht ihr bestes Leben führen können, wenn sie erschöpft sind. Die meisten, denen wir helfen, erkennen schnell, dass es genauso wichtig ist, ihrem Kind ausgeruhte Eltern zur Seite zu stellen wie ihm Ruhe zu geben.

Geringe Reserven

Es erfordert viel Mut, um den Schlaf zu verändern. Eltern müssen in die Tiefe gehen, was harte Arbeit und Hingabe verlangt, die viele aufgrund ihrer geringen Reserven nicht haben. Bevor wir mit einer Familie mit dem Schlafunterricht beginnen, reden wir mit ihnen zuerst darüber, dass es kurzfristig schwieriger werden könnte, aber dass es letztendlich zum Wohle aller ist. Dass sie, wenn sie es erst einmal über die Startlinie geschafft haben, mehr Energie haben werden, als sie sich jemals vorstellen konnten. Wir verstehen besser als jeder andere, wie verlockend es ist, das zu tun, was in dem Moment das Einfachste ist, zum Beispiel das Baby schnell zu füttern, zu wiegen oder ihm das Fläschchen zu geben. Du weißt, dass es sofort klappen wird, und bist einfach zu müde, um weiterzudenken. Der Grund, warum so viele von uns im Modus »kurzfristiger Gewinn, langfristiger Schmerz« agieren, ist, weil wir einfach nicht die Reserven haben, um uns anders zu verhalten. Wir haben auch nicht die geistige Klarheit, um über einen alternativen Weg oder um über die Vor- und Nachteile unseres Handelns nachzudenken. Wir befinden uns im Überlebensmodus.

Wir helfen Eltern, für einen Moment aus dem Hier und Jetzt herauszutreten, damit sie verstehen, dass sie zwei Möglichkeiten haben, wenn sie mit dem Schlaf kämpfen: Sie können entweder mit der Option »kurzfristiger Gewinn, langfristiger Schmerz« weitermachen, was den unruhigen Schlaf fortsetzt und die Eltern in einer Situation festhält, die für sie oder ihre Familie nicht funktioniert. Oder sie gehen tiefer und entscheiden sich stattdessen (mit unserer Unterstützung und Ermutigung sowie einer ganzen Reihe neuer Fähigkeiten) mutig für die kurzfristigen Schwierigkeiten, um im Austausch einen unermesslichen, langfristigen Gewinn zu erhalten. Wenn du erst einmal erkannt hast, dass du innerhalb weniger Tage auf der anderen Seite sein kannst, wirst du in dir selbst die Kraft finden, um die Kontrolle über das vermeintlich Unkontrollierbare zu übernehmen. Um Hoffnung zu finden in dem, was sich lange Zeit hoffnungslos angefühlt hat.

Wir wissen aus erster Hand, dass man, wenn man am Fuße eines Berges steht, nicht an die Aussicht vom Gipfel denkt, sondern an die Mühen, um überhaupt erst dorthin zu gelangen. Aber wir versprechen dir hoch und heilig, dass der Ausblick die Mühe wert ist. Und du musst den Berg auch nicht allein besteigen – wir sind direkt hinter dir!

Verletzlichkeit

In diesem Buch haben wir viel über Verletzlichkeit gesprochen. Darüber, dass eine Veränderung des Lebens zum Besseren immer auch etwas davon erfordert. Je mehr du dir erlaubst, daran zu glauben, dass fester Schlaf deine neue Norm werden und auch bleiben kann, desto mehr wird dein Selbstvertrauen wachsen. Dr. Brené Brown, eine Professorin an der Universität Houston, hat sich in den letzten zwei Jahrzehnten mit Mut, Verletzlichkeit, Scham und Empathie beschäftigt. (Wenn du ihren *TED Talk* über die Macht der Verletzlichkeit noch nicht gesehen hast, dann leg jetzt dieses Buch beiseite und schau es dir an. Geht es um Brené, lohnt es sich immer zu warten!) Sie spricht eloquent über Verletzlichkeit, und dieses Zitat ist sehr passend:

> Mit ganzem Herzen an etwas zu glauben, einen flüchtigen Moment in der Zeit zu feiern, sich voll und ganz

auf ein Leben einzulassen, für das es keine Garantien gibt – das sind Risiken, die Verletzlichkeit und oft auch Schmerz bedeuten. Aber ich lerne, dass wir, wenn wir das Unbehagen der Verletzlichkeit erkennen und uns darauf einlassen, lernen werden, wie wir mit Freude, Dankbarkeit und Gnade leben können – @brenebrown.

Es ist nicht nur okay, sich verletzlich zu fühlen, sondern auch notwendig. Wenn du Ruhe in dein Leben lassen willst, musst du daran glauben, dass es möglich ist. Lasse die Hoffnung, Begeisterung und Vorfreude auf das Leben, das vor dir liegt, sich einschleichen. Bessere Tage kommen, sobald du daran glaubst, dass es sie geben kann!

Elterliche Schlafstörungen

Das, meine Freunde, gibt es wirklich. Wir wussten nicht, dass es eine große Sache war, bevor es eine wurde (für uns beide), und jetzt ist es etwas, wobei wir Mütter regelmäßig unterstützen. Vielleicht ging es dir in der Vergangenheit (oder sogar jetzt) genau wie uns – du machst dir Sorgen, ob es deinem Kind gut geht, wenn es länger schläft als erwartet. Du lässt dein Leben von den Nickerchen deines Babys beherrschen und würdest jedem am liebsten eine runterhauen, der laut ist, wenn dein Kind schläft. Du bist besessen davon, dass bei euch mit dem Schlaf alles richtig läuft. Du schaust auf den Bildschirm des Babyphones, als wäre es Baby-TV?! Ein deutliches Zeichen, an dem wir immer erkennen, dass wir Angst haben, ist, wenn wir nicht mal schlafen können, selbst wenn wir die Möglichkeit dazu hätten. Eve erinnert sich, dass sie eines Mor-

gens nach einer Reihe von Höllennächten ihren absoluten Tiefpunkt erreichte, nachdem ihr Mann alle vier Kinder für drei
Stunden mitgenommen hatte, damit sie mal in Ruhe schlafen
konnte. Aber es funktionierte nicht. Die schiere Frustration
und Angst, nicht schlafen zu können, selbst wenn dein Baby
friedlich schlummert, lässt Eltern niedergeschlagen, verzweifelt und hoffnungslos zurück.

Wir sprechen viel über gewohnheitsmäßiges Aufwachen bei
Kindern, aber auch bei uns kommt so etwas vor. Die Chancen
stehen gut, dass dein Körper schon lange von einem niedlichen,
aber sehr teuren Wecker (deinem Kind) programmiert wurde,
und deshalb bist du wahrscheinlich daran gewöhnt, zu so unchristlichen Uhrzeiten aufzuwachen. Eine solche Veränderung,
vor allem eine so plötzliche wie die, die unsere Pläne mit sich
bringen können, ist ein physischer Schock für deinen Körper
und Geist. Emotional ist es ebenfalls eine große Umstellung.
Die meisten Eltern brauchen etwas Hilfe, um auch ihren eigenen Schlaf wieder in den Griff zu bekommen, nachdem sie so
lange ständig in höchster Alarmbereitschaft waren. Hier sind
unsere bewährten Techniken, um die Angst der Eltern zu lindern und um ihren Schlaf zu unterstützen.

Wert

Auch wenn es sich vielleicht hart anhören mag, so ist es einfach
die Wahrheit, dass du dem Schlaf keine Priorität einräumen
wirst, es sei denn, du glaubst, dass du es wert bist. Wir wollen dir hier etwas Zeit ersparen: *Du* bist es wert! Ausreichend
Ruhe ist ein Geburtsrecht (zusammen mit Freude, Frieden und
Liebe). Du bist es wert, dich richtig auszuruhen. Lies das noch
mal und sag es dann laut (ich habe dir schon mal gesagt, dass
wir herrisch sind):

Ich verdiene ausreichend Ruhe!

Wenn du glaubst, dass du gute Dinge nicht verdient hast, dann könnte es sein, dass du den neu gefundenen Schlaf selbst sabotierst. Wir wissen, dass das verrückt klingt, aber so etwas kommt durchaus vor. Wir haben es auch schon in gewisser Weise selbst gemacht. Es sieht in etwa so aus: Trotz aller Bemühungen, sich ändern zu wollen, fallen Eltern immer wieder in alte Muster zurück, wenn es um Schlaf geht. (Beachte, dass es nicht immer Selbstsabotage ist. Es kann auch ein Mangel an Selbstvertrauen sein oder eine wirklich schwierige Phase mit körperlichen Problemen, die zusätzlichen Trost erfordern. Das ist natürlich etwas anderes, und wir haben dir viele Hilfsmittel gegeben, mit denen du gesundheitliche Schlafhindernisse überwinden kannst.) Aber manchmal zeigt die Selbstsabotage ihr hässliches Gesicht, zum Beispiel wenn Eltern

△ tief in ihrem Inneren nicht glauben, dass sie angemessene Erholung verdient haben

△ nicht wirklich wollen, dass sich endlich etwas zum Positiven ändert

△ nicht an Schlafunterricht glauben und versuchen, Beweise für diese Überzeugung zu finden

△ Angst haben, was besserer Schlaf bedeuten wird (dass ihr Partner wieder zurück ins Bett kommt, dass sie die Energie haben werden, endlich dieses Buch zu schreiben, den Job zu kündigen oder den Marathon zu laufen) – all das bietet Gelegenheit zum Scheitern und Schmerz

△ unterbewusst die Abhängigkeit ihres Kindes von ihnen aufrechterhalten wollen, was ihren Wert und die Bedeutung ihrer Mutterrolle bestätigt

△ nicht wollen, dass der Schlaf innerhalb weniger Tage in Ordnung gebracht wird, denn wenn es so einfach ist, warum haben sie das dann nicht selbst geschafft?

△ anderen die Schuld dafür geben wollen, dass der Schlaf bei ihnen so schlecht ist

Wenn wir eine Familie unterstützen und uns bewusst sind, dass eine Art von Selbstsabotage im Gange sein könnte, dann verurteilen wir das nie! Selbstsabotage ist so eng mit dem Selbstwertgefühl verbunden, dass Eltern mit Freundlichkeit, Fürsorge und Verständnis begegnet werden muss, um ihnen die Botschaft zu vermitteln, dass sie es wert sind, Hilfe zu bekommen. Deine Kinder verdienen guten Schlaf und alles, was er mit sich bringt. Und das Gleiche gilt für dich!

Erschaffe dir dein eigenes Dorf

Dieses Buch wurde während der weltweiten COVID-19-Pandemie geschrieben. In der heutigen Zeit, in der wir ein isoliertes Leben führen, finden es Mütter schwieriger denn je, Zugang zu diesem »Dorf« zu bekommen, das nötig ist, um ein Kind großzuziehen. Aufgrund des Fehlens der üblichen Unterstützungsnetzwerke, die Eltern vor Corona zur Verfügung standen, müssen wir uns selbst und gegenseitig mehr denn je bemuttern. Wenn wir lernen, dies auch in der Praxis zu tun, kann das einen großen Unterschied machen, wie sich das Leben anfühlt und wie wir funktionieren. Um unseren eigenen Bedürfnissen gerecht zu werden, müssen wir zunächst wissen, welche das sind. Eine gute Möglichkeit, das zu tun, ist zu lernen, wie wir uns selbst am besten Raum geben können.

Schaffe Raum für dich selbst

Heute ist es wichtiger denn je, Raum für sich selbst zu schaffen. Eve fand das Konzept immer etwas blöd, aber jetzt versteht sie es (ein Lockdown, ein ständig wachsendes Unternehmen, vier Kinder, die zu Hause unterrichtet werden mussten, und ein Buch, das sie zu schreiben hatte, gaben ihr einen Crashkurs über seine Wichtigkeit). Das kann sich ziemlich schwierig anfühlen, wenn man die Bedürfnisse, Wünsche und Gefühle aller anderen über die eigenen stellt (uns wird ständig vermittelt, dass gute Mütter das tun). Aber darauf zu achten, wie du dich fühlst und was du brauchst, kann dir dabei helfen, dein Gleichgewicht zu finden, dich darauf einzustellen, wo du gerade stehst, und dir selbst Raum und Zeit zu geben, um deinen Eimer wieder aufzufüllen. Denn wie soll man jedermanns Becher füllen, wenn man vorher nicht seinen eigenen Eimer aufgefüllt hat? Für uns bedeutet Raum zu schaffen, alles zu tun, was die eine Person würdigt, die dafür verantwortlich ist, wie du deine Tage erlebst. Wenn du es nicht vor dir rechtfertigen kannst, dir für dich selbst Raum zu schaffen, dann sieh es als einen Akt der Großzügigkeit und des Engagements für diejenigen an, die du liebst. Hier sind einige unserer Lieblingsmethoden, um uns selbst zu würdigen:

△ Bleib ruhig. Atme Frieden/Heilung/Licht/Liebe/Akzeptanz/Dankbarkeit ein. Atme Wut/Bedauern/Ärger/Feindseligkeit/Schuld/Furcht aus

△ Beobachte, wie du dich fühlst (ohne darüber zu urteilen)

△ Sieh dich selbst so, wie es ein Freund tun würde – mit Mitgefühl und ohne Urteil oder Kritik

△ Frag dich, was du täglich (stündlich) brauchst

△ Pflege Gedanken und Handlungen, die dir dabei helfen, dich am meisten wie du selbst zu fühlen

△ Sei das perfekte Vorbild für deine Kinder, indem du dir treu bleibst

△ Passe dein Verhalten an deine Werte an

△ Setze selbstbewusst Grenzen, ohne dabei Schuldgefühle zu haben

△ Tu etwas, was das kleine Mädchen in dir gern macht

Liebe dich selbst

Liebevolle Eltern werden ihr Kind ermutigen, sein wahres Ich zu sein. Sie beglückwünschen es zu jeder kleinen Leistung, lassen es zu, dass es seiner Fantasie freien Lauf lässt. Sie ermutigen es, große Träume zu haben, und verzeihen ihm, wenn es mal etwas falsch macht. Fällt es hin, heben sie es wieder auf und ermutigen es mit sanften Worten, es noch mal zu versuchen. Genau so müssen wir uns auch selbst behandeln. Wir müssen unser inneres Kind genauso bemuttern, wie wir es mit unserem Nachwuchs tun. Du beschreibst dich vielleicht als schusselig und unorganisiert, aber ein Freund oder eine Freundin würde vielleicht sagen, dass du sehr kreativ bist, dass es Spaß macht, Zeit mit dir zu verbringen, und dass du immer da bist, wenn man dich braucht. Du könntest sagen, dass du obsessiv organisiert und ständig verkrampft bist. Eine Freundin oder Freund sagt hingegen vielleicht, dass du jemand bist, der wichtige Dinge nie vergisst und stets weit genug vorausdenkt, um auch noch genug Zeit für die lustigen Dinge für die Kinder zu finden. Betrachte dich mit der gleichen Liebe, wie es ein Freund tun würde. Mit der gleichen Liebe, die du deinem Kind schenken würdest. Mutter Teresa hat einmal gesagt: »Wenn du die Welt verändern willst, geh nach Hause und liebe deine Familie.« Wir wollen aber noch einen Schritt weiter gehen und sagen: Um die Welt zu verändern, musst du in dich gehen und dich selbst lieben.

Buddha sagte:

Du kannst im ganzen Universum nach jemandem suchen, der deine Liebe und Zuneigung mehr verdient
als du selbst, und dieser Mensch wird nirgendwo zu
finden sein. Du selbst verdienst deine Liebe und Zuneigung genauso sehr wie jeder andere im gesamten
Universum.

Es ist vielleicht am schwierigsten, auf seine innere Stimme zu
hören und sich selbst zu lieben, wenn man erschöpft ist. Aber
genau dann ist es am wichtigsten, es zu tun. Es gibt keinen ein-
heitlichen Weg, um das zu tun, weil wir alle etwas anderes als
entspannend und wohltuend empfinden. In den meisten Nächten liegt Eve auf ihrer Akupressurmatte und atmet tief durch
(das muss sie auch, um den Schmerz der 4000 Spitzen auf ihrer
nackten Haut zu verarbeiten!). Wenn sich ihr Nervensystem
beruhigt und das Blut an die Oberfläche ihrer Haut strömt,
wärmt und beruhigt sie das. Durch die körperlichen Empfin-
dungen ist sie dazu gezwungen, den Moment wahrzunehmen,
dann lässt sie ihr Gehirn aufholen und bedankt sich normalerweise für das, wofür sie an dem Tag dankbar ist (zugegebener-
weise macht sie das manchmal mit zusammengebissenen Zähnen). Sie konzentriert sich auf die Bereiche (körperlich oder
geistig), die Aufmerksamkeit oder Zuwendung benötigen. Sie
fragt sich, was sie morgen mehr oder weniger tun muss.

Gem schafft sich auf andere Weise Raum für sich selbst. Für
sie ist es weniger ein Ritual, sondern es sind eher Momente
für sich selbst, die sich in ihren verrückten Alltag stehlen. Das
könnte bedeuten, dass sie sich auf die Toilette zurückzieht, um
fünfmal tief durchzuatmen oder um sich mal so richtig auszu-

heulen. Vielleicht nimmt sie sich die Zeit, um die Wasserflasche für sich aufzufüllen, wenn sie die Getränke ihrer Kinder für den Tag vorbereitet, und an diesen wirklich harten Morgen gibt sie etwas Rescue Remedy hinein.

Was zählt, ist sich in Ruhe die Zähne putzen zu können, in diesen zwei Minuten präsent zu sein und sich selbst zu sagen, wie gut es einem geht, anstatt wie ein Zombie nur geradeaus zu starren. Oder fünf heilige Minuten lang mit einer heißen Tasse Tee die Füße hochzulegen und den Kindern sagen, dass sie erst wieder mit dir reden dürfen, wenn die Tasse leer ist. Oder sich hinsetzen und zehn Minuten lang einen Podcast hören. Oder sich auf den Küchenboden verkriechen und sich mal so richtig ausheulen. Manchmal kann es an solchen verrückten, hektischen Tagen ausreichen, einen Moment innezuhalten, die Handfläche zum Himmel zu heben und ein paar Mal tief durchzuatmen, um wieder auf die Beine zu kommen.

Vergebung

Denk daran, wie großzügig wir unseren kleinen Menschen jeden Tag vergeben. Wir tun das, weil sie die ganze Zeit lernen, Fehler machen und trotzdem ihr Bestes geben. Aber tun wir nicht genau dasselbe? Wir sind so viel strenger mit uns als mit ihnen. Dabei sind wir auch nur kleine Menschen, die ihre eigenen kleinen Menschlein großziehen, ohne dass eine Gebrauchsanweisung in Sicht ist. Wie unsere Eltern vor uns geben auch wir unser Bestes mit den Mitteln, die uns zur Verfügung stehen. Doch wir sind selbst unsere schlimmsten Kritiker. Aber uns selbst zu verzeihen, wenn wir uns nicht von unserer besten Seite zeigen, ist unbedingt erforderlich, damit wir uns gut genug fühlen, es noch mal zu versuchen. Triff jeden Tag die Entscheidung, dir selbst zu verzeihen. Erlaube dir, perfekt unperfekt zu sein. Wisse, dass jeder einzelne Tag wie eine leere Leinwand ist. Wisse, dass dein Bestes gut genug ist!

Erkenne alle kleinen Erfolge des Tages an, wenn du kannst (schreibe sie auf, wenn das hilft), und denk daran, dass die kleinen Dinge auch wichtig sind. Wenn du heute nur aufgestanden bist, um für deine Kinder Frühstück zu machen und sie von der Schule oder Kita abzuholen, dann hast du dich zumindest blicken lassen. Eine friedliche Märchenstunde ist ein Erfolg. Eine Ladung Wäsche zu waschen ist ein Erfolg. Und manchmal reicht es aus, einfach nur den Tag zu überstehen.

Gesunde Schlafgewohnheiten

Wenn es darum geht, deinen eigenen Schlaf zu verbessern, bist du bei uns genau richtig. Wir werden dir unglaublich einfache Dinge vorstellen, die uns und den Familien, die wir unterstützen, geholfen haben, um den Schlaf wieder in den Griff zu bekommen.

Beginne jeden Tag mit fünf bewussten Atemzügen

Hab ich doch gesagt – kinderleicht! Wenn wir dir sagen, dass das für uns ein absoluter Wendepunkt war, machen wir keine Witze. Wir ändern unser Vorhaben jeden Tag, je nachdem, was wir an diesem Tag erreichen wollen. Das könnte Geduld, Mut, ein klarer Geist, Authentizität oder Selbstschutz sein. Steig aus dem Bett und setze dich für ein paar Augenblicke auf den Bettrand, während du fünfmal bewusst ein- und ausatmest. Diese einfache Tätigkeit kurbelt unser parasympathisches Nervensystem an (das jede Stressreaktion unterbricht) und bringt dich auf den richtigen Weg für den Tag. Mach es nicht schlecht, solange du es nicht an drei aufeinanderfolgenden Tagen ausprobiert hast!

Leichte Bewegung

Wir sind weit davon entfernt, Fitnessfanatiker zu sein. Während du also dein Leben in die Hand nimmst, gehört auch dazu, in Bewegung zu bleiben. Wir reden hier aber über leichte Bewegung wie ein Spaziergang (mit einem schlafenden Baby im Buggy und warum nicht eins deiner Lieblingsgetränke auf dem Heimweg mitnehmen?). Fünf Minuten reichen schon aus, um sich ein bisschen zu dehnen. Oder mache dein Lieblingslied an und tanze in der Küche (das ist Gems Favorit). Bewegung ist wichtig und kann deine Energie wirklich verändern. Dein Körper wird dich dafür noch etwas mehr lieben, und die magischen Endorphine, die danach freigesetzt werden, sind ein schöner, kleiner Bonus.

Natur

Die Natur hat so viel Potenzial, um uns beim Schlafen zu helfen. Täglich frische Luft ist wie ein sanfter Seufzer der Erleichterung für Körper und Geist. Und helles Licht ist ein Zeichen, aktiv und wach zu bleiben. Lavendel ist aus gutem Grund für seine entspannenden Eigenschaften bekannt. Wir lieben nichts mehr als ein paar Tropfen davon auf dem Kissen oder in einem Bad. Auch Magnesium, das man sich in die Fußsohlen reibt oder etwas davon ins Bad gibt, kann hilfreich sein. Vielleicht hast du deine eigenen natürlichen Naturheilmittel, die du liebst. Lavendel, Rescue Remedy und Schlafgummis mit Zitronenmelisse sind drei unserer Favoriten.

Entspann dich

Erwarte nicht, dass du nur ins Bett zu gehen brauchst und dann wie auf Knopfdruck sofort einschlafen wirst. Einschlafen ist ein physiologischer Prozess. Betrachte es als ein Sinken in den Schlaf, das nötig ist. Nimm dir jeden Abend mindestens 30 Minuten Zeit, um dich zu entspannen. Das funktioniert am besten bei Dunkelheit oder schwachem Licht. Erschaffe ein kleines Ritual, das dir beim Entspannen hilft. Wir lieben zum Beispiel Tagebuchschreiben, ein Magnesiumbad, beruhigende Musik, meditieren oder einen Podcast hören. Oder Stille. Stille ist nach einem lauten Tag wirklich Gold wert.

Zieh den Stecker raus

Computer, Telefone und Tablets strahlen blaues Licht aus. Das unterdrückt unser körpereigenes Melatonin – das Hormon, das uns beim Einschlafen hilft. Zieh voller Zuversicht alle Stecker raus. Versuche eine Nacht lang, dein Handy nicht in deinem Zimmer aufzuladen, und schau mal, wie sich das anfühlt. Vielleicht wirst du überrascht sein, wie befreiend das ist.

KAPITEL DREIZEHN

DIE HEILKRAFT DES SCHLAFS

Als du zum ersten Mal von diesem Buch gehört hast, hast du vielleicht abfällig eine Augenbraue hochgezogen. Vielleicht hast du sogar mit den Augen gerollt, als du gelesen hast, dass jedes Baby zwischen sechs Monaten und sechs Jahren elf bis zwölf Stunden durchschlafen kann, wenn man ihm die Möglichkeit gibt. Oder vielleicht waren deine Gefühle gegenüber Schlafunterricht oder kontrolliertem Weinen so stark, dass du dieses Buch lesen wolltest, um a) dir selbst zu beweisen, dass Schlaftraining Teufelszeug ist oder b) um herauszubekommen, ob etwas, das dir so abscheulich vorkam, dich nicht vielleicht doch befreien könnte. Was auch immer der Grund dafür war – wir hoffen, dass wir dir zumindest ein bisschen Klarheit verschaffen konnten. Hoffentlich weißt du jetzt, dass du dich niemals schuldig fühlen solltest, wenn du dich für Schlafunterricht entscheidest. Aber genauso wenig musst du das, wenn du dich dagegen entscheidest. Du solltest dir auch darüber im Klaren sein, dass es nicht unbedingt zu Schlafproblemen kommen muss. Es liegt in deiner Hand, es zu beenden, wenn du das willst. Du entscheidest und nicht das Schicksal, wie müde du bist und für wie lange. Du musst nie wieder das Gefühl haben, dass dich keiner versteht, wie anstrengend Erschöpfung ist oder dass du mit deinen Gefühlen ganz allein bist. Alle Eltern, die wir je getroffen haben, sind auf ihrer eigenen Version des gleichen zerklüfteten Weges entlanggelaufen wie du. Jeder von ihnen hat es schon mal als unmöglich empfunden, auch wenn die Hochglanzbilder im Internet etwas anderes behaupten. Als wir damals unsere Babys im Mondlicht stillten und uns auf schmerzhafte Weise isoliert und allein fühlten, fanden wir es beruhigend, an all die anderen Mütter zu denken, die sich mit ihren Säuglingen im gleichen Mondlicht sonnten und ihre Babys wiegten. Benommen und erschöpft, verärgert und berauscht. Es war, als ob uns das Mondlicht in einer zerrissenen Zeit miteinander verbunden hätte. Die Frauen im Mondlicht stehen in diesem Moment an deiner Seite. Und wir auch. Wir hören dich und wir sehen dich. Wir würdigen deine Mühen und haben dieses Buch geschrieben, um dir daraus zu helfen.

Keine Eile

Du solltest jetzt wissen, dass unruhiger Schlaf in den ersten Wochen und Monaten deines Babys vollkommen normal ist und es keinen Grund zur Eile gibt, dass es nachts durchschläft (weil sie das am Anfang auch gar nicht sollen) und dass es keine schlechten Angewohnheiten gibt. Stattdessen können die ersten Monate eine Zeit der »Unterordnung« sein, eine Zeit, in der man auf den Wellen reitet, anstatt gegen den Strom zu schwimmen. Akzeptiere, dass du dich jeden Tag anders fühlen wirst (manchmal sogar innerhalb einer Stunde) und das in Ordnung ist. Lass es nicht zu, dass du dir selbst durch Angst Steine in den Weg legst und dir dadurch diese unersetzlichen, flüchtigen ersten Momente nimmst. Diese Momente – die Art und Weise, wie sich sein Köpfchen eng an deinen Hals schmiegt, wie das Licht seine Wimpern einfängt – sind das, was es bedeutet, am Leben zu sein. Genieße sie. Atme den Geruch seines himmlisch duftenden Köpfchens ein. Schieb das, was noch sein könnte, beiseite und gib dich dem hin, was gerade ist. Denk daran, dass es kein »richtig« oder »falsch« gibt, sondern nur das, was sich richtig und falsch anfühlt. Wenn es sich richtig und gut anfühlt, Co-Sleeping zu machen, es zu füttern, zu wiegen oder etwas anderes zu unternehmen, um den Schlaf zu unterstützen, dann tu es! Wenn du dich entscheidest, Schlaf möglich zu machen (oder wenn du dich dagegen entscheidest), wenn es sechs Monate oder 16 Monate (oder sechs Jahre) alt ist, dann bist du auf dem richtigen Weg!

Weiterer Blickwinkel

Wir hoffen, dass du den Schlaf jetzt aus einem größeren Blickwinkel betrachten kannst. Du solltest wissen, dass es beim Schlaftraining nicht darum geht, sein Kind sich selbst zu überlassen oder strenge Routinen einzuführen, die dir das Gefühl geben, versagt zu haben. Stattdessen geht es darum, dein Baby rund um die Uhr zu beobachten und dich von ihm leiten zu lassen anstatt von einem veralteten Lehrbuch. Es geht darum, deinem Kind die Möglichkeit zu geben, etwas zu üben, wozu es schon immer in der Lage war. Du verfügst jetzt über alle Informationen, die du brauchst, um die wahren Probleme zu erkennen, die zwischen dir und einer friedlichen Nachtruhe stehen. Du solltest jetzt verstehen, dass es keine einheitliche Lösung gibt. Kein Patentrezept, mit dem man dieses Problem lösen kann. Mit etwas Glück wirst du vielleicht sogar feststellen, dass es eigentlich gar kein Problem gibt. Nur eine andere Art zu schlafen, falls du das willst.

Du hast es in der Hand

Du brauchst uns nicht, um gerettet zu werden. Du bist keine Jungfrau in Nöten. Trotz deiner Zweifel bist du eine starke, fähige, kluge Person. Du kennst dein Kind am besten und weißt, was für es am besten ist, wenn du dir nur selbst mehr vertraust. Wir haben es nicht in der Hand, wenn es um den Schlaf bei euch zu Hause geht. Du schon. Du bist selbst die Person, die du brauchst. Du kannst jede Schlafherausforderung meistern, mit der du konfrontiert wirst. Alles, was du brauchst, ist ein gut ausgestattetes Set an Hilfsmitteln, damit du dich entscheiden kannst, wie du am besten vorgehen wirst. Wir waren dort, wo du jetzt bist, und wir wissen, wie es sich anfühlt, wenn man nicht mehr weiterweiß und mit seinen Kräften am Ende ist. Wir wissen, wie schwierig es manchmal sein kann, sich einfach nur zu entscheiden, was man kochen soll, und wie selbst das Anziehen oder Waschen an manchen Tagen eine zu große Aufgabe darstellt. Wir wissen, wie sehr man in dem einen Moment das Kind in seinen Armen liebt und für es dankbar ist, während man im nächsten Moment innerlich schreit, dass es einen in Ruhe lassen/den Mund halten/verdammt noch mal endlich schlafen soll! Aber sich wie ein Monster zu fühlen, macht dich nicht zu einem. Es bedeutet nur, dass du müde bist.

Wir wissen, dass es sich manchmal unmöglich anfühlen kann, den Mut und die Energie aufzubringen, die man braucht und die nötig sind, um etwas am Schlaf zu verändern. Wie es sich fast schon leichter anfühlen kann, alles einfach so zu lassen, wie es ist, auch wenn sich das ebenfalls unerträglich anfühlt. Aber wenn du weiterhin den einfachen Weg gehst (Spoiler: schon bald wird es alles andere als einfach sein), entscheidest du dich für kontinuierliche Mühen. Kurzfristiger Gewinn für langfristiges Leid. Wenn du es schaffst, auf kurzfristiges Leid umzusteigen (ist ein bisschen Arbeit und eine andere Vorgehensweise), dann wirst du unermesslichen, langfristigen Gewinn erhalten. Du diskreditierst dich selbst, wenn du denkst, dass du es nicht kannst. Denk daran, wie viel du jeden Tag mit wenig oder gar keinem Schlaf schaffst. Kannst du dir überhaupt vorstellen, wozu du fähig wärst, wenn dein Körper und Geist ausgeruht sind?!

Schlaf heilt

Stell dir einen Moment lang eine Mutter vor, die du noch nicht kennst. Sie ist erschöpft und müde, angeschlagen und gezeichnet von zu wenig Schlaf über einen zu langen Zeitraum hinweg. Obwohl sie für ihre Familie stets ein Lächeln im Gesicht hat, reicht dieses nicht bis zu ihren Augen. Sie gibt alles, was sie hat, aber es ist trotzdem nicht genug. Sie ist unheimlich müde und weiß nicht, wie sie es schaffen soll weiterzumachen. Hat diese Mutter angemessene Erholung verdient? Wenn dem so ist, warum gilt das dann nicht auch für dich? Du und dein Kind verdienen ein ausgeruhtes Leben. Wie jeder andere auf dieser Erde auch, hast du das Recht, deine nächtliche Chance in Anspruch zu nehmen, um dich wiederherzustellen, zu erholen und zu genesen. Es ist nicht egoistisch, von dem Zauber des Schlafs profitieren zu wollen. Schlaf ist schließlich der ultimative Heiler und Lebensverbesserer. Wenn wir unserem Körper ausreichend Ruhe geben, ist unser Geist frei und darf tun, was er am besten kann: träumen, Probleme lösen, hoffen, etwas erschaffen und Kontakte knüpfen. Fester Schlaf heilt Körper und Geist und beruhigt die Seele. Er ist der Treibstoff für ein authentisches Leben, in dem wir uns als unser wahres und bestes Ich zeigen können. Davon profitieren nicht nur wir, sondern auch alle, die wir lieben.

Mehr als Schlaf

Im letzten Jahr sagte uns eine Mutter namens Sophie, die vor kurzem den Schlaf gefunden hatte, dass unsere Arbeit ihrer Meinung nach nicht viel mit Schlaf zu tun hat. Zuerst waren wir erstaunt – ist Schlaf denn nicht genau das, was wir tun?! Sie erklärte, dass die körperliche Erholung zwar himmlisch sei, es aber das *Leben* war, das erst der Schlaf ermöglicht hatte, was den Zauber ausmachte. Sophie hatte das Gefühl, dass sie jetzt, da sie nicht mehr so erschöpft war, besser in der Lage war, allem standzuhalten, womit sie konfrontiert wurde. Sie erzählte uns, dass sie die meiste Zeit die Mutter sein konnte, die sie immer hatte sein wollen, und dass sie – und das war sogar noch besser – an den Tagen, an denen sie nicht diese Mutter war, jegliche Schuldgefühle loslassen und am nächsten Tag einfach neu anfangen konnte. Es stellte sich heraus, dass Sophie mit ihrer Meinung nicht allein war. Ihre Stimme schloss sich einem Meer von vielen anderen aus der ganzen Welt an, die uns sagten, dass das, was sie durch unsere Pläne bekommen hatten, so viel mehr war als nur Schlaf. Wir gingen Nachrichten, Karten, E-Mails und Notizen der letzten Jahre durch, um einige der bemerkenswertesten Worte zu finden, damit wir sie jetzt mit dir teilen können.

Ich wurde in mehr als in nur einer Hinsicht erweckt. Ich arbeite als Chirurgin, die vor dem Schlafunterricht nicht sicher zur Arbeit fuhr, geschweige denn operieren konnte. Seit fünf Jahren haben wir nun zwölfstündige Nächte und ich kann sagen, dass es die beste Entscheidung war, die ich als Mutter jemals getroffen habe.

Ich hielt mich immer für eine zynische und skeptische Person, aber ich war einfach nur völlig erschöpft. Heute bin ich viel positiver (und lustiger).

Ich habe jetzt so viel Vertrauen in meine Fähigkeiten, mein kleines Mädchen zu »lesen«, also zu durchschauen, was sie will.

Die Bindung zu meinem Kind ist zehnmal stärker als je zuvor, weil ich präsent bin.

Ich muss bestimmt nicht noch mehr ins Detail gehen als zu sagen, dass mein Mann SEHR froh ist, dass ich jetzt ausgeruht bin!

Ich dachte, ich hätte ein unglückliches Baby, aber in Wirklichkeit war es nur müde.

Der Ärger, den ich früher nachts empfand, ist verschwunden. Nachts genieße ich jetzt die seltenen Momente, in denen ich manchmal gebraucht werde.

Ohne dieses Buch hätte ich mich niemals für ein weiteres Baby entschieden.

Ihr habt mich aus meinem Tief geholt und mich wieder dazu gebracht, aufrecht zu stehen.

Meine Freunde sagen, dass ich jetzt viel fröhlicher bin als früher.

Ich vergesse nicht mehr die Dinge oder Menschen, die mir wichtig sind.

Ich kann euch gar nicht sagen, wie gut sich das anfühlt, dass ich das geschafft habe!! Ich! Ihr seid nicht gekommen und habt es für mich getan. Es gab keinen Zauberstab. Ich habe es ganz allein geschafft!

Meine einzige Beschwerde ist, dass ich zu spät zur Arbeit gekommen bin!! Über ein Jahr brauchte ich keinen Wecker, aber heute Morgen hat sie bis 8 Uhr geschlafen! Geld zurück, bitte!!

Ich habe mir nie einen Plan besorgt, aber eure Worte haben mich öfter vom Rande des Abgrunds zurückgeholt, als ich sagen kann!

Bei unserem ersten Gespräch habt ihr mich auf eine undiagnostizierte KMPA (Kuhmilchproteinallergie) hingewiesen.

Ich dachte immer, ich sei eine schlechte Mutter, weil keines meiner drei Kinder schlief. Ihr habt mir gezeigt, dass ich für sie die beste Mama der Welt bin!

Jetzt bin ich die Mutter, die ich immer sein wollte.

Rosies Geschichte

Hoffentlich ist es nicht zu überschwänglich, aber ich werde dir nie genug für alles danken können. Ich bin so dankbar. Du bist meine Heldin. (Ich glaube, du bist Superwoman. Bist du das?!)

Ich bin in jeder Hinsicht ein anderer Mensch als noch vor einer Woche, und ich bin heute mit Sicherheit eine bessere Mutter. Einige Tage bevor ich mit diesem Programm anfing, war ich an meinem Tiefpunkt angelangt und landete weinend beim Arzt, weil ich das Gefühl hatte, mit meinem Leben nicht mehr klarzukommen. Er diagnostizierte eine postnatale Depression und verschrieb mir Medikamente.

Der Schlaf bei uns war schrecklich. Mein Baby wachte nachts jede Stunde auf, um zu trinken. Jeden Morgen empfand ich Panik vor dem bevorstehenden Tag. Mein Säugling war darauf angewiesen, dass ich ihn in den Schlaf wiegte und fütterte, aber manchmal funktionierte das nicht, was bedeutete, dass keiner schlafen konnte!

Ich war mir nicht sicher, ob ich überhaupt die Kraft besitzen würde, um mit dem Programm anzufangen. Ich fühlte mich so schlecht, aber Eve und Gem gaben mir das Vertrauen, um weiterzumachen. Sie behandelten mich so, als würde ich zur Familie gehören. Die beiden sind so unglaublich nette Frauen. Wir kauften das »Hand-in-Hand«-Programm, und mir wurde Lucy vorgestellt – meine Heldin, die mir bei jedem meiner Schritte zur Seite stand. Sie ist die beste Lehrerin, die ich je hatte, und ich bin unglaublich glücklich, dass sie mich gefördert und unterstützt hat. Sie war von Anfang an mein Fels in der Brandung. Sie versicherte mir, dass ich es schaffen konnte, und gab mir die ganze Zeit Selbstvertrauen.

Mein Baby schlummerte fast sofort von selbst ein und schlief innerhalb von zwei Tagen immer die ganze Nacht durch. Ich kann es immer noch nicht glauben. Ich bin wieder so wie früher, was allen aufgefallen ist, und bislang waren auch keine Medikamente mehr nötig. WIR SCHLAFEN!!

Wir werden niemals unsere Dankbarkeit ausdrücken können – ihr habt unser Leben verändert!

WIR LIEBEN EUCH!

Marks (Rosies Ehemann) Geschichte

Als meine Frau zum ersten Mal vorschlug, dass wir uns vielleicht kostenpflichtige Unterstützung suchen sollten, um unserem sechs Monate alten Baby Schlafunterricht zu geben, war ich – gelinde gesagt – ziemlich skeptisch. Aber ich hätte nicht noch falscher liegen können, wenn ich an die große Hilfe durch dieses Buch denke, das das Leben von uns dreien wirklich verändert hat.

Der Einsatz von Lucy war außergewöhnlich. Sie stand uns stets zur Seite mit WhatsApp, Sprachnachrichten und allem dazwischen. Es fühlte sich so an, als ob sie während des ganzen Prozesses unsere Hand gehalten hätte. Sie hat sich bei jedem unserer Schritte und Entscheidungen für uns eingesetzt und unterstützt. Sie hat uns Vertrauen in den Schlaf und ins Elternsein im Allgemeinen vermittelt, wovor wir uns früher gefürchtet haben.

Die Veränderung, die ich bei meiner Frau beobachten konnte, ist wunderbar. Sie ist wieder die gleiche selbstbewusste Person wie früher, und der Unterschied zu ihrem Umgang mit der Schlafzeit und dem Leben im Allgemeinen könnte nicht größer sein.

Für alle Eltern, die darüber nachdenken, in Hilfe beim Babyschlaf zu investieren, ist dieses Buch der richtige Weg. Da muss man kein zweites Mal darüber nachdenken! Es wird sich mit Sicherheit als die beste Entscheidung herausstellen, die du jemals getroffen hast.

Auf die Dinge zurückzublicken, die die Menschen im Laufe der Jahre darüber gesagt haben, was ein Leben mit ausreichend Schlaf für sie bedeutet, war unglaublich bewegend. Und es war befreiend, die Worte aufzuschreiben, nach denen wir uns früher gesehnt haben. Dies ist das Buch, von dem wir uns gewünscht hätten, es wäre uns damals sanft in unsere zitternden Hände gelegt worden, als wir glaubten, es gäbe keinen Ausweg. Damals, als wir dachten, wir müssten uns zwischen brutalem Schlaftraining und dem Überleben mit brutal wenig Schlaf entscheiden. Es gab nicht mal einen Hoffnungsschimmer, nur einen Nebel aus widersprüchlichen »Informationen«, in dem wir blind umherstolperten, bis wir kapitulierend auf die Knie fielen. Gerade wegen dieses Stolperns, wegen dieser Kapitulation und dieses schwindelerregenden Durcheinanders sind wir so gut ausgestattet, um dich bei deiner Suche nach Nächten mit festem Schlaf und glücklichen Tagen zu führen. Wir sind dankbar, dass wir die Gelegenheit bekommen haben, unser Chaos in eine Botschaft zu verwandeln.

Wenn wir in diesem Leben nichts anderes erreichen werden, dann können wir beruhigt sein, wenn die Worte in diesem Buch zumindest eine Familie aus dem Griff der Verzweiflung befreien konnten. Wären wir exzessiv, würden wir hoffen, dass unsere Worte eine kleine Brücke des Friedens zwischen den gegnerischen Schlaflagern unserer Zeit schlagen könnten. Denn je früher wir erkennen, dass wir zwar alle in verschiedenen Booten sitzen, aber denselben Sturm überstehen müssen, desto besser. Wir bluffen, bescheißen, doktern herum und fragen uns, wann wir endlich herausfinden, worum es eigentlich geht. (Sag Bescheid, wenn du es herausfindest, okay?) Versuch, nett zu der Mutter mit der anderen Meinung zu sein. Sie gibt ihr Bestes mit den Mitteln, die ihr zur Verfügung stehen. Genau wie du. Frieden beginnt bei dir. Wenn du dir deiner selbst und deines gewählten Weges sicher bist, brauchst du keine anderen Leute, die genauso denken wie du, damit du dich bestätigt fühlst. Denn deine Wahrheit ist das, was zählt. Schließe Frieden mit dem Weg, den du gewählt hast, und erlaube anderen, ihren zu gehen.

Stell dir vor

Stell dir mal kurz vor, dass wir dir einen Zettel geben. Darauf steht die genaue Anzahl der Minuten, Stunden, Tage, Wochen, Monate und vielleicht sogar Jahre, in denen du mit Schlaf zu kämpfen hattest. Und jetzt stell dir dich in dieser Zeit vor. Gehst du nachts zu einer unchristlichen Uhrzeit unruhig auf und ab? Suchst du im Internet verzweifelt nach Antworten? Schreist du, bis du siehst, wie die kleinen Lippen deines Kindes zittern? Und dann weinst du, weil du so große Schuldgefühle hast? Fährst oder läufst du mit zusammengebissenen Zähnen mit deinem Baby herum, nur um ein Nickerchen zu erzwingen? Hältst du dein Kind, wenn es dich umarmt, länger fest, damit es deine Tränen nicht sieht? Fragst du dich manchmal, ob *du* vielleicht das Problem bist? Warum scheint es dir schwerer zu fallen als anderen Müttern? Und jetzt stell dir vor, du würdest all die Zeit und Energie für etwas anderes nutzen – für die Menschen, Orte und Dinge, die dir am wichtigsten sind. Stell dir vor, dass du nicht nur die Zeit zurückbekommst, sondern auch erholt genug sein wirst, um es zu genießen. Traust du dich, dir jetzt dein zukünftiges, erholtes Ich vorzustellen? Vielleicht schubst die Frau die Schaukel mit echter Verspieltheit und Freude an anstatt mit zusammengebissenen Zähnen und glasigem Blick. Vielleicht ist sie endlich da angekommen, um wirklich alles spüren zu können. Vielleicht fühlt sie sich gut, sodass sie sich selbst großzügig verzeiht, wenn sie mal einen Fehler macht. Vielleicht hat sie ein Ziel, lebt voller Dankbarkeit und Hoffnung. Vielleicht fühlt sie sich jetzt mehr wie sie selbst, und zwar mehr als je zuvor. Vielleicht ist sie gar nicht so unerreichbar, wie du denkst. Vielleicht war sie schon die ganze Zeit da und hat unter all der Erschöpfung geduldig darauf gewartet, zum Leben zu erwachen.

HILFSMITTEL UND RESSOURCEN

Hinweise für frühes Einschlafen:

△ abwesender Blick
△ Anhänglichkeit
△ legt seinen Kopf auf deine Schulter
△ möchte hochgehoben werden, aber dann doch nicht
△ drückt seinen Rücken durch
△ ist unruhig
△ Rooting-Reflex (wird oft als Hunger interpretiert, aber kann manchmal ein Schlafhinweis sein, wenn Füttern zum Beruhigen vor dem Schlafengehen verwendet wird)
△ Reiben der Augen (kann auch ein Zeichen für eine Milchallergie oder -unverträglichkeit sein)
△ unruhig, wenn es an der Brust ist
△ müde Augen

Hinweise für spätes Einschlafen:

△ alle der oben genannten Punkte

△ Gähnen
△ an den Haaren ziehen
△ wackelnder oder gesenkter Kopf
△ Weinen
△ Schreien
△ Frustration
△ Wut
△ Frustration oder Unruhe
△ Unfähigkeit, sich im Kinderbett niederzulassen

Deine »Warums«

Für uns ist es wichtig, dass wir das »Warum« kennen – die Gründe, warum wir unsere Arbeit mit so viel Eifer und Leidenschaft tun, ist essenziell, damit wir auf dem richtigen Weg bleiben und unser oberstes Ziel nicht aus den Augen verlieren. Viele Eltern finden es hilfreich, die Gründe zu identifizieren, die ihnen am wichtigsten sind. Im Folgenden findest du unsere Checkliste, die du abhaken und als Erinnerung während der schwierigen Zeiten deiner Schlafreise heranziehen kannst.

Ich entscheide mich für festen Schlaf, um
☐ die Gesundheit und das Glück meines Kindes zu fördern
☐ ihm die Lebenskompetenz des friedlichen Selbstberuhigens beizubringen
☐ meinem Kind dabei zu helfen, seine Entwicklungsziele zu erreichen
☐ dafür zu sorgen, dass es sein Leben in vollen Zügen genießen kann

☐ mich meinem Kind näher zu fühlen und unser Zusammen-sein mehr zu genießen

☐ mich mit meinem Partner verbundener zu fühlen

☐ geduldiger und ruhiger zu sein

☐ meinen Kopf frei zu bekommen

☐ meine psychische Gesundheit zu stärken

☐ unsere kostbare und zu kurze gemeinsame Zeit zu genießen

☐ gesündere Lebensentscheidungen zu treffen

☐ weniger reizbar zu sein

☐ sich im Augenblick präsenter zu fühlen

☐ Zeit für die Dinge zu schaffen, die ich liebe, die mich glück-lich machen und erfüllen

☐ der Elternteil zu sein, der ich immer sein wollte

☐ meine Abende wieder zurückzubekommen

☐ an einem Abend/Tag/Nacht ausgehen zu können

☐ in Ruhe eine heiße Tasse Tee zu trinken

☐ frei von Ängsten und Sorgen zu sein, die irgendwas mit Schlaf zu tun haben

☐ mich als Elternteil selbstbewusster und stärker zu fühlen

Affirmationen

△ Ich erkenne und respektiere Schlaf als ein wichtiges, grund-legendes, menschliches Bedürfnis

△ Ich verdiene Ruhe und den gesunden Körper und Geist, den der Schlaf mit sich bringt

△ Ich kann mich nur um andere kümmern, wenn ich mich zuerst um mich selbst kümmere

△ Ich bin dazu in der Lage, optimalen Schlaf möglich zu ma-chen

△ Für mein Kind bin ich der beste Elternteil der Welt

△ Ich vertraue darauf, dass ich weiß, was für mein Kind und für mich richtig ist

△ Ich ergreife positive Maßnahmen, um das Leben meiner Familie zu verbessern

△ Ich ermögliche meinem Baby, sich selbst zu beruhigen

△ Ich bin bereit, die heilende Wirkung anzunehmen, die fester Schlaf mit sich bringt

Die Erschöpfungsskala

Wir hoffen, dass unsere Erschöpfungsskala ein nützlicher Ausgangspunkt für dich ist, um darüber nachzudenken, ob der Schlaf bei euch funktioniert. Notiere dir deine Ergebnisse.

Wie oft ist es im letzten Monat passiert, dass du

dich ausgeruht und energiegeladen gefühlt hast?

Meistens	4
Einige Male	3
Selten	2
Nie	1

morgens mit einem positiven Gefühl aufgewacht bist und bereit warst, diesen Tag zu deinem besten zu machen?

Meistens	4
Einige Male	3
Selten	2
Nie	1

dich vor der Nacht gefürchtet hast?

Meistens   1

Einige Male   2

Selten   3

Nie   4

Probleme mit dem Schlaf hattest?

Meistens   1

Einige Male   2

Selten   3

Nie   4

du so müde warst, dass du geweint, geschrien und gewütet hast?

Meistens   1

Einige Male   2

Selten   3

Nie   4

das Gefühl gehabt hast, nicht sicher zu fahren?

Meistens   1

Einige Male   2

Selten   3

Nie   4

so müde warst, dass du starke Gefühle der Überforderung oder Angst verspürt hast?

Meistens   1

Einige Male   2

Selten   3

Nie   4

dich so müde gefühlt hast, dass es negative Auswirkungen auf dein Leben hatte?

Meistens	1
Einige Male	2
Selten	3
Nie	4

aufgrund von Erschöpfung negative Gefühle oder Gedanken gehabt hast?

Meistens	1
Einige Male	2
Selten	3
Nie	4

gedacht hast, dass du alles für eine Nacht mit festem Schlaf geben würdest?

Meistens	1
Einige Male	2
Selten	3
Nie	4

30 oder mehr: der Schlaf ist bei dir auf einem gesunden Niveau
20 bis 30: vielleicht solltest du darüber nachdenken, dir professionelle Hilfe zu suchen
15 oder weniger: du solltest so schnell wie möglich professionelle Hilfe suchen, damit das körperliche und seelische Wohlbefinden deiner Familie gewährleistet ist

(Skala von Eve Squires, mit Verweisen auf die Edinburgh-Postnatal-Depressions-Skala)

Eves Gedicht »Entwirrung«

(Ein Gedicht für Eltern)

Du kommst in einem Strom überwältigender Liebe an
Große Wellen brechen über mich herein
Wellen des Stolzes, des animalischen Beschützerinstinkts
Wellen der Sorge und Angst
Die meine eigenen Kindheitserfahrungen widerspiegeln
Aber ich bin taub für sie

Ich halte deine winzige Hand
Die natürlichste und doch fremdeste Sache der Welt
Wie soll ich das nur schaffen?
Ich werde es. Ich muss.
Die Verantwortung
Der Druck
Die Ehre

Während du heranwächst, kämpfe ich mit mir
Mit den widersprüchlichen Erziehungsratschlägen
Pick dir die Rosinen aus dem Kuchen, sagen sie, aber ich
weiß nicht, welche das sind
Zu viel Liebe verdirbt, zu wenig schadet
Der Bücherberg überragt mich, verspottet mich
Welcher Weg ist der richtige?

Ich bin deine Welt
Dein Bedürfnis nach mir stellt alles andere in den
Schatten
Ich werde gebraucht, gewollt, geliebt

Ich schwelge in der Wärme deiner Sehnsucht nach mir
Es befreit und erstickt mich
Ich atme dich ein
Es macht süchtig
Diese Liebe

Wenn du mich brauchst
Tröste ich dich
Auf die einzige Art, die ich kenne
Deine und meine Bedürfnisse vermischen sich, sind
untrennbar ineinander verschlungen
Du erstickst unter meinen Bemühungen, dich zu erziehen
Ich versuche, mich zurückzuziehen
Um dich wachsen zu lassen
Um dir Raum zu geben
Es macht mir Angst

Und dann ist es an der Zeit
Dass du dich etwas von mir entfernst
Um ohne mich zu schlafen, nicht in meinen Armen
Es ist das Beste, sagen sie
Der erste kleine Schritt auf dem Weg des Loslassens

Ich erlaube dir, ein bisschen zu weinen
Angst vor deinen vernachlässigten Bedürfnissen nagt an
mir
Du wirst mich brauchen
Und ich werde nicht kommen
Und dann werde ich nicht mehr gebraucht
Ich habe dir gegenüber meine Versprechen gebrochen
Ich breche unter ihrem Gewicht zusammen

Dann dringt ein Strahl der Klarheit durch den Nebel eines
schlaflosen Lebens
Du fängst selbst an zu schlafen
Und ich begreife es
Du brauchst mich immer noch!
Ich bin immer noch deine Welt
Ich habe dir die Hilfsmittel gegeben, damit du es selbst tun
kannst
Ich habe es dir ermöglicht
Ich habe meine Versprechen gehalten

Und so gebe ich dir ein neues Versprechen
Ich werde mich bemühen, deine Bedürfnisse von meinen
zu trennen
Um die Wurzeln unserer Bedürfnisse zu entwirren, so tief
sie auch reichen mögen
Um dich mit den Hilfsmitteln auszustatten, die du
brauchst, um das Leben zu ergründen
Um dich in die Welt hinauszuschicken
Ein Soldat, bewaffnet mit Liebe und Mitgefühl

Ich werde dich loslassen, um dich in meiner Nähe zu
halten
Ich werde dich freilassen, damit du in meiner Nähe fliegen
kannst
Ich werde über den Wellen meiner Liebe zu dir schwimmen
Nicht ertrinken, sondern schwimmen
Gleiten
Atmen
Sehen
Und du wirst an meiner Seite schwimmen

Weil ich dir das auch beigebracht habe
Weil ich dich liebe.

Rachel und Ethan gewidmet, der ersten Familie von *Schlaft schön!*.

DANKSAGUNG

Wir danken jeder Familie, die uns eine Chance gegeben hat. Danke für euer Vertrauen und dass wir euch dabei helfen durften, euch selbst zu finden.

Wir danken unserer lieben Mutter, die uns nie an ihrer Liebe und ihrem Stolz zweifeln lässt. Danke, dass du uns diesen grenzenlosen Glauben an uns selbst vermittelt hast. Dad, wir danken dir, dass du die lebendige Verkörperung der Freundlichkeit bist und uns und unsere Kinder vorbehaltlos liebst. Irgendwie bist du immer da. Danke.

Wir danken unseren Ehemännern Darryl und James. Danke, dass ihr immer selbstlos die Stellung gehalten habt, während wir uns davonschlichen, um zu schreiben und zu schreiben und weiter zu schreiben. Ohne eure Liebe und Unterstützung hätten diese Worte niemals ihren Platz in unserem Buch gefunden. Wir danken unseren acht Kindern: Tilly, Finley, Toby, Sena, Louis, Ted, Kit und Posie. Ihr zwingt uns jeden Tag dazu, uns selbst mehr zu lieben. Mögen wir uns immer so sehen, wie ihr uns seht.

Unser Dank geht an die herausragenden Frauen unseres Teams: Jenny, Lucy, Abbey, Laura und Beth. Danke, dass ihr uns an die Hand nehmt und uns dazu bringt, realistisch zu bleiben. Danke, dass ihr das Lied in unseren Herzen kennt und es uns vorsingt, wenn wir mal die Worte vergessen haben.

Vielen Dank an alle, die uns die Erlaubnis gegeben haben, ihre Geschichte oder Meinung in diesem Buch zu veröffentlichen, in der Hoffnung, dass sie anderen helfen oder sie inspirieren wird.

Wir danken dem Superteam vom Orion Verlag und unserer großartigen Agentin Hannah, dass ihr uns geholfen habt, daran zu glauben, dass unsere Botschaft eine ist, die müde Eltern auf der ganzen Welt hören müssen. Wir hätten nie gedacht, dass jemand anderes von diesem Buch genauso begeistert sein würde wie wir, aber irgendwie habt ihr es geschafft!

Und zu guter Letzt möchten wir dir, der Leserin und dem Leser danken. Indem ihr euch getraut habt, unseren Worten zu vertrauen, habt ihr eine einmalige Gelegenheit für den Schlaf geschaffen, damit er seinen Weg in euer Leben findet. Möge er euch und eure Lieben für immer heilen und nähren.

ÜBER DIE AUTORINNEN

Die Geburtsstunde von *Schlaft schön!* war im Jahr 2009, als eine Frau, die zum ersten Mal Mutter geworden war, einen kleinen Unfall hatte, während sich ihr Baby ebenfalls im Wagen befand. Ihr zehn Monate alter Säugling wachte nachts alle zwei Stunden auf, und Eves physische und psychische Gesundheit verschlechterten sich zusehends. Sie hatte die Wahl: entweder brutales Schlaftraining oder brutal so weitermachen wie bisher. Deshalb entwickelte sie ihre eigene sanfte Methode, um nachts endlich wieder durchschlafen zu können. Innerhalb von nur drei Tagen, in denen sie ihren liebevollen, intuitiven Ansatz angewandt hatte, schlief ihr Baby bereits elf bis zwölf Stunden pro Nacht und ihr Leben veränderte sich um 180 Grad. Danach hatte sie das Gefühl, andere unterstützen zu müssen, also bot Eve den Familien vor Ort ihre Hilfe an, bis sie der Nachfrage nicht mehr nachkommen konnte. Im Jahr 2014 kam Eves Schwester Gem dazu (eine Kinderkrankenschwester mit 20-jähriger Berufserfahrung). Heute haben die Schwestern zusammen mit ihrem hoch qualifizierten Team von Kinderkrankenschwestern und Fachleuten für psychische Gesundheit bereits Tausenden von Familien auf der ganzen Welt dabei geholfen, ein Leben mit Schlaf für sich zu entdecken. Eve und Gem sind bekannt für ihre vorurteilsfreie Herangehensweise, ihre zufälligen Aktionen der Freundlichkeit und ihre erstaunlichen Ergebnisse, wodurch sie schnell zu einer führenden Stimme im Bereich des frühkindlichen Schlafs geworden sind. In den letzten zwölf Monaten ist ihre Instagram-Seite um 30.000 Follower gewachsen. Zu den zufriedenen Kunden gehören unter anderem Izzy Judd, Aston Merrygold, Rachaele Hambleton (eine in Teilzeit arbeitende Mutter), die Psychotherapeutin Anna Mathur und die Fernsehmoderatorin und Schauspielerin Zoe Hardman.

HILF UNS, DIE NÄCHSTE GENERATION VON LESERN ZU SCHAFFEN

Wir – Autorinnen und Verlag – hoffen, dass dir dieses Buch gefallen hat. Wir glauben, dass man jederzeit eine Leserin beziehungsweise ein Leser werden kann, aber wir würden uns über deine Hilfe freuen, der nächsten Generation einen Vorsprung zu geben.

Wusstest du, dass neun Prozent der Kinder kein eigenes Buch zu Hause haben, bei benachteiligten Familien sind es laut dem *National Literacy Trust* sogar 13 Prozent. Wir möchten versuchen, etwas daran zu ändern, indem wir dich bitten, darüber nachzudenken, welche Rolle du beim Aufbau einer zukünftigen Leserschaft spielen könntest.

Wir würden uns freuen, wenn du mit einem Kind ein Buch teilen, ausleihen, es ihm zu lesen geben, kaufen oder mit ihm darüber sprechen würdest und dadurch die Liebe zum Lesen verbreitest. Wir möchten sicherstellen, dass auch die nächste Generation Zugang zu Büchern hat, egal woher sie kommen.

Und wenn du darüber nachdenkst, an Wohltätigkeitsorganisationen zu spenden, die Alphabetisierungsprojekte unterstützen, dann findest du weitere Informationen unter www.literacytrust.org.uk und www.booktrust.org.uk.

DANKE!

SACHREGISTER

ANMERKUNGEN

1 Mindell, Jodi A. PhD, Associate Director of the Sleep Center at the Children's Hospital of Philadelphia and author of Sleeping Through the Night:
How Infants, Toddlers, and Their Parents Can Get a Good Night's Sleep.

2 Middlemiss, W., et al. (2012). Asynchrony of mother-infant hypo thalamic-
pituitary-adrenal axis following extinction of infant crying responses in-
duced during the transition to sleep. Early Human Development, 88(4),
227–232

3 www.theguardian.com/news/2014/dec/10/-sp-ceausescus-children

4 news.bbc.co.uk/1/hi/8425001.stm

5 www.kcl.ac.uk/news/spotlight/romanian-orphans-landmark-studytracks-
mental-health-27-years-later

6 Mackes, N.K. et al. (2020). Early childhood deprivation is associated with
alterations in adult brain structure despite subsequent environmental en-
richment. Proceedings of the National Academy of Sciences of the United
States of America, 117(1), 641–649

7 Mindell J.A., et al. (2006). Behavioral treatment of bedtime problems and
night wakings in infants and young children. Sleep, 29(10), 1263–1276

8 Everson, C.A., Bergmann, B.M. & Rechtschaffen, A. (1989). Sleep deprivation in the rat: III. Total sleep deprivation. Sleep, 12(1), 13–21.

9 Walker, Matthew (2018). Why We Sleep. Penguin Ltd, London

10 Ibid.

11 Fritschi, L. (2009). Shift work and cancer. BMJ; 339, b2653

12 www.med.stanford.edu/ news/ all-news/ 2017/06/ sleep-disturbancespre-
dict-increased-risk-for-suicidal-symptoms.html

13 Mitler, M.M., et al. (1988). Catastrophes, Sleep, and Public Policy: Con-
sensus Report. Sleep, 11(1), 100–109

14 www.nih.gov/news-events/news-releases/brain-may-fl ush-outtoxins-during-sleep

15 www.mentalhealth.org.uk/sites/default/fi les/MHF-Sleep-Report-2011.pdf

16 www.ninds.nih.gov/Disorders/Patient-Caregiver-Education/Understanding-Sleep

17 Tefft, B.C. (2016). Acute Sleep Deprivation and Risk of Motor Vehicle Crash Involvement. AAA Foundation for Traffi c Safety.

18 Hiscock, H., et al. (2007). Improving Infant Sleep and Maternal Mental Health. Arch Dis Child, 92(11), 952–958

19 Leeson, R., et al. (1994). Management of infant sleep problems in a residential unit. Childcare Health Dev, 20(2), 89–100

20 Hiscock, H., et al. (2008). Long-term mother and child mental health effects of a population-based infant sleep intervention: cluster-randomized, controlled trial. Pediatrics, 122(3), e621–e627

21 Gradisar, M., et al. (2016). Behavioral interventions for infant sleep problems: A randomized controlled trial. Pediatrics, 24:e20151486.

22 Mindell J.A., et al. (2006). Behavioral treatment of bedtime problems and night wakings in infants and young children. Sleep, 29(10), 1263–1276

23 www.psychotherapynetworker.org/blog/details/617/the-one-thingthats-missing-from-attachment-theory

24 Miller, J.M., et al. (2015). Evaluating maternal recovery from labor and delivery: bone and levator ani injuries. American journal of obstetrics and gynecology, 213(2), 188.e1–188.e11

25 Jiang, F. (2019). Sleep and Early Brain Development. Annals of nutrition & metabolism, 75 Suppl 1, 44–54

26 Spruyt, K., et al. (2008). Relationship between sleep/wake patterns, temperament and overall development in term infants over the first year of life. Early human development, 84(5), 289–296

27 Ibid.

28 https://www.mumsnet.com/articles/mumsnet-on-covid

29 www.tuc.org.uk/sites/default/fi les/2021-04/WorkingMums.pdf

30 www.lullabytrust.org.uk/professionals/statistics-on-sids/

31 www.simplypsychology.org/saul-mcleod.html

32 Main, M., Kaplan, N. & Cassidy, J. (1985). Security in Infancy, Childhood, and Adulthood: A Move to the Level of Representation. Monographs of the Society for Research in Child Development, 50(1/2), 66–104

33 Scher, A. (2008). Maternal separation anxiety as a regulator of infants' sleep. Journal of Child Psychology and Psychiatry, 49, 618–625

34 Goodlin-Jones, B.L., Eiben, L.A. & Anders, T. F. (1997). Maternal well-being and sleep–wake behaviors in infants: An intervention using maternal odor. Infant Mental Health Journal, 18(4), 378–393

35 Gelman, V.S. & King, N.J. (2011). Wellbeing of mothers with children exhibiting sleep disturbance. Australian Journal of Pyschology, 53(1), 18–22

36 Stern, D.N. (1985). The Interpersonal World of the Infant. Routledge, Oxfordshire

37 Armitage, R., et al. (2009) Early developmental changes in sleep in infants: the impact of maternal depression. Sleep, 32(5), 693–696

38 Cunningham, N., et al. (1987). Infant carrying, breast feeding, and mother-infant relations. Lancet, 1(8529), 379

39 Moore, T. & Ukco, L.E. (1957). Night waking in early infancy: I. Arch Dis Child, 32(164), 333–342

40 Pinilla, T. & Birch, L.L. (1993). Help me make it through the night: behavioral entrainment of breast-fed infants' sleep patterns. Pediatrics, 91(2), 436–444

41 Siegel, A. (2009). Children's Dreams and Nightmares: Emerging Trends in Research Dreaming. American Psychological Association; Dreaming: Journal of the Association for the Study of Dreams, 15(3), 147–154

42 Van Horn, N.L. & Street, M. (2021). Night Terrors. In: StatPearls. StatPearls Publishing, Florida